"Si tiene planes de quedar embarazada o ya lo esta, debe tener *Mamá Sana, Bebé Sano* siempre a mano."

"If you are planning on having a baby, or are already pregnant, make sure you always have a copy of *Mamá Sana, Bebé Sano* at your reach."

—*Myrka de Llano Loynaz, Univisión*

"*Mamá Sana, Bebé Sano* es la Biblia para cualquier mujer embarazada. Detalla cuidadosamente la información más precisa sobre el proceso de la maternidad y responde a todos los temores y preocupaciones relacionados a esa etapa dorada en la vida de cada mujer. La Dra. Aliza le ha hecho un gran servicio a nuestra comunidad Latina. La felicito."

"*Mamá Sana, Bebé Sano* is the Bible for any pregnant woman. It carefully details the most precise information on motherhood, responding to all the fears and worries that are related to this golden stage in the life of any woman. Dra. Aliza has done a great service to our Latino community. Congratulations."

—*Mercedes Soler*
Presentadora/corresponsal de la revista noticiosa
Primer Impacto y mamá de dos niños
Correspondent/host of the newsmagazine
Primer Impacto, and mother of two children

"El libro de la Dra. Aliza es una herramienta esencial para cualquier mujer que esté considerando ser madre. Te toma de la mano y te explica paso a paso las etapas que llevan a la meternidad."

"Dr. Aliza's book is a valuable tool for any woman even thinking of becoming a mother. She takes you by the hand and explains the steps of motherhood in a simple way."

—*Maria Elena Salinas*
Presentadora, *Noticiero Univisión*
Co-anchor, *Noticiero Univisión*

Mamá Sana, Bebé Sano

LA GUÍA COMPLETA PARA NUEVAS MADRES

Aliza A. Lifshitz, M.D.
"Doctora Aliza"

Dibujos por Hilda R. Muinos

rayo

Una rama de HarperCollins*Publishers*

Healthy Mother, Healthy Baby

THE COMPLETE GUIDE
FOR NEW MOTHERS

Aliza A. Lifshitz, M.D.
"Doctora Aliza"

Illustrated by Hilda R. Muinos

rayo

An Imprint of HarperCollins*Publishers*

HarperCollins books may be purchased for educational,
business, or sales promotional use. For information, please write:
Special Markets Department, HarperCollins Publishers Inc.,
10 East 53rd Street, New York, NY 10022.

Originally published in 1999 by Avon Books.

FIRST RAYO EDITION, 2002

Designed by Richard Oriolo

Printed on acid-free paper

Library of Congress Cataloging-in-Publication Data
is available upon request.

ISBN 0-06-0086157

02 03 04 05 06 DIX/RRD 10 9 8 7 6 5 4 3 2

Para mi mami y mi papi,
mis ejemplos e inspiración.
Aunque ya no están con nosotros, siempre están conmigo.
Les dedico este libro con todo mi cariño.

For my mother and father,
my role models and inspiration.
They are no longer with us, but always with me.
I dedicate this book to them with all my love.

El tomar la decisión de tener un hijo—es transcendente. Es decidir tener el corazón rondando fuera del cuerpo eternamente.
—ELIZABETH STONE

Making the decision to have a child—it's momentous. It is to decide forever to have your heart go walking around outside your body.
—Elizabeth Stone

Reconocimientos

En los años que he pasado ejerciendo medicina y luchando por educar al público a través de los medios de comunicación he aprendido una lección importante—los mejores maestros son los que están más dispuestos a aprender de sus alumnos. Así que, a mis estudiantes (mis pacientes), por todas las lecciones que he aprendido de ustedes, gracias de todo corazón. Les agradezco a los que han compartido su tiempo y sus pensamientos, sus preguntas y preocupaciones. Y a mis propios maestros y mentores, tanto en México como en Estados Unidos, siempre les estaré endeudada.

Le estoy muy agradecida a mi esposo Carl, mi amigo, por su paciencia, su cariño, su apoyo y por leer el manuscrito en ambos idiomas y ofrecerme sus sugerencias.

Mi profundo reconocimiento a Jessica Wainright, más que una representante de autores, una entusiasta amiga cuyo estímulo, energía y apoyo con el libro fueron responsables en gran parte de que se convirtiera en una realidad, y a Omar Amador, por su ayuda como colaborador e investigador. Su profesionalismo y su ingenio hicieron el escribir este libro una experiencia maravillosa.

Me gustaría agradecerle a la doctora Lidia Rubinstein, una amiga y colega que amablemente revisó el libro y me hizo recomendaciones. A mi única y querida hermana Vivian Lombrozo, gracias por ayudarme a revisar el manuscrito final. También les agradezco a Cristina Saralegui, Maria Elena Salinas, Myrka del Llano y a todas las celebridades que compartieron sus experiencias durante su embarazo con nosotros.

Un agradecimiento muy especial a Luis y a Rosita Nogales por su amistad y sus atentos, profundos y valiosos consejos.

Gracias a Maite y a Bob D'Amico, los artistas que me ayudaron con la fotografía en la portada y a Judy y a Rubén Hernandez por prestarme a Carolina, su bella y feliz hijita.

Acknowledgments

In the years I have spent practicing medicine and striving to educate the public through the media, I have learned an important lesson—the best teachers are those most willing to learn from their students. And so, to my students (my patients), for all the lessons I have learned from you, my heartfelt thanks. My gratitude to you who have shared with me your time and thoughts, your questions and concerns. And to my own teachers and mentors, both in Mexico and in the United States, I will always be indebted.

I am very grateful to my husband Carl, my friend, for his patience, his love, his support and his willingness to read the manuscript and offer his suggestions in both languages.

My profound appreciation to Jessica Wainright, more than a literary agent, an enthusiastic friend whose encouragement, energy and support for the book was a large part of making it happen, and to Omar Amador, for his assistance as my collaborator and researcher. His professionalism and wit made writing this book a wonderful experience.

I would like to thank Lidia Rubinstein, M.D., a friend and colleague who was willing to review and give me her input on the book. To my beloved sister Vivian Lombrozo, thank you for helping me to review the final manuscript. My thanks also to Cristina Saralegui, Maria Elena Salinas, Myrka del Llano, and all the celebrities who were willing to share their experiences during pregnancy with us.

Special thanks to Luis and Rosita Nogales for their friendship and always thoughtful, thorough, and valuable advice.

Thanks to Maite and Bob D'Amico, the artists who helped me with the cover photograph, and to Judy and Ruben Hernandez for lending me Carolina, their beautiful and happy baby daughter.

Le agradezco al doctor Alejandro Gil, quien amablemente cubrió mi práctica, con frecuencia, para que yo pudiera dedicar el tiempo a escribir.

También deseo agradecerles a todos los defensores de la salud que luchan por los pacientes y por que todos tengan acceso a los servicios médicos. Estoy endeudada con los amigos y colegas que he tenido el placer de conocer a través de las organizaciones médicas y de otras instituciones y de quienes he aprendido tanto.

No hubiese podido escribir este libro sin el apoyo de mis leales asistentes, Maria Amador y Maria (Maru) Coronado. Ellas me ayudan a cuidar a mis pacientes, siempre con una sonrisa.

Por último, quiero agradecerles a mi familia y a mis amigos (ellos saben quienes son) que han sido excepcionales. Gracias por siempre brindarme su apoyo y su cariño. Y a mis padres sin los cuales no estaría yo aquí. Gracias a su amor, sus consejos, su ejemplo y su bondad soy la persona que soy. Sin ellos, nada hubiese sido posible.

A debt of gratitude is due to Alejandro Gil, M.D., who has graciously covered my practice, far too often, so that I could devote time to writing.

I also wish to thank all the health advocates who fight for patients and for access to care for everyone. I am grateful to the friends and colleagues whom I've had the pleasure of meeting through medical organizations and other institutions and from whom I've learned so much.

This book would not have happened without the support of my loyal staff, Maria Amador and Maria (Maru) Coronado. They help care for my patients, always with a smile.

Last, but not least, I want to thank my exceptional family and my friends (they know who they are) for the love and support they've always given me. And to my parents without whom I would not be here. Thanks to their love, their guidance, their example and their kindness, I've become who I am. Without them, nothing would have been possible.

Índice

Contents

౭ౕ

Capítulo 3: Riesgos del embarazo • 86

Capítulo 4: El peso, la dieta y ejercicio • 132

Chapter 3: Risks to Pregnancy • 87

Chapter 4: Weight, Diet, and Exercise • 133

Capítulo 5: Malestares del embarazo • 182

Capítulo 6: Preparándose para el parto • 226

Chapter 5: Discomforts of Pregnancy • 183

Chapter 6: Preparing Yourself for the Delivery • 227

Capítulo 7: El papel del padre
y las relaciones sexuales • 254

Capítulo 8: El primer trimestre • 278

Capítulo 9: El segundo trimestre • 298

Chapter 7: The Role of the Father and Sexual Relations • 255

Chapter 8: The First Trimester • 279

Chapter 9: The Second Trimester • 299

Capítulo 10: El tercer trimestre • 314

Capítulo 11: El gran momento • 328

12: Capítulo Consideraciones finales • 366

Chapter 10: The Third Trimester • 315

Chapter 11: The Big Event • 329

Chapter 12: Final Considerations • 367

Introducción

၉ခ

Si le pregunta a cualquier madre del planeta acerca de los momentos más felices de su vida inmediatamente se referirá a aquellos en los que tuvo a sus hijos por primera vez en sus brazos. El nacimiento de un bebé es la culminación de un período difícil de cuidados especiales, visitas médicas, cambios en la dieta y en los ejercicios físicos, y que causa ansiedad en la futura mamá y en el resto de la familia, que aumenta a medida que se aproxima el momento del parto.

Sin duda que el feminismo, a pesar de todo lo que se ha logrado en el terreno profesional y social, no ha podido sustituir—en la mayoría de las mujeres—a la profunda realización interna que constituye, por naturaleza, la carrera principal exclusiva y más intensa: la de llevar en su vientre un nuevo ser y darle la vida.

Sin embargo, aunque abundan las universidades en donde las mujeres pueden prepararse para ejercer como abogadas, ingenieras, maestras, doctoras, o administradoras de negocios, no existe todavía una sola escuela en el mundo que les enseñe la difícil carrera de ser madres. Eso se estudia solamente en la "universidad de la vida" y no es un curso que se termina en los primeros nueve meses, éstos representan solamente la etapa preparatoria. Esa "carrera" dura toda la vida.

Antiguamente, las mujeres se enfrentaban al momento del parto con la información que recibían de sus propias madres, abuelas, y otros familiares cercanos. La experiencia popular y familiar era sabia, pero no siempre correcta y muchos de esos mitos han subsis-

Introduction

Ask any mother on the planet about the happiest moments in her life, and she'll immediately tell you about when she first held her baby in her arms.

There's no doubt that feminism, despite all it has accomplished in society and the workplace, hasn't found a substitute—for the majority of women—for that profound deep inner fulfillment that comes, by nature, from our chief, exclusive, and most intense occupation: carrying a new being in our womb and giving it life.

The birth of a baby is the culmination of a period full of special precautions, visits to the doctor, changes in diet and physical exercise, and increasing anxiety on the part of the future mother and the rest of her family as the time of birth approaches.

Nonetheless, although there are hundreds of universities in which women can prepare themselves to become lawyers, engineers, teachers, physicians, or businesswomen, there isn't a single institution in the world that teaches them the challenging career of being a mother. You can learn about motherhood in the "school of life" only. The course doesn't end in nine months. That is only the elementary phase. This career lasts a lifetime.

In past years, women faced the moment of giving birth armed with information they received from their own mothers, their grandmothers, and other close relatives. The wisdom of relatives and friends was not always correct, and many myths still survive. In those

tido hasta nuestros días. El embarazo era considerado entonces casi como una enfermedad y no como lo que en realidad es: un estado natural de la mujer para el que su organismo tiene que efectuar numerosos cambios a lo largo de nueve meses. Así que, en muchas ocasiones las mujeres embarazadas—especialmente las primerizas—veían casi con horror el inicio de los síntomas del parto, desconociendo todo lo que ellas mismas podían hacer para facilitar y acortar ese importante suceso, pensando que todo estaba en manos del doctor.

Originalmente escribí este libro para poner el poder y los conocimientos en las manos de la futura madre.

Aunque los niños se siguen haciendo "a la antigüita," y la tecnología no ha cambiado mucho desde la primera edición de este libro hace tres años, hay algunas cosas que hemos aprendido y hay un aumento en el número de servicios disponibles para los padres nuevos. Este libro refleja estos cambios e incluye una lista actualizada de servicios de asistencia.

Si bien es cierto que el nacimiento de un bebé cambia a todos los que lo rodean: los padres, los abuelos, las hermanas, los hermanos, y otros seres queridos, lo que cambia más es el bebé mismo. Depende de nosotros el darle la mejor oporunidad para que llegue a este mundo sano y lleno de cariño. Pienso que la responsabilidad de los nuevos padres se inicia mucho antes de que tengan al bebé en sus brazos. Para las mujeres, el prepararse para el embarazo realmente comienza cuando se vuelven adolescentes y son capaces de embarazarse. Si lo piensa bien, lo que la mujer come, si fuma, si toma bebidas alcohólicas, a quién selecciona como pareja sexual, y si contrae una enfermedad venérea o no, todo esto tendrá un impacto en su habilidad de quedar embarazada. Tan es así, que la organización March of Dimes que se dedica a la prevención de malformaciones congénitas, recomienda que todas las mujeres en la edad de la reproducción tome un suplemento diario de ácido fóico. Si una mujer no está planeando embarazarse y empieza a tomarlo cuando se entera que está embarazada, puede haber perdido una oportunidad. Este libro ayuda a futuras madres y a sus parejas a considerar sus opciones y a tomar decisiones basadas en información correcta. Este libro puede ayudarle a cualquier pareja, ya sea que estén pensando en ser padres en el futuro, o que estén ya involucrados en el proceso del embarazo, ya que la información que obtendrán les ayudará a disfrutar más del proceso y a participar plenamente.

La madre hispana

Todos conocemos las dificultades que tiene que afrontar una familia cuando emigra a un país extranjero. En el caso de los hispanos que vienen a este país, se ven en la necesidad de aprender un idioma nuevo para poder avanzar económicamente. Tienen además que adaptarse a nuevas costumbres y a un ritmo de vida más rápido que el de sus países de origen.

La mujer, que en muchos casos había limitado su vida a las funciones de ama de casa, tiene que aprender un oficio o profesión y conseguir un empleo para ayudar a la

days, pregnancy was considered to be almost an illness, and not what it really is: a natural state for a woman's body to undergo as it changes throughout a nine-month period. Thus, in many instances pregnant women—especially first timers—have regarded the onset of the symptoms of delivery with terror, not knowing what they could do for themselves to facilitate and advance the process, and thinking that everything lay in the doctor's hands.

I originally wrote this book to put the power and the knowledge back into the prospective mother's hands.

Even though children are still made the "old-fashioned way," and technology has not changed a lot since the first edition of this book three years ago, there are a few things we have learned and an increase in the number of services available to new parents. This book reflects these changes and includes an up-to-date list of resources.

It is true that the birth of a baby changes everybody around him: parents, grandparents, sisters and brothers, and extended families, but what changes the most is the baby himself. It is up to us to give him the best opportunity to arrive in this world healthy and loved. I believe that the responsibility of new parents begins long before they hold their baby in their arms. For women, preparing for pregnancy really begins when they become teenagers and are able to conceive. If you think about it, what she eats, whether or not she smokes or drinks, who she chooses as a sexual partner, and whether or not she gets a sexually transmitted disease will all have an impact on her ability to get pregnant. So much so that the March of Dimes, an organization devoted to the prevention of birth defects, recommends that all women of childbearing age should take a daily supplement of folic acid. If a woman is not planning a pregnancy and starts taking it when she finds out that she is pregnant, she may have lost an opportunity. This book helps future mothers and their partners review their options and make informed decisions. This book can help any couple, whether they are thinking of becoming parents in the future or whether they are already involved in the process of childbearing, since the information they will receive will allow them to enjoy the journey more and to participate fully.

The Hispanic mother

We are all aware of the difficulties a family encounters when it emigrates from its native country. Hispanics who come to this country have to learn a new language to advance economically. They also have to adapt to new customs and to a lifestyle that's a lot faster than those in their native countries.

A woman who, in many instances, has had a life limited to her duties as a homemaker suddenly has to learn a trade or profession and find a job in order to contribute to

economía familiar. Y, por si fuera poco, cuando decide tener un hijo no cuenta con el apoyo de sus familiares que quedaron detrás.

Esto, que para personas de otras culturas no sería de mayor importancia, representa un verdadero problema para la mujer hispana que proviene de una cultura donde el núcleo familiar—con la madre como centro—es el punto de apoyo del ser humano.

Es fácil concluir entonces que en ese momento, junto a la alegría de saber que pronto va a ser madre, sentirá el temor de no poder hacer frente sola a lo que le espera.

Cuando la mujer cuenta con la compañía y el apoyo de su madre u otro familiar cercano, experimentará el enfrentamiento de las tradiciones de su país natal con la sociedad moderna de este país. Si la pariente que la embarazada tiene a su lado es mayor, probablemente ha tenido más de cuatro hijos y jamás salió de su casa para dar a luz por lo que encontrará injustificado y hasta ridículo que la futura mamá acuda periódicamente a la consulta del especialista y se disponga a parir en un centro hospitalario.

No sería raro que esa persona mayor le comunicara creencias y supersticiones relacionadas con el embarazo, sin ninguna base científica, pero que en los países hispanos se heredan de generación en generación. Por ejemplo, algunas de esas creencias afirman que si una mujer embarazada se pone la mano en la barriga durante un eclipse lunar, el niño nacerá con una mancha oscura en la parte del cuerpo donde se la tocó. Que si una embarazada se sienta con los ojos cerrados sobre un asiento en el cual se ha colocado una tijera y un cuchillo sin que ella los viera, se puede predecir el sexo del bebé: varón, si la mamá escogió el cuchillo, y hembra si se sentó sobre la tijera. Que si la futura mamá no satisface un antojo, el bebé nacerá con la boca abierta. Que si la barriga se pone redondeada, nacerá una hembra, y si está puntiaguda, será un varón. Que si esto, que si lo otro . . . .

Aunque la sabiduría popular tiene grandes aciertos, lo más sensato es no dejarse agobiar por estas creencias. Evite discutir estas creencias con quienes las profesan, lo único que se ganará es un disgusto y es probable que esas personas no cambien de opinión. Vale más disfrutar de su cariño y atenciones, que seguramente son sinceras y bien intencionadas.

De cualquier modo, la mujer embarazada tiene el derecho de decidir si desea colaborar o no con su médico para tener un bebé sano. Sobre todo, tiene el derecho de estar informada sobre los riesgos que podría tener su embarazo y la manera en que deberá reaccionar en caso de que se le presente algún problema. Y por supuesto, si tiene a su mamá o a su abuelita a su lado, tendrá la posibilidad de recibir más cuidados y comprensión en esa etapa en que tanto lo necesitará.

La ignorancia es la causa del miedo

En mis años de experiencia profesional he tratado a innumerables mujeres en espera de ser madres. Muchas vienen a mi consulta antes de estar embarazadas. En todas ellas he descubierto cierto temor cuando se ha ido acercando la fecha del parto.

the family finances. And, on top of that, if she decides to have a child she no longer has the nearby support of the relatives who stayed behind.

For people of other cultures, this wouldn't be so important. But it is a genuine problem for Hispanic women who come from a culture in which the nuclear family—with the mother at the center—is the basic support system.

So it's easy to conclude that, at this time—along with the joy of knowing she will soon be a mother—she may fear that she won't be able to face the event alone.

When a Hispanic woman can count on the company and support of her mother or another close relative, she will most likely face a confrontation between the customs of her native country and those of the United States' modern society. In her home country, if that older relative had more than four children, she never left her house to give birth because she didn't think it was necessary. That older relative might consider it ridiculous for a future mother to visit a specialist regularly and to decide to give birth in a hospital.

It would not be unusual for an older relative to relate beliefs and superstitions about pregnancy that have no basis in scientific fact but that are handed down from generation to generation in Hispanic countries. For example, some believe that if a pregnant woman puts her hand on her belly during a lunar eclipse, her child will be born with a dark spot on whichever part of the body she touched. Others are convinced that you can predict the sex of the baby by having a pregnant woman with her eyes closed sit on a chair on which a pair of scissors and a knife have been placed. If the mother sits on the knife, she will have a boy. If she sits on the scissors, she will have a girl. Still others believe that if a pregnant woman doesn't satisfy a craving, her baby will be born with its mouth open. Or that, if her belly is rounded, she'll give birth to a girl, while if it's pointed, she'll have a boy. And these stories go on.

Though there may be wisdom in some popular beliefs, the most sensible thing is to not set too much store in them. Try to avoid discussing them with people who believe in them—the only thing you'll get is an argument, and they'll probably never change their minds anyway. It's better just to enjoy their love and attention, which truly are sincere and well-intentioned.

In any case, the pregnant woman has a right to decide whether or not she wants to work with her doctor in order to have a healthy baby. Above all, she has the right to be informed of all the risks of her pregnancy and of the ways she should respond in case there is a problem. And, of course, if she has her mother or grandmother by her side, she'll have even more care and understanding during the time she'll need it most.

Ignorance is at the root of fear

During the years I've been in practice, I've treated countless pregnant women. Many were my patients before they became pregnant. What I've observed is that all of them express apprehension once the birth of their child draws near.

Es perfectamente normal sentir temor y ansiedad cuando se aproxima ese momento, pero se puede vencer cuando la mujer sabe qué es lo que está ocurriendo dentro de ella y cómo se está desarrollando su bebé.

Imagínese un niño al que se quiere enseñar a nadar, y para ello se le lanza al mar en una zona profunda, sin previo aviso. Lo más probable es que lo único que se consiga con eso es que nunca quiera volver a la playa, y mucho menos que aprenda a dar ni una brazada. El resultado es diferente cuando se le enseñan los movimientos que debe hacer en la parte baja de una piscina o en la orilla del mar. Con más conocimientos e información, tendrá menos miedo de meterse al mar.

Algo semejante sucedía hasta hace unos años, cuando las mujeres llegaban al parto desconociendo casi todo lo que les ocurriría y lo que debían hacer para ahorrarse sufrimientos. Era mucho más traumáutico que un chapuzón en agua helada, y las valientes que repetían la experiencia tenían que aprender sobre la marcha, porque ese era "el destino de la mujer" y "para eso venían al mundo."

Algunas veces el temor de la embarazada se debe a que, desde su niñez, los familiares (sobre todo las mujeres de generaciones anteriores) se lo han ido inculcando inconscientemente. Si la madre tuvo un parto difícil, es posible que le haya contado esa experiencia traumática a su hija, despertando en ella el temor a que le pueda suceder igual. Esto no tiene ningún sentido, ya que ningún embarazo es igual a otro, ni siquiera en la misma mujer.

Los medios de difusión también influyen en los temores de las primerizas. Si los partos en la realidad fueran como los de las telenovelas, ¡seguramente la especie humana se hubiera extinguido hace muchos años! Ninguna mujer puede ayudar a nacer a su hijo dando alaridos. En ese momento necesita toda la capacidad de sus pulmones para pujar y mantener oxigenado al bebé, por lo que es totalmente imposible que al mismo tiempo esté gritando a voz en cuello, tal y como sucede en las novelas que vemos en televisión, cada vez que la protagonista está pariendo. De modo que no hay que dejarse impresionar por esas imágenes.

Lo más importante es que la futura madre reciba toda la información posible sobre su estado, dejando a un lado falsos pudores y preguntando todo lo que desee saber al doctor que la esté atendiendo, sin miedo a parecer tonta. Mientras más confianza tenga en su médico, más efectiva será la colaboración entre ambos para lograr un parto feliz.

Papá tiene derecho a saber

En la mayoría de los casos, salvo cuando se trata de madres solteras o parejas que por alguna razón tienen que vivir separados, el futuro padre será el familiar más cercano de la mujer embarazada. Por eso, nadie mejor que él para ayudarla en esta difícil etapa. Difícil-

It's perfectly normal to feel fear and anxiety as that moment approaches, but those feelings can be overcome if the woman knows what is going on inside of her and how her baby is developing.

Imagine that you were teaching a child to swim. If you tossed him, without prior warning, into deep ocean water, the only thing you'd accomplish would be to convince him never to want to go back to the beach, much less ever to learn to swim a stroke. The result is different if, while you're in the shallow end of a pool or at the water's edge, you first teach him the movements he has to perform. With more knowledge and information, he is less afraid about taking a plunge into the ocean.

Something similar was the norm just a few years ago, when women arrived at their deliveries without knowing what was going to happen to them or what they had to do to avoid suffering. It was much more traumatic than a plunge into ice cold water. The brave ones who repeated the experience had to learn along the way because "that was a woman's destiny," and that's "why women were brought into the world."

In some cases, a pregnant woman's fears stem from the fact that, ever since childhood (mostly from listening to women from earlier generations), she has been unconsciously indoctrinated. If her mother had a difficult birth, she probably told her daughter about that traumatic experience, causing her daughter to fear that the same thing will happen to her. There is no reason for that fear, since no pregnancy is like any other, not even when it concerns the same woman.

The media also influences the fears of first-time mothers. If births were really like the ones on the "telenovelas" surely the human race would've died out many years ago! No woman can help to give birth to her child by screaming. At the moment of birth, she needs all of her lung capacity in order to push and keep the baby oxygenated. This is totally impossible to do if you are screaming at the top of your lungs like the soap opera heroines we see giving birth on television. You shouldn't let yourself be influenced by these images. They are fiction.

The most important thing for the mother-to-be is to insist on getting all the information she can on her state, discarding any false modesty and asking her doctor everything she wants to know, without being afraid of appearing ignorant. The more she trusts her doctor, the more effective their collaboration. And that's the best prescription for a healthy birth.

Papá has a right to know

Almost always, except for single mothers or couples who for some reason have to live apart, the future father is the family member who is closest to the pregnant woman. This is why there is no one better able to help her through this difficult stage. But good inten-

mente un hombre podrá ayudar a su esposa durante su embarazo si no está informado también sobre este proceso.

Muchos hombres se desaniman al ver que su esposa está melancólica o de mal humor, rechaza algunos alimentos y lo despierta de madrugada para pedirle otros; unas veces no desea ni que la toque y otras, para su sorpresa, solicita insistentemente que le haga el amor. El resultado es que se mantienen distantes porque no saben cómo lidiar con esas situaciones, y de ese modo le niegan a su esposa los cuidados y mimos que ella tanto necesita.

Es por esto que este libro también está dedicado a ellos. Su lectura, preferiblemente junto a la futura madre, le aportará al futuro papá los conocimientos y la seguridad necesarios para colaborar en el desarrollo prenatal de su hijo, aunque no lo lleve en su vientre. El poder seguir el embarazo de su esposa paso a paso le servirá para disfrutar de su hijo aún antes de su nacimiento.

Pocas cosas unen tanto a la pareja como el que papá apoye su mano o su cabeza en el vientre de su compañera para escuchar las patadidas del bebé, o conversarle y cantarle suavemente durante los últimos meses, a sabiendas de que el bebé lo está escuchando y está aprendiendo a reconocer su voz.

Al mismo tiempo, esto servirá para que el nuevo papá se anime a presenciar el parto, apoyando moralmente a su pareja y disfrutando del privilegio único de ver nacer a su hijo.

El embarazo anticipado

Aunque el embarazo en la adolescencia no se recomienda—porque puede conducir a abortos, nacimientos prematuros, bebés de bajo peso y madres poco preparadas o que no dispuestas a criar a un hijo—es un hecho que se produce bastante a menudo en nuestros días. Si el embarazo es un acontecimiento que despierta cuestonamientos, temores y dudas en las mujeres adultas, ¡cómo lo será para aquellas que son adolescentes o acaban de pasar la adolescencia! Muchas veces la adolescente ni siquiera ha terminado sus estudios secundarios, por lo que desconoce muchas cosas acerca de su anatomía y las funciones de su cuerpo. En otros casos, la chica posee los conocimientos adquiridos en la escuela, pero se sorprende cuando se da cuenta que todo lo que le ha explicado el profesor de biología está por sucederle a ella.

Una vez confirmado el embarazo, la jovencita deberá seguir al pie de la letra los consejos del médico para evitar las complicaciones que pudieran presentársele y tomar conciencia de que a partir de ese momento será responsable de la vida que se está formando en su vientre, por lo que deberá cuidarse por los dos.

El más importante de esos cuidados será la dieta. Sabemos que para los adolescentes no hay manjares más apetitosos que los hot dogs, los hamburgers y las pizzas que indiscutiblemente son deliciosos (de vez en cuando), pero no le aportarán a la futura madre los nutrientes que su bebé necesita para nacer saludable.

tions aren't enough. It's hard for a man to help his wife during her pregnancy if he isn't informed.

Many men are discouraged to see that their wife is sad, or in a bad mood, or rejects certain foods while waking him up at dawn asking for others. Sometimes she doesn't want to be touched, and other times she is surprisingly insistent that she be made love to. Some men react by remaining distant because they don't know how to cope with these situations. In doing so, however, they deny their wives the care and affection they need so much.

For this reason, this book is also dedicated to them. Reading it, preferably along with the mother-to-be, will give the future father the knowledge and confidence he needs to be a collaborator in the prenatal development of his child, even though he's not carrying the baby in his womb. Following his wife's pregnancy step-by-step will help him enjoy his child even before she is born.

Few things unite a couple like when a father places his hand or his head on his partner's belly in order to feel or hear the baby's kicks. Or when he talks to his child and sings to her softly during the last few months. Or his awareness that the baby is listening to him and learning to recognize his voice.

At the same time, these activities will help the new father get excited about attending the birth, give his partner moral support, and enjoy the unique privilege of seeing his child be born.

Teenage pregnancy

Although teenage pregnancy is not recommended because it might lead to miscarriages, premature births, low-weight babies, and mothers who are ill-prepared or unwilling to raise a child, it is something that happens frequently. If birth is a subject that invites questions, fears, and doubts in adult women, imagine what it is like for teenagers, or very young adults! Many times the pregnant teenager hasn't even completed high school, and is ignorant about anatomy and the way the body functions. In other cases, girls may know what they've learned in school, yet be surprised to learn that everything the biology professor taught them is about to happen to them!

Once a pregnancy is confirmed, the young girl must decide whether or not to follow her doctor's advice to the letter in order to avoid any complications that may arise. She must realize that, from this moment on, she will be responsible for the life that is growing in her womb, resulting in her having to care for two.

The most important part of this care is her diet. Many teenagers like nothing better than tacos, hamburgers, and pizza, which are undisputably delicious (once in a while). But they won't give the future mother the nutrients her baby needs in order to be born healthy.

Las páginas de este libro pueden servir de guía a la joven embarazada para transformar sus hábitos alimenticios, llevando una dieta balanceada rica en vitaminas y minerales, para que su bebé se desarrolle normalmente, también para que corrija—si los tiene— problemas de peso que podrían no sólo afectar al bebé, sino dificultar el proceso de parto.

Una mamá madura

El caso contrario es el de la mujer madura que ha esperado mucho años para tener a su hijo. Hoy en día resulta bastante frecuente encontrar profesionales exitosas que se han privado de la alegría de ser mamás hasta cumplir las metas que se han propuesto en su carrera, lo cual es admirable. Pero las madres maduras también tienen preocupaciones acerca de su salud y necesitan tanta información como las adolescentes.

La mayoría de estas mujeres desean continuar trabajando mientras el embarazo se los permita, por lo que cuentan con muy poco tiempo para consultar una bibliografía exhaustiva e informarse sobre todos los aspectos del embarazo y el parto. Ellas encontrarán esta guía particularmente útil, por su sentido de orientación tan asequible.

¿Qué se propone este libro?

Existe una numerosa bibliografía en inglés acerca del embarazo y el parto, bajo el título de Pregnancy y Childbirth, respectivamente; pero se publican pocos artículos en español y hasta ahora no se ha publicado ninguna guía para la mujer hispana. Este libro, está dirigido específicamente a la mujer hispana, en su propio idioma.

No es mi propósito ofrecer una documentación científica extensa y detallada sobre el tema, sino crear un libro que sea útil, accesible y acogedor. Tampoco me he propuesto tratar temas como la medicina alternativa y ciertos partos que se practican ocasionalmente, tales como el parto sentada y el parto bajo el agua.

He querido abordar los aspectos básicos del embarazo y los riesgos que éste puede presentar. Transmitirle a la mujer embarazada que en su estado es normal tener miedo y ansiedad, pero que mientras mayor sea la información que ella tenga sobre su embarazo, mayor será la confianza y el control que tendrá en los momentos difíciles que se le puedan presentar.

Gran parte del éxito del embarazo reside en que la mujer sepa lo que está pasando y cómo debe de enfrentar ciertas situaciones. Por sobre todo, la mujer debe saber que el embarazo no es una enfermedad; es un estado de la mujer sana durante el cual requiere cuidados especiales.

A lo largo de todo el libro, la futura mamá encontrará cuadros breves con indicaciones sencillas, datos, sugerencias y comentarios de diversos temas relativos al

The pages of this book can serve as a guide for the young mother on changing her dietary habits and eating a balanced diet rich in vitamins and minerals so that her baby will develop normally. In addition, she can correct any weight problems that she may have that might not only affect the baby, but make the birth process more difficult.

The mature mother

The opposite case is the mature mother who has waited many years to have a baby. Today it is quite normal to run into successful professional women who have put off the joy of being mothers until they have accomplished the goals they have set for their careers. This is admirable. But mature mothers have their own special health concerns and need information just as much as very young women.

The majority of these professional women want to continue working as long as their pregnancy allows. This leaves them little time to do extensive reading and to get information on all aspects of pregnancy and birthing. They will find this book particularly useful because of its accessible format.

The goal of this book

There are many books in English regarding pregnancy and birth. But there are few in Spanish and no guide for the Hispanic woman. This book is addressed specifically to the Hispanic woman, in her own language.

My objective is not to offer an overly extensive and detailed scientific documentation of this subject, but to create a book that women will find useful and accessible and friendly. I've also decided not to deal with subjects such as alternative medicine and certain types of births that are only performed occasionally, such as seated delivery or birth in water.

I address the basic aspects of pregnancy and the risks it can pose. I want pregnant women to know that, in their condition, it's normal to feel fear and anxiety. And I want each of them to understand that the more information she has about her pregnancy, the more confidence and control she will have during the difficult moments that may arise.

A large part of the success of the pregnancy depends on the woman knowing what's going on and how she should cope with certain situations. And above all, the woman should know that pregnancy is not an illness, it's a condition experienced by a healthy woman that requires special care.

Throughout the entire book, the mother-to-be will find text boxes with simple instructions, facts, suggestions, and comments on different subjects related to pregnancy.

embarazo. Estos comentarios van desde sugerencias de nombres para niños y niñas, hasta teléfonos y direcciones de centros de asistencia, frases inolvidables sobre la maternidad, investigaciones médicas recientes sobre la salud de la madre y el bebé y cifras acerca de los riesgos del embarazo.

En *Mamá Sana, Bebé Sano* también encontrará comentarios y recuerdos de algunas mamás hispanas del mundo de la televisión y la música, quienes no por ser famosas se han olvidado de sus emociones en los días en que estaban a punto de traer sus hijos al mundo. Estas celebridades les ofrecen consejos útiles a las futuras mamás basados en sus propias experiencias de embarazo, en exclusiva en este libro.

Para facilitar la comprensión de *Mamá Sana, Bebé Sano* le hemos anexado al final del libro una lista de palabras, así como un léxico con el significado de ciertas palabras en inglés relativas al embarazo y al parto y con las que la embarazada muy probablemente se tropezará a lo largo de sus nueve meses o en la etapa del alumbramiento.

Escribí este libro de forma que el lector seleccione si lo quiere leer de principio a fin, o si lo quiere leer cada mes a medida que el embarazo progresa, o puede buscar respuestas a sus preguntas o utilizarlo para entender ciertas palabras en inglés y/o en español, o puede buscar servicios que estén disponibles en diferentes áreas.

En nuestra cultura hispana las embarazadas siempre han tenido—además de la orientación profesional del médico—en el ambiente hogareño el consuelo y la experiencia de una voz amiga en quien han podido confiar. *Mamá Sana, Bebé Sano* pretende convertirse en esa voz amiga que, a través de un compendio informativo accesible, las oriente acerca de lo que deben hacer y esperar durante esos nueve meses, siempre con el tono familiar y cariñoso con el que tradicionalmente la familia hispana espera ser tratada por el médico de la casa . . . un amigo, más que un médico.

El contacto de la mujer embarazada con su médico es insustituíble, este libro no pretende en lo más mínimo reemplazar al obstetra. El o ella será quien se encargue de suministrarle la información específica que no haya encontrado en este libro, cuya meta es la de brindar una orientación general y precisa a todas las mujeres hispanas. El embarazo es la experiencia más natural y a la vez la experiencia más maravillosa. Es una de las aventuras más fascinantes en la vida. Este libro hará que el embarazo y el parto sean menos misteriosos y le causen menos temor, sin quitarles su "magia." Espero que lo disfruten y que les sea útil.

DRA. ALIZA LIFSHITZ

Los bebés son nuestra esperanza y nuestro futuro.

These range from suggestions on names for boys and girls to telephone numbers and addresses of help centers, unforgettable quotes on motherhood, recent medical studies on the health of mother and child, and statistics on pregnancy risks, among other things.

In *Healthy Mother, Healthy Baby,* you will also hear from several Hispanic mothers from the worlds of music and television who haven't forgotten how they felt during the days when they were about to bring their children into the world. These celebrities offer useful hints to future mothers, which are found only in this book, based on their own experiences during pregnancy.

In order for the reader to better understand *Healthy Mother, Healthy Baby,* I have included a list of terms at the end of the book, as well as a glossary defining the English words that relate to pregnancy and birth, words that the pregnant woman will encounter during her nine-month term or at the time of birth.

I wrote this book in a way that gives the reader a choice. He or she can read it from beginning to end, read each month as the pregnancy progresses, just look for answers to questions she may have, use it to better understand certain terms in English and/or Spanish, or look for services that may be available in specific areas.

In our Hispanic culture, pregnant women have always had—in addition to the professional advice of doctors—the comfort and experience of a relative or friend at home in whom they could confide. *Healthy Mother, Healthy Baby* hopes to become that friendly voice which, through user-friendly informative text, will show you what to do and what to expect during these nine months, in the affectionate tone the Hispanic family has traditionally expected from their family doctor. Someone who is a friend more than a physician.

There is no substitute for a pregnant woman's relationship with her doctor. This book has absolutely no intention of replacing the obstetrician. He or she will be in charge of providing specific information not found in this book. Childbirth is the most natural and yet the most awesome of experiences. It's one of life's most fascinating adventures. This book hopefully will make pregnancy and delivery less mysterious and frightening, without taking away its "magic." I hope you will enjoy it and find it helpful.

—ALIZA LIFSHITZ, M.D.

Babies are our hope and our future.

Capítulo 1

Consideraciones preliminares

El nacimiento de un bebé es mágico. Jamás he dejado de asombrarme. De hecho, en el primer parto que presencié como estudiante de medicina, la emoción fue tan intensa que lloré más que la madre que recién había dado a luz. Esa personita se desarrolla de un huevito tan pequeño que no se logra ver sin ayuda de un microscopio y es fertilizado por un espermatozoide aún de menor tamaño. Cuando se unen, forman el embrión que es como una pequeña esfera que contiene toda la información necesaria para crear a un ser humano autosuficiente. Contiene lo necesario para determinar los diferentes órganos que se deben de formar, el lugar que deben de ocupar en el cuerpo y la función que deben de tener; la información acerca del color de los ojos y del pelo y la que determina que a los nueve meses cese el desarrollo dentro de la madre para continuar de forma independiente después del parto. Ese es el glorioso momento en que esa personita se convierte en un individuo que respira, siente, come, llora, sonríe, y empieza a relacionarse con sus alrededores.

Idealmente se espera que el embarazo y el parto sean perfectos, especialmente considerando toda la tecnología disponible actualmente. Pero no hay garantías. Hay ciertas cosas que pueden ayudar a prevenir problemas o a detectarlos tempranamente. El estado de salud de la madre, sus antecedentes ginecológicos y médicos, así como los de la familia, juegan un papel importante.

Chapter 1

ℰℒ

First Things First

The birth of a baby is magical. It never ceases to amaze me. At the first delivery I ever witnessed as a medical student, I was so intensely moved that I cried longer and harder than the mother who had just given birth. Each person evolves following the fertilization of an egg, so minute that it can't be seen without the help of a microscope, by an even smaller sperm. When they join together, they become an embryo, which is like a small orb that encapsules all the necessary information with which to create an autonomous human being. It contains all it needs in order to determine the different organs that must be made, the place they must occupy within the body and their function, information about the color of the eyes and hair, as well as the fact that, at nine months, the development within the mother will cease, only to be continued independently after birth. Birth is the glorious moment when this little being becomes a new individual who breathes, feels, eats, cries, smiles, and begins to relate with the environment.

Ideally, you hope your pregnancy and delivery will be perfect, especially considering all the technology presently available. But there are no guarantees. There are certain things that can be done, though, that may help prevent problems or detect them at an early stage. The mother's health, her gynecological and medical background, as well as her family's, play an important role.

Si está pensando en embarazarse

El embarazo debe de ser una experiencia muy especial que idealmente recordará con cariño. Si se cuida y se prepara antes de embarazarse, aumentarán sus posibilidades de que sea así. Su condición física y su alimentación pueden determinar si su embarazo es más fácil o más difícil. Aunque se sienta bien, acuda a su médico para una revisión antes de embarazarse. Si tiene algún problema médico como diabetes, hipertensión, hipotiroidismo, asma, etc., acuda a su médico y asegúrese de que está controlada y tomando las medicinas necesarias para aumentar sus posibilidades de embarazarse y de ayudar a su bebito a que se desarrolle y crezca en las mejores condiciones.

Antes de embarazarse, considere lo siguiente

❦

Inicie un programa de ejercicio (si no lo está haciendo).

Baje de peso si está en sobrepeso (el embarazo no es el momento de ponerse a dieta).

Hágase los estudios que requiera (como las radiografías que su médico le recomendó para el dolor de espalda o para sus dientes); una vez embarazada no lo podrá hacer.

Deje de fumar y de tomar bebidas alcohólicas. Es el momento ideal para dejarlos.

Si toma vitaminas, hierbas u otras medicinas, consulte con su médico en cuanto a los efectos que podrían tener en el bebé si se embaraza; o quizá le recomiende que tome vitaminas como suplemento de su dieta.

Cerciórese de que esté tomando bastante ácido fólico. Un miligramo cado día mínimo tres meses antes de embarazarse ayuda a prevenír algunas malformaciones congénitas.

Hable con su médico si no ha tenido rubéola y no le dieron la vacuna; su médico quizá quiera hacer un examen de sangre para ver si tiene los anticuerpos y/o darle la vacuna para prevenir problemas una vez que se embarace.

Si le suministran la vacuna contra rubéola, espere tres meses antes de emabrazarse.

If you are thinking about getting pregnant

Your pregnancy should be a very special experience that, ideally, you will remember with love. If you take care of yourself and are prepared before becoming pregnant, your chances of having that kind of experience are excellent. Your physical health and your nutrition help determine whether your pregnancy is easy or more difficult. Though you may feel well, have your doctor examine you before you become pregnant. If you have any condition such as diabetes, hypertension, hypothyroidism, asthma, etc., see your doctor and make sure that it's under control and that you are taking the proper medication. This will increase your chances of becoming pregnant and of helping your baby to develop and grow under the best circumstances.

Before getting pregnant, consider the following

❧

Begin an exercise program (if you are not already on one).

Lose weight if you are overweight (expectant mothers should not be dieting).

Take care of having any procedures you may require (such as X-rays recommended by your doctor for back pain or for dental work); you will not be able to do so once you are pregnant.

Stop smoking and drinking alcoholic beverages. This is the best time to do so.

Check with your doctor if you take vitamins, herbs, or other medication, regarding their effect on your baby should you become pregnant. He or she may recommend that you supplement your diet with vitamins.

Make sure you are getting enough folic acid. One milligram a day at least 3 months before becoming pregnant helps to prevent some birth defects.

Talk with your doctor if you have not had German measles and have not had the vaccination; your doctor may want to run a blood test to find out whether you have the antibodies and/or give you a vaccination to prevent problems once you are pregnant.

If you get the German measles vaccine, wait three months after the immunization to get pregnant.

Si piensa que está embarazada

Tan pronto se dé cuenta o se imagine o piense que puede estar embarazada, es importante que consulte a su médico. Aunque la regla puede faltar por diversas razones—incluyendo tensión nerviosa, fatiga por exceso de trabajo, cambio de peso o ejercicio excesivo—es importante confirmar si está embarazada. Tengo pacientes que dicen "Bueno, yo ya tuve uno (o cuatro) niños sin problemas, ya sé que me tengo que tomar mis vitaminas prenatales y comer bien y no subir mucho de peso. ¿Para qué tengo que ir al doctor ahora? Mejor me espero". La contestación es, no se espere. Cada embarazo es diferente y necesita de supervisión médica para detectar si hay cualquier problema que quizá no tuvo en los anteriores. El consultar a su médico al inicio del embarazo aumenta las posibilidades de que éste también sea un embarazo sin complicaciones.

Síntomas que pueden indicar embarazo

- Ausencia del período menstrual

- Un período menstrual muy ligero

- Cambio en el tamaño de sus senos, con mayor sensibilidad o ligero dolor. Es posible que sienta un dolor semejante al que algunas mujeres experimentan unos días antes de la menstruación, y que desaparece cuando aparece la regla. Si está embarazada, el dolor puede continuar por varias semanas, acompañado de una sensación de hormigueo en los pezones y un visible aumento de tamaño. Esto se debe a que las glándulas mamarias se están preparando para producir la leche que alimentará a su bebé

- Náuseas debidas al aumento en la producción de las hormonas

- Aumento en la frecuencia para orinar. El útero está aumentando de tamaño y le oprime la vejiga, pero este síntoma suele desaparecer al tercer mes para reaparecer en el último trimestre del embarazo, cuando el feto pesa más

- Antojos y preferencia por ciertas comidas. Si usted era de las que creían que los antojos eran un "cuento" de las embarazadas, quizá note que le está sucediendo a usted. De todas formas, comer un poco más de ciertas comidas que se le antojen no le hará daño, siempre que lleve una dieta balanceada

- Cansancio

If you think you are pregnant

As soon as you realize, or imagine, or think you may be pregnant, it is important to see your doctor. Even though there are several possible reasons for missing your period—including nervous tension, overwork, weight change, or excessive exercising—it is important to know whether or not you are pregnant. I have patients who say: "Well, I've already had one (or four) children without any problems. I know I have to take my prenatal vitamins and eat well and not gain too much weight. . . . Why should I see the doctor now? I'll wait." My answer is, *don't wait*. Each pregnancy is different and requires medical supervision in order to detect whether or not there is any problem that may not have been present earlier. Seeing your doctor early increases the chances that *this* pregnancy will be an uncomplicated one.

Symptoms that might suggest pregnancy

- Absence of a menstrual period

- A very light menstrual period

- A change in the size of your breasts, increased sensitivity, or slight discomfort. It is possible that you may feel discomfort, such as the kind some women experience a few days prior to menstruation, which then disappears when menstruation begins. If you are pregnant, the discomfort may continue for several weeks, and be accompanied by a tingling sensation in the nipples and visible increase in their size. This is due to the mammary glands, which are preparing to produce the milk that will feed your baby

- Nausea due to increased hormonal production

- An increase in the frequency of urination. The uterus is growing and presses on the bladder. This symptom disappears in the third month and reappears in the last trimester of the pregnancy, when the baby's weight increases dramatically

- Cravings and food preferences. Were you among those who believed cravings were "tall tales" told by pregnant women? You may notice it happening to you. In any case, eating a little more of the foods you crave will not harm you, as long as you maintain a balanced diet

- Fatigue

- Ligero aumento en la secreción vaginal. Puede ser un síntoma normal del embarazo, debido al aumento en las hormonas. Un examen de laboratorio por su médico, descartará que se trate de una infección

- Aumento en la producción de saliva en los primeros meses

Pruebas que confirman el embarazo

Todas las pruebas se basan en la presencia de la hormona conocida como gonadotropina (HCG) coriónica humana. La placenta produce esta hormona y se puede medir en la orina o en la sangre de la mujer.

Pruebas caseras

Se venden en las farmacias sin receta y sólo necesitan una muestra de orina. Entre ellas tenemos "First Response", "EPT", "Clear Blue Easy" y "Answer Plus". Algunas traen las instrucciones en español. Son estupendas para las mujeres que no tienen la paciencia de ir al médico para averiguar si están embarazadas. Su costo varía entre $10 y $15 (dólares). No requieren receta médica. Aunque no son infalibles, ofrecen mayor precisión cuando se usan correctamente. Se consideran pruebas iniciales rápidas y cómodas que se hacen en casa. El diagnóstico definitivo se establece durante la visita con el médico.

Las pruebas caseras son más exactas cuando se siguen las instrucciones al pie de la letra, y cuando se hacen dos semanas después de la demora del período menstrual. Si la lectura es negativa, se recomienda repetir la prueba nuevamente una semana después. Si la segunda prueba también es negativa, las posibilidades de embarazo en ese momento son más remotas. Sin embargo, aun cuando el resultado sea negativo, al faltarle la segunda regla deberá visitar al médico de inmediato, pues esto podría ser el síntoma de algún otro problema.

Hay circunstancias que hacen que la prueba dé un resultado positivo cuando no hay embarazo y viceversa.

Entre las causas de un *resultado positivo falso* (o sea que la mujer *no* está embarazado pero el resultado de la prueba es positivo) tenemos:

- El uso reciente de marihuana, de metadona o de ciertas medicinas como la metildopa (conocida como Aldomet) que se usa para el tratamiento de la hipertensión

- Un tipo de cáncer conocido como mola hidatidiforme

- Slight increase in vaginal secretions. This can be a normal symptom during pregnancy, due to the increase of hormones. A laboratory exam by your doctor will rule out an infection

- Increased saliva production in the initial months

Tests to confirm your pregnancy

All pregnancy tests are based on the presence of the hormone known as human chorionic gonadotropin (HCG). The placenta produces this hormone, and it may be detected in female urine or blood.

Home testing

Pharmacies sell test kits over the counter that require only a urine sample. Among them are "First Response," "EPT," "Clear Blue Easy," and "Answer Plus." Some include instructions in Spanish. They are excellent for women who don't have the patience to see a doctor in order to find out if they are pregnant. The cost varies between $10 and $15. They do not require a prescription. Though they are not infallible, they are more precise when used correctly. They are considered quick and practical initial home tests. The final diagnosis should be determined by a medical examination.

All home tests are more precise when the instructions are followed carefully and when the menstrual period is at least two weeks late. If the result is negative, repeat the test a week later. If the second result also proves negative, the chances of a pregnancy are doubtful. However, even though the result from a home pregnancy test is negative, you should see your doctor immediately after missing a second menstrual period. It could be the sign of some other problem.

There are circumstances when the results are positive although there is no pregnancy, and vice versa.

Some of the causes of a *false positive* result (in other words, the woman is *not* pregnant, but the test results are positive) are:

- The woman has recently used marijuana, methadone, or certain medications, such as methyldopa (known as Aldomet), which is prescribed in the treatment of hypertension

- The woman has a type of cancer known as hydatidiform mole

Entre las causas de un *resultado negativo falso* (o sea que la mujer *sí* está embarazada, pero la prueba es negativa) tenemos:

- La orina está muy diluida

- No se hace el examen en un período corto de tiempo después de obtener la muestra de orina

- El envase donde se recoge está contaminado o sucio

- Se hace el examen demasiado temprano en el curso del embarazo

Pruebas de laboratorio

Como indiqué anteriormente, se basan en la presencia de la hormona gonadotropina coriónica en la orina o en la sangre y son las que su médico manda a un laboratorio.

Además de confirmar el embarazo con una muestra de orina o de sangre, su médico al hacer un examen pélvico, puede detectar ciertos cambios como el aumento en el tamaño de la matriz. El diagnóstico durante un examen pélvico es más exacto a partir de las ocho semanas de embarazo. Desde luego que este examen no afecta al bebé.

El examen de sangre puede ser cualitativo, o sea, confirma o niega si hay embarazo, o puede ser cuantitativo. El cuantitativo da un número. Junto con la fecha de su última regla, ese número puede ayudar al médico a determinar la fecha del parto. La cifra de la hormona gonadotropina coriónica humana normalmente aumenta a medida que el embarazo avanza y se puede usar para evaluar el crecimiento y el progreso normal del mismo.

En los casos de embarazo ectópico (o sea, el embarazo en donde el bebito no se está desarrollando dentro de la matriz), el resultado de la prueba de embarazo es positivo pero habitualmente estos embarazos no pueden llegar a término y pueden poner en peligro la vida de la madre también. **Por eso, aunque la prueba de embarazo en casa salga positiva y usted se sienta bien, debe de hacer una cita con su médico lo antes posible.**

Mito
ℰℒ

Si el vientre de la mujer es puntiagudo es niño, si es redondo es niña.

La forma del vientre de la mujer depende de varios factores: de qué tan fuertes están sus músculos abdominales, de la posición que tiene el bebito, si es un bebito o si son mas, de su postura al estar de pie, de la forma y tamaño de su pelvis, etc. Las

Some of the causes of a *false negative* result (in other words, the woman *is* pregnant, but the test results are negative) are:

- The urine is very diluted

- The test is not performed within a relatively short time after the urine sample is taken

- The container holding the sample is contaminated or dirty

- The test is carried out too early in the pregnancy

Laboratory tests

As I indicated earlier, lab tests are based on the presence of human chorionic gonadotropin in the urine or blood that your doctor sends to a laboratory.

Besides confirming the pregnancy with a urine or blood sample, your doctor may detect certain changes—such as an increase in the size of the womb—from a pelvic examination. A pelvic examination diagnosis is more accurate after eight weeks of pregnancy. Naturally, this examination does not affect the baby.

The blood test may be qualitative, meaning it tells whether or not there is a pregnancy, or it may be quantitative. Quantitative means that it provides your doctor with a number. Along with the date of your last period, this number may help the doctor to determine the date of delivery. The quantity of human chorionic gonadotropin hormone increases as the pregnancy advances. Its quantity may be used to evaluate growth and the normal progress of the pregnancy.

In the event of an ectopic pregnancy (in other words, a pregnancy where the baby is not growing inside the womb), the result of the pregnancy test will be positive. But, usually, these pregnancies do not reach term and they may endanger the mother's life. **For this reason, even if you feel well, if your home test result is positive, you must see your doctor as soon as possible.**

Myth
🦢

If the mother's belly is pointed, it's a boy; if it's round, it's a girl. The shape of the mother's belly depends on several factors: how strong her abdominal muscles are, the position of the baby, whether there are one or more babies, her posture when standing, the shape and size of her pelvis, etc. First timers generally tend to have

primerizas tienden a tener músculos más fuertes y tienden a tener el vientre un poco más pequeño, y el bebito tiende a estar más arriba. Todo lo que mencioné no tiene nada que ver con el sexo del bebé. Si alguien acierta, es simple coincidencia.

Su obstetra

Si usted tuviera un bebé, seguramente no lo llevaría a la consulta de cualquier doctor, ¿verdad que no? Pues lo mismo deberá hacer con el médico que se hará cargo de su embarazo. En definitiva, el obstetra será el médico de su hijo . . . antes de nacer.

- Debe ser un(a) profesional con título en medicina y con entrenamiento especializado en obstericia y ginecología

- Es ideal si le ha sido recomendado(a) por una amiga o familiar que se ha atendido con él o ella, o si se lo ha recomendado otro doctor(a) a quien usted le tiene confianza

- Debe inspirarle confianza como para contarle absolutamente todas sus preocupaciones respecto a su embarazo y entenderse bien con él o ella en su propio idioma

- También es importante que le pregunte a él o ella quién atendería el parto en caso de que no esté de guardia ese día

- Idealmente debe estar asociado(a) al hospital donde usted quiere tener a su bebé

Curanderismo o curandería

Es el arte que practican los conocidos "curanderos", que usan hierbas, espiritismo y/o temas religiosos para curar. Esta tradición se practica desde hace varios cientos de años y se inició con los Mayas y los Aztecas en el México precolombino. Es un arte que tiene, aún en la actualidad, seguidores fieles, con testimonios de personas que dicen haberse curado de todo tipo de enfermedades conocidas, desde enfermedades físcas hasta mentales, en niños y adultos. En algunas áreas rurales

stronger muscles and smaller bellies, and the baby is usually carried higher up. None of what I have said has anything to do with the baby's gender. Any accurate prediction is mere coincidence.

Your obstetrician

If you were to have a baby, you would probably not take him to just any pediatrician, right? Well, the same applies to choosing the doctor who will monitor your pregnancy. The fact is, the obstetrician will be your baby's doctor . . . until it is born.

- He or she must be a professional with a degree in medicine and must have specialized in obstetrics and gynecology

- Ideally, your doctor should be someone who is recommended by a relative or friend who has been her patient, or who is recommended by another doctor you trust

- You must trust the doctor enough to share all of your concerns regarding your pregnancy, and he or she must be comfortable speaking your own language

- It is also important to ask who would deliver the baby in the event your doctor were not on call that day

- Ideally, your doctor will be associated with the hospital where you wish to deliver your baby

Curanderismo

🏵

Curanderismo is the art practiced by "curanderos," those who employ herbs, spiritualism and/or religious subjects for the purposes of healing. This tradition has been practiced for hundreds, or even thousands, of years. It was begun by the Mayas and the Aztecs in pre-Columbian Mexico. It is an art that, even today, has loyal followers, with testimonials given by people who say they have been healed from all kinds of known diseases, ranging from physical to mental, in both children and

existen personas que nunca han visitado a un médico, el curandero los ha tratado de "todos sus males". Es posible, que en ocasiones los curanderos hayan atendido partos, pero no están autorizados para hacerlo y el fiarse de ellos puede ser potencialmente peligroso para la salud del bebé, y de la mamá.

Sus visitas al médico

No faltará quien le diga que usted visita demasiado al médico y que eso no es necesario, porque es una mujer sana. Le pondrán de ejemplo a alguna mamá que ha tenido hijos saludables sin atención médica previa, a lo que usted podrá responder que precisamente, gracias a la supervisión durante el embarazo, se han reducido drásticamente las complicaciones tanto para las mamás como para los bebitos. Sus posibilidades de tener un bebé saludable y de reducir al mínimo las complicaciones del embarazo están directamente relacionadas al inicio del cuidado prenatal por su médico en forma temprana.

Su primera visita al doctor

Idealmente debe ocurrir tan pronto como sospecha que puede estar embarazada. Es conveniente que anote la fecha del primer día de su última menstruación. Evite las duchas vaginales antes de su vista, ya que podría eliminar ciertas secreciones que podrían ser importantes para el examen ginecológico. Responda a las preguntas del doctor con la mayor precisión posible. Haga todas las preguntas necesarias para aclarar sus dudas.

Lo que debe esperar de esta primera visita:

La confirmación del embarazo, si está embarazada

La posible fecha del parto, de acuerdo a la fecha de su última menstruación

El porqué de la frecuencia de sus visitas al médico

Algunos de los signos o síntomas que deben alertarla a llamar al médico o a ir a una sala de emergencias o al hospital

Recomendaciones en cuanto a dieta, ejercicios y vitaminas.

La atención médica que se le brindará en esta primera visita:

Se le harán preguntas generales sobre su salud, la del padre del bebé, la de sus familiares y los familiares del padre.

adults. In some rural areas there are people who have never been to a doctor, yet claim the "curandero" has cured them of all their "ailments." Curanderos may occasionally deliver babies, but they are not legally licensed to do so. Relying on such a practitioner is potentially dangerous to your baby's health, and to your own.

Visiting the doctor

There will always be those who will tell you that you visit the doctor too often and that it is not necessary because you are a healthy woman. They will give you an example of a mother who had healthy children with no medical assistance at all. You should simply reply that, thanks to pregnancy supervision, complications have been greatly reduced, both for mothers and their babies. Your chances of having a healthy baby and of minimizing maternity risks are directly linked to early medical prenatal care.

Your first visit to the doctor

Ideally, this should happen as soon as you suspect you might be pregnant. It is useful to make a note of the date when your last menstrual period began. Avoid douches before your visit, as this could eliminate certain significant secretions important to your gynecological examination. The answers you give your doctor should be as precise as possible. Feel free to ask any and all questions that will clear up any doubts you may have.

What you should expect from your first visit:

Confirmation that you are pregnant, if you are

Approximate date of delivery, calculated by using the date of your last period

Understanding the frequency of your future medical examinations

Awareness of the signs or symptoms that may alert you to call your doctor or to go to an emergency room or to the hospital

Recommendations on diet, exercise, and vitamins

What type of medical attention you will receive on this first visit:

You will be asked general questions about your health, the health of the baby's father, and the health of your parents and the father's parents.

Qué información debe de proporcionar a su doctor

❧

No le oculte al médico nada acerca de sus enfermedades anteriores, de posibles abortos o embarazos, de personas en su familia con enfermedades hereditarias, o de cualquier otro tema por penoso o privado que le parezca. Aunque a usted no le guste hablar de ciertas cosas, es esencial para su embarazo que el médico esté enterado de TODO lo que pueda influenciar su salud y la de su bebé. Si el obstetra no tiene toda la información, no podrá brindarle la mejor atención médica.

Su historia médica:

Su médico obtendrá su historia médica. La información que él o ella requiere es la de su salud, la de su familia y si ha tenido embarazos anteriores. Es importante que usted responda honestamente y proporcione la mayor información posible. Esta información es confidencial. Usted debe de indicar si está tomando alguna medicina (incluso las que no requieren de receta, i.e., aspirina), si tiene algún problema médico (como diabetes, presión alta o asma), si tiene alergias, si ha recibido transfusiones de sangre, si ha tenido alguna operación o infección previa (como hepatitis), si ha tenido rubéola o si le han puesto la vacuna, si fuma, si toma bebidas alcohólicas o si ha usado drogas.

La historia familiar es importante para determinar si hay algún problema que pudiera ser hereditario. A veces si ha tenido un niño con algún problema médico, se recomiendan ciertos estudios en embarazos posteriores o incluso una consulta con un especialista en genética (en problemas hereditarios).

Su historia gineco-obstétrica:

La información sobre su condición ginecológica y obstétrica es tan importante para su médico como lo que se averigua en cada consulta acerca del desarrollo del embarazo.

Es importante que su médico esté bien informado sobre cualquier problema o condición previa, pues aunque estas circunstancias no tengan una relación inmediata a este embarazo, le ayudarán a su doctor o doctora a saber más acerca de su cuerpo y de cómo ha funcionado y respondido en el pasado.

Antes de su visita haga una lista de los problemas de salud que haya tenido para que no se le olvide nada. Incluya todo, por ejemplo los abortos espontáneos (naturales)

Disclosing information to your doctor

🦟

Do not hide information from the doctor concerning previous illnesses, possible abortions or pregnancies, relatives who may suffer from hereditary diseases, or any other subject—no matter how embarrassing or private it seems. Even though you may not feel comfortable discussing certain things, it is essential to your pregnancy that your doctor be aware of EVERYTHING that may affect your health and your baby's health. If the obstetrician does not have all the necessary information, he or she may not be able to give you the best medical attention.

What makes up your medical history:

Your doctor will take your medical history. The information needed concerns your health, the health of your family, and whether or not you have had previous pregnancies. It is important that you answer honestly and offer as much information as possible. This information is confidential. You should mention whether you are taking any medication (even those that do not require prescriptions, ie., aspirin) whether you are suffering from a medical problem (such as diabetes, high blood pressure, or asthma), if you have allergies, if you have received any blood transfusions, whether you've had any surgery or previous infections (such as hepatitis), if you have had German measles or have been vaccinated against them, or if you smoke, drink alcoholic beverages, or have used drugs.

Family history is important in order to determine whether there is any possibility of a hereditary disease. Sometimes, if you have had a child with a medical problem, certain tests are recommended in subsequent pregnancies. A consultation with a genetics specialist (someone who deals with hereditary diseases) may be in order.

What makes up your gynecological-obstetrical history:

The information on your gynecological and obstetrical *history* is as important to your doctor as any information resulting from each of your visits concerning the evolution of your pregnancy.

It is important that your doctor be well informed about any problem or previous condition because, though these circumstances may bear no immediate relation to this pregnancy, they will help your doctor know more about your body and how it has functioned and responded in the past.

Before your visit, make a list of the health problems you have had so you don't forget any of them. Include everything, for example, abortions (miscarriage or induced) previous pregnancies, surgeries, sexually transmitted diseases, etc.

o provocados, los embarazos anteriores, las cirugías, las infecciones transmitidas a través de contacto sexual, etc.

No se frene por consideraciones morales acerca de lo que el médico podría pensar de sus embarazos anteriores, de sus infecciones previas, etc. El médico obtiene esta información no para establecer un juicio acerca de usted o de su pasado sino para tener una evaluación completa y poder prevenir problemas.

Será importante si ha tenido embarazos previos que mencione el peso del bebé (o los bebés) al nacer, cuánto duró el trabajo de parto, si el parto fue vaginal o por cesárea, si usaron anestesia y si hubo alguna complicación. Por ejemplo: embarazos prematuros (antes de los nueve meses), presión alta o diabetes durante el embarazo o el parto; así como infecciones, sangrados o algún problema para dar pecho.

Un examen físico evaluará:

Su peso y estatura

Su presión arterial

Su condición general, de cabeza a pies, escuchando el corazón, los pulmones, examinando los senos, el abdomen y haciendo un examen pélvico

Con la mujer acostada de espaldas y las piernas flexionadas, el obstetra inserta dos dedos en la vagina y pone su mano sobre el abdomen para palpar la matriz y los ovarios.

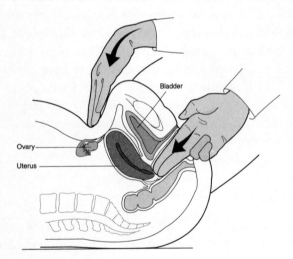

Bladder

Ovary

Uterus

Un examen pélvico

El objeto de los análisis de sangre, de orina y el ultrasonido:

Se le someterá a una serie de pruebas. Entre ellas—

Una prueba para determinar su grupo sanguíneo y factor Rh

Una prueba para determinar el nivel de hemoglobina en la sangre para descartar anemia

Una prueba para determinar la presencia de anticuerpos contra la rubeola (si no la han vacunado o no la ha padecido, o no sabe)

Do not censor your information for moral reasons based on what the doctor may think of previous pregnancies, previous infections, etc. Your doctor needs this information in order to make a thorough evaluation and therefore prevent problems. He or she is not there to pass judgment on you or on your past.

If you have had other pregnancies, it will be important to mention the baby's (or babies') weight at birth, how long labor lasted, whether delivery was vaginal or by cesarean section, whether or not anesthesia was administered and whether or not there were any complications. For example: premature delivery (before the nine-month term), high blood pressure or diabetes during pregnancy or delivery, infections, bleeding, or any complications concerning breast-feeding.

What the physical examination will evaluate:

your height and weight

your blood pressure

your overall health from head to toe, listening to your heart and lungs, and a breast, abdominal, and pelvic examination

With the woman lying on her back with her legs bent, the obstetrician inserts two fingers in the vagina and places his or her hand on the patient's abdomen to palpate the womb and the ovaries.

What the blood and urine tests and ultrasound look for:

You will be given a battery of tests. Among them are—

a test to determine your blood type and Rh factor

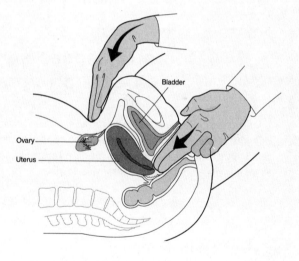

Bladder

Ovary

Uterus

Pelvic exam

a test to determine the level of hemoglobin in your blood, to rule out anemia

a test to detect the presence of antibodies against German measles (if you have not been vaccinated, have not had the disease, or you don't know whether you have)

Una prueba de sífilis y otras enfermedades transmitidas por contacto sexual

La prueba para el virus de la hepatitis

Una prueba de Papanicolau, si no se la ha hecho en el último año (para descartar células cancerosas en el cuello de la matriz o cérvix)

Le ofrecerán una prueba para el virus del VIH/SIDA

En la orina le checarán la presencia de azúcar y proteínas; esto puede sugerir diabetes, problemas del riñón o infecciones

Si es mayor de treinta y cinco años, o si existe algún antecedente familiar o cierta susceptibilidad a ciertas enfermedades, su médico podría recomendar algunos exámenes (genéticos) especiales y más adelante un examen del líquido que rodea al feto en la matriz (el líquido amniótico), conocido como amnioscentesis

Un ultrasonido para determinar si el embarazo está dentro de la matriz, si ya se puede escuchar el latido del corazón y si coincide el tamaño con las fechas del embarazo (ver Capítulo 3)

Varias de estas pruebas se harán de nuevo en el transcurso del embarazo

¿Qué otras cosas son importantes en esta primera visita?

🪰

Es importante que usted haga todas las preguntas que sean necesarias para resolver sus dudas en cuanto al embarazo. Exprese sus temores y expectativas sin miedo y con franqueza. Entre más información tenga, le será más fácil el embarazo. Probablemente ésta sea la cita más larga.

Sus visitas subsecuentes

La frecuencia de los exámenes médicos variarán de mujer a mujer, pero por lo general se puede esperar lo siguiente:

Si no tiene ningún problema médico y se siente bien, su médico la verá cada cuatro a seis semanas durante los primeros siete meses del embarazo. A partir del octavo mes (ó 32 semanas), la verá cada dos semanas. Y en el último mes la verá cada semana. Asegúrese de discutir cualquier síntoma que tenga y de preguntar todas sus dudas. Si es necesario, anótelas y llévelas con usted.

a test for syphilis and other sexually transmitted diseases

a test for hepatitis antibodies

a Pap smear, if you have not had one in the last year (to rule out the presence of cancer cells in the neck of the womb or cervix)

you will be offered a test for the HIV/AIDS virus

a urine sample to test for sugar and protein; this may suggest diabetes, kidney trouble, or infections

if you are over thirty-five, or there is a family history or possible susceptibility to certain diseases, your doctor might recommend certain special examinations (genetic) and, later on, an examination of the fluid that surrounds the fetus in the womb (amniotic fluid), known as amniocentesis

an ultrasound to determine if the pregnancy is inside the uterus, whether the fetus has heartbeats already and whether the size coincides with the dates of pregnancy (see Chapter 3)

Several of these tests will be repeated during the course of the pregnancy

What else is important on this first visit?

It is important that you ask all the questions necessary to address any doubts you may have about your pregnancy. Express your fears and expectations openly and without hesitation. The more information you have, the easier your pregnancy will be. This will probably be your longest visit.

Subsequent visits

The frequency of the medical examinations vary from woman to woman, but generally you should expect the following:

If you do not have other medical problems and you feel well, your doctor will see you every four to six weeks during the first seven months of the pregnancy. Starting with the eighth month (or thirty-two weeks), you will be seen every two weeks. In the final month, your visits will be on a weekly basis. Make sure you discuss any symptoms you have and ask any questions regarding doubts you may have. If necessary, write them down and take them with you.

En cada visita su médico revisará su peso, su presión arterial, examinará el tamaño de su matriz y a medida que el embarazo avance, checará el tamaño y la posición del bebé así como los latidos de su corazón. También examinará una muestra de orina para detectar la presencia de azúcar o proteínas.

Típicamente le tomarán un examen de sangre para detectar anormalidades en el desarrollo del sistema nervioso del bebé a las dieciséis semanas de embarazo (la prueba se llama Alfa-fetoproteína) y a las treinta semanas de embarazo para medir el nivel de azúcar en la sangre y descartar diabetes gestacional (ver Capítulo 2) y le harán una biometría hemática para descartar anemia (baja de glóbulos rojos).

Nunca piense que como se siente bien, usted es capaz de seguir su embarazo por sí sola. El no ir al médico, aunque se sienta bien durante unos meses, es poner en peligro su salud y la de su bebé.

El número ideal de visitas a la consulta del médico en un embarazo sin complicaciones es de doce a trece en el transcurso de los nueve meses. No falte a ninguna y, durante el último mes, no deje de ir cada semana hasta el momento del parto.

En el caso de mujeres que tienen otros problemas médicos como asma, hipertensión, diabetes, problemas del corazón, o alguna complicación durante el embarazo, su médico le indicará la frecuencia de sus visitas y si es necesario hacer otros estudios.

Cuándo llamar al médico

Hay ciertos signos o síntomas que podrían presentarse durante el embarazo y que debe de comunicarle a su médico de inmediato, ya que podrían ser importantes. Entre ellos están:

Sangrado vaginal. Aunque es muy común en los primeros tres meses del embarazo, también podría ser un signo de amenaza de aborto. Obviamente la cantidad del sangrado, la duración y si está acompañado de dolor son datos muy importantes.

Dolor abdominal. Ligeras molestias en el abdomen debido al crecimiento del bebé en la matriz, o incluso la sensación de pequeñas contracciones cuando se mueve el bebé son comunes. Pero, si tiene dolor severo o persistente, consulte a su médico.

Vómito persistente. Las náuseas y vómitos, especialmente en los primeros tres meses de embarazo son muy comunes, pero si son persistentes y severos, consulte a su médico.

Fiebre. Como cuando no se está embarazada, si se tiene fiebre, generalmente se debe a una infección. Puede ser debido a algo tan sencillo como una gripe, pero podría deberse a una infección en la orina, en los órganos reproductivos o en otro sitio, que requiere de tratamiento con antibióticos.

Hinchazón de la cara, las manos y/o los pies, que se debe a retención de líquidos. Cuando es severa o progresiva, especialmente en los últimos meses de embarazo, es importante notificar a su médico, ya que puede ser un signo inicial de eclampsia o toxemia del embarazo (una complicación que discutiremos más adelante en el Capítulo 3).

At each visit, your doctor will check your weight and blood pressure, examine the size of your womb, and, as the pregnancy advances, check the size and position of the baby, as well as his heartbeat. A urine sample will also be taken to test for the presence of sugar and protein.

At sixteen weeks, a blood test known as alpha-fetoprotein will be routinely performed to determine any abnormalities in the development of the baby's nervous system. At thirty weeks, a test will check the level of sugar in the blood to rule out gestational diabetes (see Chapter 2) and a blood cell count will rule out anemia (lowering of red blood cells count).

Do not assume that, because you are feeling well, you can monitor your pregnancy on your own. Not going to the doctor, though you feel healthy over several months, endangers your health and your baby's health.

The ideal number of visits to the doctor during the nine months of pregnancy is twelve to thirteen. Do not miss any of these. During the final month, do not miss your weekly appointments—right up to the moment of delivery.

In case you have other medical problems such as asthma, hypertension, diabetes, heart disease, or a complication during the pregnancy, your doctor will indicate the frequency of visits and whether further tests are required.

When you should call your doctor

There are certain signs or symptoms that could arise during the pregnancy and that must be immediately communicated to your doctor, because they could be important. Among them are:

Vaginal bleeding. Although it is very common during the first three months of the pregnancy, it could also signal the threat of a miscarriage. Obviously, the amount of bleeding, its duration, and whether it is accompanied by pain are very important details.

Abdominal pain. Light discomfort in the abdomen due to the baby's growth within the womb, or even minor contraction sensations when the baby moves, are common. However, if the pain is severe or persists, notify your doctor.

Frequent vomiting. Nausea and vomiting, especially in the first three months of the pregnancy, are very common. But if they persist and are severe, notify your doctor.

Fever. This is the same as when you are not pregnant. If you are running a temperature, it generally means there is an infection. This could be as simple as the flu, but it could also be due to an infection in the urinary tract or reproductive organs, which may require treatment with antibiotics.

Swelling of face, hands, and/or feet. When the swelling, which is due to water retention is severe or increases, especially during the final months of the pregnancy, it is important to notify your doctor. It could be an early signal of eclampsia or toxemia (a complication we will discuss later in Chapter 3).

Visión borrosa. Si nota visión borrosa, consulte a su médico, también podría representar un signo de eclampsia. Si tiene diabetes, podría sugerir que su azúcar no está bien controlada.

Dolor de cabeza severo y persistente. Aunque frecuentemente se debe a congestión en los senos paranasales (sinusitis), también puede deberse a retención de líquidos y eclampsia.

Flujo vaginal. Es normal que la cantidad de flujo vaginal aumente ligeramente durante el embarazo. Pero no es normal que cause síntomas (como ardor, comezón, etc.). Si nota una cantidad excesiva, también podría representar que se ha roto la fuente (o sea, que este flujo es el líquido amniótico que rodea al bebé) en cuyo caso debe notificar a su médico de inmediato.

Sed excesiva. Podría deberse a una elevación del nivel de azúcar en la sangre (desarrollo de diabetes).

Varios estudios indican que las embarazadas que visitan al médico con frecuencia tienen bebés más saludables y con menos complicaciones. Además de ir a sus citas, debe de notificarle al doctor cualquier molestia o duda que tenga. Hay problemas que, a pesar de que comienzan en forma inofensiva, a largo plazo pueden convertirse en complicaciones serias.

Parteras no certificadas

❧

Las parteras han jugado un papel muy importante especialmente entre los hispanos de ascendencia mexicana de condiciones socioeconómicas bajas. Históricamente, como las curanderas, la mayoría no han tenido ninguna educación formal. No sólo se ocupan de atender el parto en casa, sino que frecuentemente juegan un papel importante dentro de la comunidad como parte de la familia e incluso como "curanderas" y nanas. Las parteras no son médicos y no tienen el entrenamiento necesario para ocuparse de asuntos médicos.

Si decide recurrir a una partera, asegúrese de que sea una enfermera-partera certificada (*certified nurse midwife*—CNM—en inglés) o una partera certificada (*certified midwife*—CM). Las parteras certificadas han tenido entrenamiento y saben cuándo llamar a un médico o remitir a un hospital en caso de una emergencia. Las parteras no certificadas (*lay midwives*) no tienen el entrenamiento necesario para proporcionarle a usted y a su bebé el mejor cuidado. Si usted tiene más de treinta y cinco años o tiene un embarazo de alto riesgo vea a un médico, la partera aunque esté certificada, no es una opción.

Blurred vision. If you notice blurred vision, notify your doctor. This could also signal eclampsia. If you are diabetic, it could mean your sugar levels are out of control.

Severe and persistent headaches. Although frequently due to sinus congestion, this could also mean retention of fluids and eclampsia.

Vaginal discharge. It is normal for vaginal discharge to increase during pregnancy, but it is not normal for the discharge to be accompanied by other symptoms (such as burning, itching, etc.). If you detect an excessive amount, it could also mean that your water has broken (in other words, the amniotic fluid that surrounds the baby), in which case you must notify your doctor immediately.

Excessive thirst. This could be due to an increase in sugar levels in the blood (possible diabetes).

Several studies indicate that pregnant women who visit their doctor often deliver healthier babies and suffer fewer complications. However, in addition to your appointments, you must notify your doctor of any discomfort or doubts you may have. There are problems that, even though they seem harmless initially, could develop into serious complications.

Lay midwives (unlicensed)

℘

Midwives (*parteras*) have played an important role, especially among Hispanics of lower socioeconomic Mexican descent. Historically, as with *curanderos*, most of them have no formal education. Not only do they assist in home delivery, but frequently their role within the community is as a member of the extended family, as are *curanderos* and wet nurses. *Parteras* are not doctors and are not trained to deal with medical issues.

If you choose to use a midwife, make sure that she is a certified nurse-midwife (CNM) or a certified midwife (CM). Certified midwives are trained and know to call a physician or refer to a hospital in case of an emergency. Lay midwifes (*parteras no certificadas*) do not have the training to provide you and your baby with optimal care. If you are over the age of thirty-five or have a high-risk pregnancy, a midwife even if she is certified, is not an option.

Las enfermeras-parteras certificadas

❧

son profesionales de la salud entrenadas para cuidar de los embarazos de bajo riesgo y de atender a las mujeres con partos sin complicaciones.

Calculando la fecha del parto

Aunque generalmente hablamos de los "nueve meses" del embarazo, la verdadera duración del embarazo es de diez días más. Por eso los ginecólogos hablan de "semanas" (de treinta y seis a cuarenta) en vez de meses, pues esta medida es más precisa. Aún más exacta es la cuenta en días: 280. Usted verá que en pocas semanas usted estará contando tanto en semanas como en meses.

Nadie puede predecir con exactitud la fecha de su parto. Hay ciertas reglas generales que se se utilizan para obtener una aproximación. Están basadas en mujeres que tienen su ciclo menstrual regular cada veintiocho días. Es muy sencillo y, aunque su doctor hará el cálculo durante su primera visita, si desea, usted puede hacerlo antes. Hay dos formas de hacerlo:

Calculando la fecha del parto

❧

- Partiendo del primer día de su última regla, agregue siete días y reste tres meses. Por ejemplo: si el primer día de su última regla fue el 12 de abril, añada 7 días, eso es abril 19. Reste 3 meses del 19 de abril y le dará enero 19. Esa es la fecha aproximada de su parto.

- Partiendo del primer día de su última regla, sume 280 días.

En realidad en el cálculo de la fecha se considera como normal el período de las dos semanas anteriores y posteriores. Así que lo mejor es que tenga lista la maleta que llevará al hospital unos quince días antes de la fecha prevista. Si se pasan más de dos semanas de la fecha prevista, su médico le recomendará la inducción del parto (o sea el dar una solución intravenosa y/o romper la fuente para provocar el parto) o una cesárea, según su caso particular. Esto se hace porque cuando la placenta envejece, no sirve para nutrir al bebé.

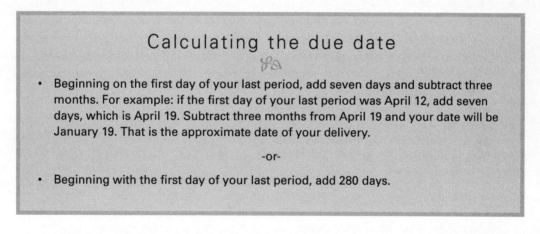

Certified nurse-midwives

✿

are medical professionals trained to care for women with low-risk pregnancies and to attend uncomplicated deliveries.

Calculating the due date

Although we generally speak of the "nine months" of pregnancy, the actual length of the pregnancy is ten days longer. That is why gynecologists talk of "weeks" thirty-six to forty rather than months, as this is a more accurate measurement. Even more exact is the day count: 280. You will notice that, within a few weeks, you will be counting weeks as well as months.

Nobody can predict your delivery date precisely. There are certain general guidelines used to obtain an approximate date. These are based on women with a regular twenty-eight-day menstrual cycle. It is very simple and, even though your doctor will calculate it during your first visit, you may, if you wish, do it before. There are two ways of doing it:

Calculating the due date

✿

- Beginning on the first day of your last period, add seven days and subtract three months. For example: if the first day of your last period was April 12, add seven days, which is April 19. Subtract three months from April 19 and your date will be January 19. That is the approximate date of your delivery.

-or-

- Beginning with the first day of your last period, add 280 days.

In fact, the date calculation considered normal includes the two-week periods before and after. So, the best advice is to have your overnight bag ready fifteen days ahead of the calculated date. If more than two weeks past the estimated date go by, your doctor may recommend inducing delivery (in other words, administering an intravenous solution and/or breaking the water sac to induce the delivery) or performing a cesarean section, depending on your individual case. This is done because when the placenta gets old, it is no longer able to nourish the baby.

Los derechos de la mamá que trabaja

Se calcula que cada año, más de un millón de mujeres que trabajan en los Estados Unidos quedan embarazadas. De ellas, un 85 por ciento trabaja hasta el último mes. Si usted trabaja debe de hacer lo siguiente.

Revise de antemano cuáles son las regulaciones acerca del embarazo en su compañía y en el estado donde vive.

Avise en su trabajo que está embarazada en el momento en que desee solicitar su permiso para estar ausente (idealmente, durante el tercer trimestre).

Comunique a sus jefes cuándo es que piensa volver al trabajo, dejando tiempo suficiente para recuperarse y para arreglar todo lo referente al cuidado del bebé.

La ley indica que si usted trabaja en una empresa de cincuenta o más empleados usted tiene derecho a doce semanas de "permiso materno" sin sueldo cada año y que, después de ese período, usted regresará de nuevo a su puesto con los mismos beneficios anteriores.

También el Acta de Discriminación del Embarazo de 1978 ordena que a las embarazadas que trabajan en empresas de quince o más empleados, se les debe de tratar de la misma forma. Bajo esta ley, a la embarazada se le deben dar los mismos beneficios de cuidado de salud, licencia, o inhabilitación que a cualquier otro empleado por razones médicas. Estos beneficios incluyen tareas laborales más sencillas, turnos alternos, seguridad de recuperación del trabajo después del parto, acumulación de vacaciones, etc.

Su trabajo y la salud del bebé que espera

❧

Es posible que la tensión en la trabajo que sufren las embarazadas esté relacionado con el nacimiento de niños prematuros. Según la Dra. Barbara Luke, del Centro Médico de la Universidad de Michigan en Ann Arbor, "La cantidad de prematuros ha aumentado debido a que se ha duplicado el número de mujeres que trabajan en los Estados Unidos en los últimos treinta y cinco años". Al parecer, el estar demasiado tiempo de pie, el ejercicio físico excesivo, las horas irregulares de trabajo o las jornadas demasiado largas, la fatiga y la tensión laboral pueden haber contribuido al aumento de un 20 por ciento en el número de nacimientos prematuros en la última década. Según La Dra. Luke esta situación podría mejorarse si las embarazadas

Rights of working mothers

It is estimated that, every year, more than one million working women in the United States become pregnant. Eighty-five percent of them work up until the last month. If you work you should do the following:

Notify your employer of your pregnancy at the time that you wish to request your leave of absence (ideally during the third trimester).

Check your company's regulations concerning pregnancy, and those of the state where you reside, before you become pregnant.

Advise your supervisors when you intend to return to work, allowing enough time to recover and to make adequate arrangements for the baby's care.

Understand the law, which states that if you work for a company employing fifty or more workers you are allowed up to twelve weeks of "maternity leave," without salary, and that, following that period, you may return to your job with the same full benefits as before.

Be aware of the 1978 Pregnancy Discrimination Act, which states that pregnant women in companies of fifteen or more employees must be treated equally. Under this law, a pregnant woman must be given the same health, absenteeism, or disability benefits that any other employee would be given for medical reasons. These benefits include simpler labor tasks, alternating shifts, assurance of job recovery after delivery, accumulation of vacation days, etc.

Your work and the health of the baby you are expecting

🦋

It is possible that the pressures pregnant women undergo at work could contribute to the incidence of premature births. According to Dr. Barbara Luke, from the Medical Center at the University of Michigan at Ann Arbor, "The number of premature births has increased due to the fact that the number of working women in the United States has doubled in the last thirty-five years." Standing for extended periods, excessive physical exertion, irregular working hours or extended hours on the job, fatigue, and work pressure may have contributed to a 20 percent increase in

pudieran tomar tres medidas preventivas: reducir las horas por semana o por turno; cambiar las actividades laborales para hacerlas menos agotadoras; tener acceso al permiso de maternidad antes del noveno mes, sobre todo en los casos de mujeres que tengan problemas durante su embarazo.

Cómo cuidarse en el trabajo

- Si usted trabaja sentada, camine un poco cada hora para activar la circulación y eleve los pies cuando se siente. También haga ejercicios para estirar las piernas de vez en cuando, como extender la punta de los pies y luego llevarla hacia atrás (flexionarla). Use una almohada en la espalda y doble ligeramente la cintura hacia adelante cuando sienta demasiada presión

- Si trabaja de pie, tome descansos de veinte minutos o trate de hacer la labor sentada. Trabajar de pie más de tres horas al día, aumenta su riesgo de aborto, así como manejar maquinarias grandes o que vibren, levantar cosas pesadas, hacer labores repetitivas, o estar en ambientes con ruido, calor o frío excesivos

- Ya sea sentada o de pie, use calzado cómodo y sin tacón, medias de maternidad o calcetines a la altura de la rodilla. Vístase "en capas" de forma que, si se siente acalorada, pueda quitarse alguna prenda

- Durante el receso de mediodía, busque un sitio tranquilo donde pueda acostarse

- Si usted trabaja en una industria donde se utilizan sustancias químicas que podrían ser perjudiciales para el desarrollo del feto, es esencial que actúe de inmediato, y le pregunte a su médico. Algunos químicos podrían crearle más molestias en el embarazo únicamente, pero otros podrían provocar un aborto, un parto prematuro o malformaciones en el feto

- El período más crítico para la exposición a sustancias nocivas es el primer trimestre, sobre todo las primeras seis a ocho semanas, que es cuando se están formando los órganos de la criatura. Varias sustancias pueden atravesar la placenta y llegar al feto. Averigüe si donde trabaja está expuesta directamente (o indirectamente) a una de las siguientes sustancias tóxicas:

  Plomo, níquel, cadmio, mercurio, arsénico, dioxina

  Detergentes que contienen hexaclorofeno

the number of premature births in the last decade. Dr. Luke goes on to suggest that this situation could be eased if pregnant women were allowed three preventive measures: reduced hours per week or per shift; reassigning of job activities so they are less exhausting; access to maternity leave before the ninth month, especially in cases where the women have complications during their pregnancy.

How to take care of yourself at work

- If you work sitting down, you should do a little walking every hour to activate circulation. Keep your feet up when you sit. Every so often, you should also do exercises to stretch your legs: for instance, extending and flexing your feet. Use a pillow in the small of your back and push your waist forward slightly when you feel too much pressure.

- If you work on your feet, take twenty-minute breaks or try to work sitting down. Working on your feet more than three hours a day increases the chances of a miscarriage. This is also true if you handle heavy or vibrating equipment, if you lift heavy objects, if you do repetitive movements, or if you are in an extremely noisy, hot, or cold environment.

- Whether sitting or standing, use comfortable shoes without heels, and wear maternity hose or knee-highs. Dress in layers so that, should you feel warm, you can remove a layer.

- During your lunch break, find a quiet place where you can lie down.

- If you work for an industry using chemicals that may damage the development of the fetus, it is imperative that you act immediately and make inquiries with your doctor. Some chemicals may only cause certain discomfort during the pregnancy. However, others could provoke a miscarriage, a premature delivery, or birth defects.

- The first three months is the period of highest risk for exposure to toxic substances, especially the first six to eight weeks, which is when the baby's organs are being formed. Several substances are capable of crossing the placenta and reaching the fetus. Inquire at work if you are directly (or indirectly) exposed to one of the following substances:

  Lead, nickel, cadmium, mercury, arsenic, dioxin

  Detergents containing hexachlorophene

Disolventes que se utilizan para producir materiales plásticos y gomas

- Si hay radiaciones ionizantes (como las que provienen de los anestésicos gaseosos) o las áreas en donde hay mucho polvo, humo o gases como el monóxido de carbono, entre otros, también pueden tener efectos perjudiciales. Lo mismo se aplica a los excesos en el nivel de ruido (especialmente por encima de 90 decibeles), de calor o de frío

- Si usted trabaja con niños, recuerde que está más propensa al contagio de infecciones comunes en la infancia como el sarampión, las paperas, la rubéola, la varicela, etc. Actualmente contamos con vacunas para varias de ellas. Idealmente usted habrá recibido la vacuna o padecido la enfermedad antes de planear su embarazo. Se puede saber si usted está protegida midiendo la presencia de anticuerpos contra estas enfermedades en un examen de sangre específico para ello. Si no tiene los anticuerpos, es importante evitar el contacto directo con niños que las estén padeciendo, especialmente en el primer trimestre del embarazo

Sus derechos legales

🙞

Si tiene dudas acerca de sus derechos legales durante el embarazo en Estados Unidos, puede llamar a la Comisión de Equidad Laboral (Equal Employment Opportunity Commission) al 1-800-669-4000 donde le responderán a sus preguntas en inglés o en espanõl.

La cuestión del aborto y la religión

La legalización o prohibición del aborto ha sido uno de los temas más controversiales en la sociedad moderna a nivel mundial. Se sabe que la Iglesia Católica se opone firmemente a la práctica del aborto, por considerarlo un acto criminal que está en contra de la voluntad divina. Pero al mismo tiempo existen estadísticas escalofriantes, acerca de mujeres que, en lugares donde el aborto no esta legalizado (en Estados Unidos el aborto está legalizado), han perdido la vida a consecuencia de abortos practicados por personas no capacitadas y sin la asepsia necesaria. Es por eso que la mujer que se encuentre ante la disyuntiva de interrumpir o no su embarazo, debe tener en cuenta diferentes aspectos, tanto desde el punto de vista ético como físico.

Solvents used in the making of plastics and rubber

- Ask if there is ionizing radiation (such as the kind caused by anesthetic gases) or areas where there is an abundance of dust, smoke, or gases such as carbon monoxide, among others; these may also be harmful. The same applies to excessive noise levels (particularly above 90 decibels), cold or heat levels

- Remember that if you work with children, you are more susceptible to common childhood infections such as measles, mumps, German measles, chicken pox, etc. Nowadays, there are several vaccinations against them. Hopefully you will have been vaccinated or have had the infection prior to planning your pregnancy. A specific blood test can determine whether or not you are immune by measuring the presence of antibodies against these infections. If you do not have the antibodies, it is important to avoid direct contact with children who may be infected, especially during the first three months of your pregnancy

Your legal rights

🙐

If you have any questions about your legal rights in the United States during pregnancy, you may call the Equal Employment Opportunity Commission at 1-800-669-4000. Your questions will be answered in either English or Spanish.

The issue of abortion and religion

Legalizing or banning abortion has been one of the most controversial subjects in modern society worldwide.

The Roman Catholic church is firmly opposed to the practice of abortion, considering it a criminal act that goes against Divine will. However, at the same time, there are hair-raising statistics on women who, in areas where abortion is not legal (in the United States abortion *is* legal), have lost their lives as a consequence of abortions undertaken by unqualified people in an environment that lacks the necessary asepsis (cleanliness). That is why a woman facing the dilemma of whether or not to terminate her pregnancy must take several different perspectives into account, from both an ethical and a physical standpoint.

Consideraciones éticas

Casi todas las religiones consideran al aborto provocado como un crimen. La Iglesia Católica y los grupos que se oponen al aborto—algunos de ellos no conectados al Vaticano—se basan principalmente en que aquello que lleva la mujer en su interior, desde el mismo momento de la concepción, es un ser humano con vida y que utilizar los métodos del aborto equivale a un asesinato.

Los partidarios de la legalización del aborto consideran que el aborto en el primer trimestre del embarazo es una opción personal de la mujer que en definitiva es quien se responsabiliza de la nueva vida que lleva en su vientre durante los nueve meses de embarazo y una vez que el bebé nace. Ellos defienden el derecho de la mujer a no traer al mundo a un hijo no deseado, en condiciones de vida poco apropiadas, o que está condenado a morir tempranamente por padecer una malformación genética.

Esos grupos argumentan que es preferible la legalización del aborto para que las mujeres que seleccionen esa opción tengan acceso a centros con las condiciones higiénicas que requiere una intervención quirúrgica, donde el procedimiento es realizado por personas calificadas.

Según este punto de vista, su prohibición trae como consecuencia que personas sin escrúpulos practiquen abortos ilegales sin los conocimientos y la asepsia requerida, causando daños irreparables . . . algunas veces hasta la muerte de las mujeres que se someten a ellos.

Consideraciones de salud

La Asociación Médica Americana considera que la terminación del embarazo en el primer trimestre es una decisión que toma la mujer que se encuentra embarazada. Las pláticas que ocurren entre el médico y la paciente son confidenciales y deben incluir el proporcionarle toda la información necesaria desde el punto de vista científico, incluyendo los posibles riesgos del procedimiento. Frecuentemente incluye diálogos acerca de si la mujer ha conversado con su pareja, con su familia, con su representante religioso (si tiene a alguien en esa capacidad) o incluso el ofrecerle que visite a un psicoterapista antes de tomar una decisión de esta magnitud si parece estar confundida o indecisa. Muchos gineco-obstetras se sienten cómodos haciendo el procedimiento, especialmente si está de por medio la vida de la madre; otros no. Los que no se sienten cómodos por sus creencias religiosas, deben de expresarlo sin establecer juicios sobre las preferencias o creencias de la mujer y sin imponer sus valores personales propios. **En lo que coinciden tanto los que están a favor o en contra del aborto es de que el aborto no debe de usarse como método de anticoncepción.** Es importantísimo proporcionar información a todos, especialmente a las jóvenes, de cómo pueden protegerse para evitar encontrarse en esa situación.

Ethical considerations

Almost all religions consider inducing abortion a crime. The Catholic church and the groups opposing abortion—many of them not connected to the Vatican—base their arguments mainly on the belief that what the woman carries inside her, from the very moment of conception, is a human being with life and that using abortion methods is equal to murder.

The advocates of legalizing abortion consider that abortion within the first three months of pregnancy is a personal option for a woman. She is, after all, responsible for the new life she will carry in her body during the nine months of the pregnancy and even after the baby is born. They defend the woman's right not to bring an unwanted child into the world, either under inappropriate living conditions or because it might be doomed to an early death due to a genetic deformity.

These groups argue that it is preferable to legalize abortion so that women making this choice have access to centers, with hygienic conditions that meet the necessary standards for surgical intervention, where the procedure is performed by qualified individuals.

According to this point of view, outlawing abortion encourages the practice of illegal abortions by unscrupulous people, in the absence of sufficient knowledge or sanitary conditions, causing irreparable damage . . . including the death of some of the women who fall into their hands.

Health considerations

The American Medical Association has adopted the position that terminating a pregnancy within the first three months should be the pregnant woman's decision. The conversations that take place between the doctor and the patient are confidential and must include offering all the necessary information from a scientific viewpoint, including the risk factors inherent in the procedure. Often, this conversation covers whether the woman has discussed it with her partner, her family, and her spiritual adviser (in the event she has one). Also, setting an appointment to see a psychotherapist before making such a difficult decision may be offered in cases in which the woman seems confused or undecided. Many gynecologists/obstetricians feel comfortable performing the procedure, especially if the mother's life is at risk; others don't. Those who do not feel comfortable because of their own religious beliefs must let the woman know this, without being judgmental about the preferences or beliefs of the patient and without imposing their own personal values. **What both the pro-choice and anti-abortion groups do agree on is that abortion should never be used as a contraceptive method.** It is imperative that everyone, especially the young, be informed about how to protect themselves in order to avoid having to face this situation.

La prevención del embarazo únicamente es del 100 por ciento con la abstinencia, pero hay métodos con diferentes grados de protección que incluyen desde seguir el ritmo (menor protección), usar preservativos, diafragma, dispositivo intrauterino, etc., hasta tomar pastillas anticonceptivas, hacerse la vasectomía (en el caso del hombre) o la ligadura de trompas (en el caso de la mujer).

En cuanto a la terminación del embarazo, la decisión final la toma la mujer. Cuando lo hace una persona calificada en condiciones adecuadas, el procedimiento tiene muy pocos riesgos. De allí la importancia de que se mantenga como un procedimiento legal. Las estadísticas muestran que el hacerlo ilegal no disminuye el número de abortos, únicamente aumenta el riesgo de complicaciones incluyendo infecciones, infertilidad y muerte de las mujeres que se someten al procedimiento o tratan de hacerlo ellas mismas.

Son cada vez más

✣

En base a un cálculo realizado por el Instituto Alan Gutmacher de Nueva York, se ha estimado que en América Latina hay 4 millones de abortos clandestinos anualmente a menudo peligrosos. Aunque una cantidad creciente de mujeres en los países en desarrollo están usando anticonceptivos para tener familias más pequeñas, los servicios de planificación familiar y la capacidad de las mujeres para usarlos son inadecuados para que ellas logren su meta. Este estudio también encontró que las tasas de aborto entre las mujeres latinoamericanas son iguales o similares a las de los Estados Unidos, lo que va en contra de la suposición de que el aborto se usa menos en los países cuyos residentes son predominantemente católicos.

Por ejemplo, el informe señala que entre las mujeres de quince a cuarenta y nueve años, el 2 por ciento de las mexicanas y el 5 por ciento de las peruanas tienen abortos inducidos cada año. También se estima que en Brasil hay anualmente 444 abortos por cada mil embarazos, con una tasa anual de abortos en ese país de un 22.8 por ciento mientras que esa cifra llega a un 31.1 por ciento en Chile y a un 26.6 por ciento en la República Dominicana. Los autores del estudio indican que muchas mujeres latinoamericanas "no usan anticonceptivos e, inclusive, cuando lo hacen, muchas quedan embarazadas sin desearlo". Según el informe, las mujeres en la edad de la reproductiva tienen necesidad de recibir mejor instrucción en el uso de los anticonceptivos, especialmente entre las mujeres solteras y sexualmente activas, pues los abortos peligrosos continúan jugando un papel significativo en materia de control de fertilidad en un gran número de mujeres latinoamericanas.

The only method to prevent pregnancy that is 100 percent foolproof is abstinence. However, there are methods with different levels of protection, including anything from the rhythm method (which offers the least protection), condoms, diaphragms, intrauterine devices (I.U.D.s), contraceptive pills, implants, and undergoing a vasectomy (for men) or tubal ligation (for women).

As for terminating the pregnancy, the woman makes the final decision. Performed by a qualified individual under proper conditions, the procedure involves very few risks. That is why it is important that it remain a legal procedure. Statistics show that outlawing it will not lower the number of abortions, it would only increase the risk of complications, which include infections, infertility, and death in women who are subjected to the procedure or who try to perform it themselves.

There are more every day

ൠ

Based on calculations undertaken by the Alan Gutmacher Institute of New York, it has been estimated that, in Latin America, 4 million illegal abortions, often dangerous, are practiced annually. Even though an increasing number of women in developing countries are using contraceptives in order to have smaller families, family planning services, and the ability of women to use them are inadequate and unable to achieve their goals. This study also found that the rate of abortion among Latin American women is the same or similar to that in the United States. This refutes the supposition that abortion is practiced less in predominantly Catholic countries.

For example, the report points out that, in women between the ages of fifteen and forty-nine, 2 percent of Mexican and 5 percent of Peruvian women have induced abortions every year. Also, in Brazil, there are an estimated 444 abortions per thousand pregnancies a year, with a 22.8 percent abortion rate in that country, while in Chile the percentage is 31.1 and in the Dominican Republic, 26.6. The authors of this study point out that many Latin American women "do not use contraceptives and, in fact, when they do, many become pregnant without wanting to." According to the report, women of reproductive age are in urgent need of getting better training in the use of contraceptives, especially among sexually active, single women. Dangerous abortions still play a significant role in fertility control for a vast number of Latin American women.

Las madres solteras

✻

En Estados Unidos 21 de cada 100 bebés son hijos de madres solteras.

La madre soltera

Si usted es soltera pero ha decidido tener un hijo, a pesar de que tendrá que criarlo sin ayuda de nadie, debe saber que no está sola. Aunque tener un hijo idealmente es el producto del amor y la unión de una pareja, cada día hay más mujeres que desean tener un hijo fuera del matrimonio, ya sea porque no han encontrado a la pareja que buscan, o porque el padre de la criatura no desea tener el compromiso de la paternidad. Si ésa es su decisión, debe sentirse orgullosa de la vida que está creciendo dentro de usted y no prestarle atención a los prejuicios de gentes a su alrededor.

Tampoco se preocupe de cómo la juzgará el médico que la va a atender. La labor de su médico es la de apoyarla y ayudarla durante su embarazo independientemente de su estado civil. Y si no siente ese apoyo, cambie de obstetra.

Si puede, obtenga la historia familiar del padre de la criatura para beneficio del bebé.

Los siguientes consejos le podrían ayudar:

• Procure rodearse de familiares y amigos que la estimen y la quieran

• Es muy importante que no se sienta sola en ningún momento, que sepa que tiene con quién contar si se le presentara alguna dificultad en el transcurso del embarazo

• Procure estar acompañada y dormir cerca de alguien de su confianza, especialmente durante las últimas semanas, por si acaso los síntomas del parto se presentan de noche

• Mantenga su mente ocupada en tareas agradables, tales como preparar la ropita del bebé, arreglar su cuarto y comprar ropa adecuada para que se siga sintiendo bonita aunque haya perdido la cintura

• Relaciónese con mujeres que tengan hijos pequeños y que hayan salido adelante solas. Sus experiencias le servirán de aliento y de enseñanza

Single mothers

✢

In the United States 21 out of every 100 babies born are the children of single mothers.

The single mother

If you are single but have decided to have a baby, even though you will be raising it without any assistance, you should know you are not alone. Even though having a child is, ideally, the product of a loving union between a couple, there are more women every day who wish to have a child outside of wedlock, either because they have not found the partner they seek or because the child's father does not want the commitment to parenthood. If this is your decision, you must feel proud of the life growing within you and ignore any prejudice from those around you.

Neither should you be concerned about how your doctor will judge you. The doctor's job is to support you and assist you during your pregnancy, regardless of your marital status. If you do not feel you are being supported, change obstetricians.

If you can, you should obtain the baby's father's family history. This will benefit your baby.

The following advice may prove helpful:

- Try to surround yourself with friends and family who appreciate and love you

- Try not to feel alone at any time, and to know whom you can count on in case of any problem during the course of the pregnancy

- Try to be in the company of, and sleep near, someone you trust, particularly during the final weeks, in case labor symptoms begin during the night

- Keep your mind occupied with pleasant tasks, such as preparing the baby's clothes, readying the bedroom, and buying the proper clothing so that you continue to feel pretty, even though you've lost your waistline

- Visit women who have young children and who have managed on their own. Their experiences will encourage and teach you

- No abandone las actividades que le proporcionan placer, siempre que no sean perjudiciales para el bebé, como hacer ejercicios apropiados, pasear por la playa o el bosque, ir al cine o simplemente leer sus libros favoritos

- Si no ha terminado sus estudios, trate de continuarlos mientras su estado se lo permita. Ahora más que nunca necesitará estar preparada profesionalmente para hacer frente a las necesidades suyas y de su hijo

- Y no olvide que su bebé necesita una madre alegre, capaz de asumir las responsabilidades que ha rehuído su papá. Después de todo, ¡vale más estar sola que mal acompañada!

El bebé más prematuro del mundo

El bebé más prematuro del mundo fue James Elgin Gill, quien nació el 20 de mayo de 1987 en Ottawa, Canadá, a los 128 días de concebido y con un peso de una libra y seis onzas.

Embarazos múltiples

Los embarazos de gemelos, de trillizos, o de más bebés han aumentado significativamente. En parte se debe a algunos de los medicamentos que se utilizan para el tratamiento de infertilidad, como el Clomifén (Clomid) o el Pergonal, así como la técnica de fertilización in vitro (o de probeta). Aunque la presencia de mellizos puede sospecharse en el segundo trimestre debido al rápido crecimiento, y al tamaño del vientre, un ultrasonido confirmara la presencia de dos (o más) criaturas al mostrar sus imágenes.

Una matriz muy grande para determinada etapa del embarazo puede representar no sólo un embarazo múltiple, sino un exceso de líquido amniótico, de fibromas (tumores benignos de la matriz), de agrandamiento de un ovario, etc. Gracias al ultrasonido hoy en día las mamás no tienen que esperar—como le sucedió a mi hermana con su primer embarazo—para saber si es un niño muy grande o son gemelos. Cuando ella estaba en el octavo mes, y aún no se contaba con el ultrasonido, no sabía si sería un bebé grande (como fue el caso de mi sobrino) o si serían gemelos.

Los embarazos múltiples aumentan ligeramente el riesgo de complicaciones tanto para los bebés como para la madre. En cuanto a las criaturas, aumenta el riesgo de aborto espontáneo o muerte, de malformaciones, de retraso en el crecimiento, y de bajo peso al nacimiento. En cuanto a la madre, las complicaciones pueden incluir, entre otras: anemia, preeclampsia, ruptura de la placenta, placenta previa, hemorragias, parto

- Do not give up activities you enjoy, as long as they do not harm the baby, such as appropriate exercising, walking on the beach or in the woods, going to the movies, or, simply reading your favorite books

- If you have not completed your studies, try to continue them as long as your condition allows. More than ever, you will need to be professionally prepared so that you can meet your needs and those of your baby

- And do not forget, your baby needs a happy mother, one who is capable of taking on the responsibilities his or her father has run away from. After all, it's better to be alone than in bad company!

World's preemiest preemie

🪶

The world's most premature baby was James Elgin Gill, born in Ottawa, Canada, on May 20, 1987, 128 days after conception, weighing one pound, six ounces.

Multiple pregnancies

Pregnancies including twins, triplets, or more babies have increased significantly. This is partly due to several medications used in infertility cases, such as Clomid or Pergonal, as well as to in vitro (or test tube) fertilization techniques. Although twins may be detected during the second trimester, due to the rapid growth and size of the abdomen, an ultrasound will confirm the presence of two (or more) infants, because it shows their images.

A very large womb at a certain stage of pregnancy may represent not a multiple pregnancy, but an excess of amniotic fluid, fibromas (benign tumors in the womb), an enlarged ovary, etc. Thanks to ultrasound, mothers today need not wait—as my sister did with her first pregnancy—to find out if it was one very large child or twins. When she was in her eighth month, and ultrasound was still not available, she did not know if it would be a large baby (as was the case with my nephew) or twins.

Multiple pregnancies slightly increase the risk of complications for the baby as well as for the mother. As for the infants, there is a higher risk of miscarriage or death, deformities, growth retardation, and low birth weight. As for the mother, the complications can include, among others the following: anemia, preeclampsia, tearing of the placenta, placenta previa, hemorrhages, premature delivery, complicated delivery due to

prematuro, parto complicado debido a la posición en que se encuentran las criaturas en el momento del parto y enredos entre los cordones umbilicales de los bebés.

El problema más común de los embarazos múltiples es el parto prematuro. Mientras más fetos haya en el vientre materno, el período de gestación se acorta y los bebitos pesan menos al nacer. Se calcula que para un embarazo único el período de gestación es de treinta y siete a cuarenta semanas, para un embarazo doble es de unas treinta y seis, a treinta y siete, y para los trillizos es de sólo treinta y cinco. Esto significa que los bebitos tienen menos oportunidad de crecer, desarrollarse y madurar dentro del útero. Esto puede traducirse en complicaciones requiriendo incluso su admisión a unidades de cuidados intensivos temporalmente. Por eso los médicos se empeñan tanto en que todo embarazo logre alcanzar su período de maduración, siempre y cuando no se ponga en peligro a la mamá o al bebé. A veces recomiendan reposo absoluto en las últimas semanas del embarazo.

La herencia es otro factor en el caso de los embarazos múltiples, al menos de mellizos. Algunos sugieren que especialmente las mujeres que tienen un hermano o hermana gemela tienen mayor posibilidad de tener mellizos ellas o sus nietas. La frecuencia es de 1 en cada 90 nacimientos en Estados Unidos. Los casos de trillizos son menos frecuentes, ocurren en 1 de cada 9,000 nacimientos.

Es ideal que todas las embarazadas, pero especialmente las que esperan más de un bebé, lleven una dieta sana y balanceada y que consideren que probablemente requieran un ajuste en el consumo de calorías ya que requieren alimentar a más de un bebé. Su médico puede asesorarla o referirla a una dietista. Lo mismo en cuanto a vitaminas y minerales. Su médico también podría recomendarle alguna medicina para relajar el útero (como el Ritodrine) si piensa que hay peligro de parto prematuro.

Cristina Saralegui

. . . anfitriona del programa Cristina y periodista

⁊⁊

Cuando mi hijo Jon Marcos nació—hace ya 11 años—yo tenía 39 años y, debido a mi edad, me hicieron pruebas de amniocentesis y de sonografía. Cuando estaba en la sala del sonograma, en medio de la prueba, me di cuenta de que las enfermeras y los técnicos habían observado algo extraño, pero no nos decían nada ni a mí ni a mi esposo, Marcos, que estaba conmigo. ¡Se armó un corre-corre grandísimo en el cuarto de sonografía!

El médico sólo me dijo que yo "tenía algo" que mostraba el sonograma, pero que no podía decirme nada más, pues no sabía exactamente de lo que se trataba, y cualquier intervención quirúrgica de exploración podría perjudicar a la criatura. El resultado fue que me tuve que aguantar los nueve meses del embarazo con aquel

the position of the infants at the moment of delivery, and twisting of the infants' umbilical cords.

The most common problem in multiple pregnancies is premature delivery. The more babies that are in the mother's womb, the shorter the gestation period and the less the babies weigh at birth. Calculations for a single pregnancy period are between thirty-seven and forty weeks; for a double pregnancy about thirty-six to thirty-seven, for triplets only thirty-five. This means that the babies have less opportunity to grow, develop, and mature within the uterus. This could cause complications, which might even require temporary admission to an intensive care facility. That is why doctors insist on bringing every pregnancy to term, as long as neither the mother nor the baby are in danger. Often, absolute rest is recommended in the final months of the pregnancy.

Heredity is another factor in the event of multiple pregnancies, at least with twins. Some suggest that women who have a twin brother or sister have a greater chance of having twins, as do their granddaughters. The incidence is one in every ninety births in the United States. The cases of triplets are less frequent, occurring once in every 9,000 births.

Ideally, all pregnant women, but especially those expecting more than one baby, must follow a healthy and balanced diet, and should consider adjusting their intake of calories, since they will be required to feed more than one baby. Your doctor can advise you or refer you to a dietitian. The same is true of vitamins and minerals. Your doctor may also recommend some medication to relax the uterus (Ritodrine, for instance), if there is any danger of a premature delivery.

Cristina Saralegui

. . . . hostess of *Cristina* and journalist

℞

When my son Jon Marcos was born—eleven years ago—I was already thirty-nine. Because of my age, I had an amniocentesis and an ultrasound. When I was having my ultrasound, I realized that the nurses and the technicians had noticed something unusual, but they wouldn't tell me or my husband, Marcos, anything. There was a big to-do in the ultrasound room!

The physician told me that I had "something" on the ultrasound, but that he couldn't tell me anything else because he wasn't sure of what it was, and that any surgical procedure could damage the baby. The end result was that I had to wait the nine months of pregnancy with that "something" inside of me. Finally, when I delivered, we found out that what I had was a fibromyoma. In spite of the fact that it

"algo" dentro. Finalmente, cuando di a luz, se supo que lo que yo tenía era un fibroma que, aunque benigno, había crecido mucho. Yo creo que por eso Jon Marcos nació tres semanas antes de tiempo, ¡porque estaba cansado de compartir su espacio con aquello!

Lo que aprendí de mi primer embarazo y que sirvió para el segundo es que hay que controlar lo que se come. Cuando estás embarazada, si no controlas la dieta, te conviertes en una casa con ruedas y el bebé puede nacer con demasiado peso. Mi primera hija, Cristina Amalia (le decimos Titi), que tiene ahora diecinueve años, nació pesando más de diez libras. Por eso en el segundo embarazo me prometí que iba a engordar menos. Los bebés tienen que engordar fuera de la barriga, no dentro.

Mi gran error con mi segundo embarazo fue que, luego de haber engordado cincuenta libras, después de dar a luz me sometí a una dieta rápida y rigurosa, porque yo quería que Marcos, mi esposo; viera que había recuperado la forma en seguida. Es cierto que gracias a la dieta perdí las cincuenta libras en cuatro meses, pero eso me afectó la salud con trastornos que continuaron durante mucho tiempo después. ¡No le recomiendo a ninguna nueva mamá este tipo de dietas fulminantes!

En mis dos embarazos trabajé hasta el día mismo en que parí. Recuerdo que cuando estaba en el último mes de Jon Marcos, mi esposo fue a buscarme al trabajo para almorzar. Luego de haber comido, a mí me entró tanto sueño que no pude regresar al trabajo y me tuve que ir a la casa para descansar un rato, a ver si se me pasaba el sueño. Me tiré a tomar una siesta en casa, ¡y cuando me desperté ya estaba pariendo!

En los meses anteriores al parto yo tuve que viajar mucho, y cada vez que estaba en el en el avión me mareaba y tenía que ir al baño a vomitar. ¡Pero la barriga había crecido tanto ya que tenía que vomitar con la puerta abierta, porque no cabía en el bañito del avión! Y ahí me veía todo el mundo: muy profesional, vestida de ejecutiva, y vomitando con la puerta abierta.

Mi consejo a las primerizas es que no oigan los consejos que les dan las amigas o las parientas y que escuchen solamente al médico. Las amigas nos llenan de historias de que si duele, de que debes tomar tal cosa, de que si esto o lo otro. No hay que prestarle atención a nada de eso, sino obedecer los consejos del médico y leer libros profesionales con consejos sobre el embarazo.

was benign, it had grown significantly. I think that Jon Marcos was born three weeks early, because he was tired of sharing his space with it!

What I learned from my first pregnancy that was helpful for the second one is that it's important to control what you eat. If you don't control your diet when you are pregnant, you become a house on wheels and the baby can become too heavy. My first daughter, Cristina Amalia (we call her Titi), who is currently nineteen years old, weighed more than ten pounds at birth. That's why I made a promise to myself that with the second pregnancy I would not gain as much weight. Babies need to put on weight outside the tummy, not inside.

A big mistake with my second pregnancy was that, after gaining fifty pounds, I put myself on a very fast and strict diet after delivery. I wanted Marcos, my husband, to see that I was back in shape immediately. And thanks to the diet, I did lose the fifty pounds in four months, but it affected my health with problems that continued for a long time. I do not recommend that any new mother put herself on these kinds of drastic diets!

With both of my pregnancies I worked until the day I delivered. I remember that when I was in my last month with Jon Marcos, my husband picked me up at work to eat lunch. After eating, I got so sleepy that I couldn't return to work and had to go home to rest for a while to see if my drowsiness would go away. I lay down to take a nap, and when I woke up, I was giving birth!

During the last few months of pregnancy, I had to travel a lot, and each time I was on a plane I got motion sickness and had to go to the bathroom to throw up. But my tummy was so big that I had to vomit with the door open, because the airplane's bathroom was too small. And everybody saw me: very professional, dressed as an executive, and throwing up with the door open.

My recommendation for your first pregnancy is not to listen to your friends' or relatives' advice. Listen only to your doctor. Friends fill our heads with stories that if it hurts, you should take this or do this or do that. Don't pay attention to any of that; it's better to follow your physician's recommendations and read professionally written books on pregnancy.

Capítulo 2

Su estado de salud

Aunque cada embarazo es único, en términos generales su primer embarazo es, más o menos, un ejemplo de cómo serán los que sigan. Sin embargo, siempre existe la posibilidad de que un segundo embarazo pueda ser menos complicado que el primero. También hay que tener en cuenta que una mujer está más preparada para enfrentar un segundo embarazo, pues ya tiene una idea de las situaciones por las que va a pasar y sabe cómo manejarlas.

Entre las preguntas más frecuentes de mis pacientes o de las mujeres que me escriben están las relacionadas a la preocupación de qué sucederá durante el embarazo y de cómo deben de cuidarse.

Uno de los aspectos que más ayuda a tener un embarazo cómodo y sin complicaciones es la buena salud general de la futura mamá. Como he mencionado con anterioridad, si usted padece de cualquier problema de salud agudo o crónico, es importantísimo que se mantenga bajo constante supervisión médica durante el embarazo. En condiciones ideales, elimine los problemas que puedan eliminarse (como por ejemplo tratar alguna infección como vaginitis) y controle los que necesiten controlarse (como el nivel de azúcar en su sangre en caso de diabetes), aun antes de concebir. Otras recomendaciones que pueden hacer los nueve meses más agradables incluyen las siguientes:

✍

Chapter 2

Your Health

Even though each pregnancy is unique, in general terms, your first pregnancy is an example of how the next ones will take place. There is, however, always the possibility that a second pregnancy will be less complicated than the first. We should also take into consideration that a woman is more prepared to confront a second pregnancy, since she already has an idea of the situations she will experience and how to deal with them.

Some of the most frequently asked questions by my patients or women writing to me are related to their concerns about what will happen during pregnancy and how they must care for themselves.

One of the things that helps the most in ensuring a comfortable and uncomplicated pregnancy is a future mother who is in good overall health. As I have mentioned earlier, if you suffer from any acute or chronic health problem, placing yourself under constant medical supervision during the pregnancy is extremely important. Under ideal circumstances, eliminate problems that can be eliminated (for example, taking care of an infection such as vaginitis) and control those that need to be controlled (such as sugar levels in your blood, in the case of diabetes), even before conception. Other recommendations that may help increase the enjoyment of those nine months include these:

Consejos que la ayudarán a gozar del embarazo

❦

- Preste atención a su dieta. Una alimentación adecuada ayudará al desarrollo de su criatura y a mantenerla a usted en las mejores condiciones (vea el Capítulo 4 sobre dieta y ejercicio).

- Trate de disminuir el estrés en su vida. La salud mental es tan importante como la salud física. Este es el momento de buscar a alguien que le ayude con las labores de la casa, con el cuidado de sus otros hijos y que le ofrezca la posibilidad de tomarse esos descansos que su cuerpo necesita en esta etapa de su vida.

- Evite aumentar más de veinticinco libras (doce kilos) en el transcurso de los nueve meses y procure hacerlo lentamente. De esta forma no tendrá que ponerse a dieta al final porque ha subido demasiado en los primeros meses.

- Haga ejercicios regularmente (vea el Capítulo 4 para recomendaciones en cuanto al ejercicio).

Sus antecedentes médicos y ginecológicos

La información sobre sus antecedentes médicos son tan importantes para su obstetra como lo es la información que obtiene acerca del desarrollo del embarazo en cada consulta (ver el Capítulo 1).

Abortos previos

Los abortos previos pueden haber sido espontáneos o inducidos. La historia de abortos espontáneos previos puede hacer que el médico solicite ciertos estudios y tome ciertas precauciones.

En general la historia de abortos inducidos, especialmente en el primer trimestre, no representan un riesgo especial. Sobre todo si se hicieron a partir de 1973 año en que se legalizó el procedimiento en los Estados Unidos. Si se hizo un aborto cuando el embarazo estaba más avanzado (después del primer trimestre), existe una pequeña posibilidad de que pueda haber debilitamiento del cuello de la matriz, lo que el médico vigilará cuidadosamente.

En los casos en que la mujer tiene un tipo de sangre con el factor Rh negativo, si hubo un embarazo y/o aborto previo (espontáneo o inducido), es importante hacer un examen de sangre para determinar si existen anticuerpos contra el factor Rh, que se hayan formado cuando la madre estuvo expuesta a la sangre del feto anterior. En base a esto, su médico le dará una inyección o tomará precauciones para proteger que su bebé tenga

Tips to help you enjoy your pregnancy

℀

- Watch your diet. Proper nutrition will help the baby's development and keep you in good shape (see Chapter 4 on diet and exercise).

- Try to reduce the stress in your life. Mental health is as important as physical health. This is the moment to find someone who will help with your chores at home or with your other children, and who will afford you the chance to get the rest your body needs in this phase of your life.

- Avoid gaining more than twenty-five pounds (twelve kilos) during the nine-month period, and try to gain them gradually. This way you will avoid having to diet toward the end because you gained too much during the first months.

- Exercise regularly (see Chapter 4 for exercise recommendations).

Your medical and gynecological history

Information on your medical history is as important to your obstetrician as the information he obtains at each visit throughout the development of the pregnancy (see Chapter 1).

Previous abortions

Previous abortions may have been spontaneous (miscarriages) or induced. A prior history of miscarriage may prompt the doctor to request certain tests and take certain precautions.

In general, a history of induced abortion, especially during the first three months, presents no particular risk. Especially if it was performed after 1973, when the procedure was legalized in the United States. If an abortion was performed when the pregnancy was more advanced (after the first three months), there is a small chance that the neck of the womb could have weakened, which the doctor will monitor carefully.

In the event a woman has an Rh-negative blood type, if there was a pregnancy and/or previous abortion (miscarriage or induced), it is important to check for antibodies against the Rh factor that may have been formed when exposed to the red blood cells of the previous fetus. Based on this, your doctor will give you an injection

problemas por ello. (Para más detalle, vea "incompatibilidad sanguínea" más adelante en este capítulo.)

Me preocupa que vaya a abortar pues tengo 38 añs y sólo he tenido un embarazo previo que terminó en aborto espontáneo. ¿Será mejor que permanezca en cama durante el primer trimestre?

Si bien es cierto que cuando se ha tenido un embarazo anterior o cuando se tiene más de treinta y cinco años de edad el riesgo de tener un aborto espontáneo aumenta, la mayoría de las mujeres logran embarazos a término. Las mujeres entre los treinta y los cuarenta años tienen mayor riesgo de tener abortos espontáneos que las mujeres entre los veinte y los treinta años, pero menos riesgo que las mujeres mayores de cuarenta años de edad. Esto se debe a que el riesgo de que haya anormalidades en los cromosomas (uno de los materiales que forman los óvulos) en mujeres de más de treinta y cinco añs es mayor. Estas anormalidades pueden causar defectos en el feto que son incompatibles con la vida y la naturaleza no permite que continúen. Hay otras causas de abortos, como problemas hormonales, y su médico seguramente tomará exámenes de sangre para evaluarlos (por ejemplo, exámenes de la tiroides). A veces le recetará progesterona.

No todos los casos requieren de reposo absoluto. Según su caso, su doctor podría recomendar disminuir sus actividades físicas, descansar más tiempo y evitar tener relaciones sexuales durante el primer trimestre. El riesgo de aborto espontáneo disminuye a las ocho semanas de embarazo y es aun menor después de completar el primer trimestre.

Muchas veces les recuerdo a mis pacientes que hay mujeres que han intentado interrumpir el embarazo haciendo ejercicio en forma exagerada—ya sea corriendo, montando a caballo—o incluso han tenido accidentes automovilísticos o se han caído de un caballo sin lograr la pérdida del feto o el aborto.

Probabilidad de concebir

&

Inclusive en las mejores condiciones, la posibilidad de concebir de una pareja promedio durante cualquier mes del año es de una en cinco.

Fibromas

Los fibromas, que son tumores benignos de la matriz, se ven con mayor frecuencia actualmente ya que las mujeres que más comúnmente los padecen son las mayores de 35

or take other precautions to protect your baby from developing related problems. (For further details, see "blood incompatibility" later in this chapter).

I am afraid I may have a miscarriage because I am thirty-eight years old and my only previous pregnancy ended in a miscarriage. Should I remain in bed during the first three months?

Although it is true that when you have had a previous pregnancy or when you are over thirty-five the risk of a miscarriage increases, most women carry their pregnancies to term. Women between thirty and forty years of age have a higher propensity to miscarriage than those between twenty and thirty, but less than women over forty. This is due to a higher incidence of abnormalities in the chromosomes (one of the components in the ova) of women over thirty-five. These abnormalities may cause fetal defects that are incompatible with life, so Nature does not allow them to develop. There are other causes for spontaneous abortions, such as hormonal problems, and your doctor will most certainly take blood tests to evaluate them (for example, thyroid tests). Occasionally, progesterone may be prescribed.

Not all cases require complete rest. Depending on your particular case, your doctor could recommend decreasing your physical activities, resting more, and avoiding sexual intercourse during the first three months. The risk of a miscarriage decreases after eight weeks of pregnancy, and is even lower once the first trimester has been completed.

Many times I remind my patients that there are women who have attempted to interrupt pregnancy by extreme exercising—running, riding—or have had car accidents or fallen off a horse without achieving the loss of the fetus or the abortion.

Probability of conceiving
ஜ

Even under optimum conditions, the probability of a couple conceiving on any given month throughout the year is one in five.

Fibroids

Fibroids or uterine fibromyomas are benign tumors of the womb. They are found mostly in women over thirty-five and are more common today since an increasing

años, y cada vez tenemos más mujeres de esta edad y mayores quedando embarazadas. En la mayoría de los casos, su presencia no causa problemas, pero se ha visto que ocasionalmente contribuyen a la infertilidad.

Hay diferentes tipos de fibromas. Pueden variar de tamaño desde muy pequeños hasta muy grandes. Pueden encontrarse fuera de la matriz (llamados subserosos), en el músculo de la matriz (llamados intramurales) o dentro de la cavidad del útero (llamados submucosos). Los fibromas intramurales y submucosos son los más peligrosos durante el embarazo. Frecuentemente no causan ningún síntoma y se diagnostican durante el examen físico o el ultrasonido.

Aunque la mayoría de las mujeres que tienen fibromas pueden dar a luz sin mayores dificultades, ocasionalmente su presencia puede aumentar ligeramente el riesgo de un embarazo ectópico, de una placenta demasiado baja, de la separación prematura de la placenta de la pared uterina (de la matriz), de un parto prematuro o de otras complicaciones, descritas más adelante.

Si sabe que lo tiene, dígale a su médico. Si no sabe, su médico puede descubrirlo en el curso del examen inicial o de un examen subsecuente. Otras complicaciones causadas por fibromas incluyen dolores abdominales o presión en otros órganos. En ocasiones si una mujer ha tenido una operación previa para remover un fibroma, o dependiendo de la localización o el tamaño del fibroma, el médico puede sugerir, de acuerdo a su caso, que se haga una cesárea en vez de un parto vaginal.

¿Es posible que los fibromas crezcan y me hagan perder a mi bebé? Me aparecieron después de mi segundo parto. ¿Me recomienda que me los quite antes de embarazarme?

No todas las mujeres que tienen fibromas tienen mayor riesgo de perder al bebé. Intervienen muchos factores. Sí se pueden remover antes de un embarazo, pero no siempre es necesario. Dependiendo del tamaño, los fibromas pueden cambiar la forma de la matriz. Como son tejido fibroso, carecen de la cantidad de vasos sanguíneos que tiene el tejido normal de la matriz. Si el huevito fertilizado se implanta en donde está el fibroma o si la placenta crece en esa área, es posible que el feto no reciba suficiente sangre para crecer y que se pierda por eso. Los fibromas sí tienden a aumentar de tamaño durante el embarazo debido a los altos niveles de las hormonas femeninas. Si el útero crece anormalmente, este crecimiento puede causar un aborto en el segundo trimestre o un parto prematuro. Deberá de informarle a su médico en caso de sangrado o contracciones prematuras ya que hay medicinas que pueden parar un trabajo de parto prematuro.

En cuanto a remover los fibromas antes de su embarazo, es importante determinar su tamaño y su ubicación con exactitud. Los intramurales y los submucosos son los que pueden causar problemas con mayor frecuencia. Existe un procedimiento que se llama

number of women in that age range are becoming pregnant. In most cases, their presence causes no problems. However, they have occasionally been linked to infertility.

There are different types of fibroid tumors. They may vary in size from very small to very large. They can be found outside the womb (known as subserous), in the muscle tissue of the womb (known as intramural), or within the uterine cavity (known as submucous). Intramural and submucous fibromas are the most dangerous during pregnancy. They usually cause no symptoms and are diagnosed during the physical examination or the ultrasound test.

Although most women who have fibroids do not have problems during their deliveries, occasionally their presence can slightly increase the risk of an ectopic pregnancy, a low placenta, the premature separation of the placenta from the wall of the uterus (the womb), a premature delivery, or other complications as described later.

If you are aware you have them, report it to your doctor. If you are unaware, your doctor may discover them during the initial examination or later on. Other complications caused by fibroids include abdominal pain or pressure on other organs. Occasionally, if a woman has had previous surgery to remove fibroid tumors, or depending on their location or size, the doctor may suggest, depending on your specific case, a cesarean section instead of a vaginal delivery.

Is it possible the fibroids may grow and make me lose my baby? They appeared after my second delivery. Do you recommend that I have them removed before I become pregnant again?

Not all women with fibroids are at a higher risk of losing their baby. Many factors are involved. Yes, they can be removed before a pregnancy, but this is not always necessary. Depending on their size, fibroids may alter the shape of the womb. Since they are made of a fibrous tissue, they lack the number of blood vessels normally present in the healthy womb tissue. If the fertilized ova nestles in the area of the fibroma or if the placenta grows in this area, it is possible the fetus will not receive enough blood to grow and could therefore be lost. Fibroid tumors tend to increase in size during pregnancy due to the high level of female hormones. If this causes the uterus to grow abnormally, it may cause an abortion in the second trimester or a premature delivery. You must notify your doctor in the event of bleeding or premature contractions, since there is medication available to arrest premature labor.

Concerning the issue of removing the fibroids before pregnancy, it is important to determine their exact size and location. Intramural and submucous fibromas are the ones that may cause problems more frequently. There is a procedure known as myomectomy or fibromyomectomy in which only the fibroid is removed. If a hys-

miomectomía o fibromiomectomía en que únicamente se quita el fibroma. Si le recomiendan una histerectomía (el quitar la matriz completa) por fibromas, obtenga una segunda opinión antes de someterse a este procedimiento. He tenido varias pacientes que han logrado tener embarazos a término sin complicaciones a pesar de tener fibromas y otras, después de una miomectomía.

Cuello del útero débil

El cuello del útero conocido como cérvix puede estar débil ya sea por un aborto anterior en el segundo trimestre del embarazo, o simplemente por causas genéticas (hereditarias o de nacimiento). Se conoce también con el nombre de cuello del útero "incompetente" y puede causar un aborto en el segundo trimestre del embarazo. Desgraciadamente muchas veces es así como se determina el diagnóstico. La mujer puede súbitamente, sin ningún síntoma, desarrollar dilatación y adelgazamiento del cuello de la matriz sin dolor, sin contracciones y sin sangrado, y puede perder al bebé. Cuando se tienen antecedentes de este problema o se sospecha por alguna razón, el médico puede poner unos puntos (suturas) en el área del cuello, que lo hacen más estrecho al inicio del segundo trimestre. Esas suturas se eliminan unas semanas antes del parto o cuando se inicia el trabajo de parto.

En ocasiones el médico puede prohibir las relaciones sexuales durante el curso del embarazo y a veces recomienda el reposo total o el uso de un aparato especial que sostiene el útero.

El masaje está bien, pero cuidado con los "hueseros"

Los "hueseros" son personas sin educación formal que como los "curanderos" tratan los "males" que tienen que ver con el dolor de los huesos y los músculos. Son un tipo de quiroprácticos sin licencia. Tengo pacientes que juran que les ha ayudado. Mi recomendación durante el embarazo es que el masaje convencional (no demasiado profundo) y sin que le "truenen" los huesos no tiene problemas. Pero evite los tratamientos con contorsiones, movimientos bruscos o "tronido" de huesos.

Embarazos anteriores

Frecuentemente una mujer que ha tenido un primer parto difícil logra llevar a cabo el segundo con más facilidad, sobre todo si las complicaciones del primero se debieron a situaciones especiales como una infección, o la falta de control de una enfermedad como la

terectomy is recommended (complete removal of the womb) due to fibroids, make sure you get a second opinion before undergoing the procedure. I have had various patients who have managed to carry pregnancies to term without complications in spite of the presence of fibroids, and others who have done so following a myomectomy.

Incompetent cervix

The neck of the uterus, known as the cervix, may be weakened due to a previous abortion during the second trimester of pregnancy, or simply due to genetic reasons (hereditary or congenital). This condition is known as "incompetent" cervix. Its presence can cause an abortion during the second trimester of pregnancy. Unfortunately, that is often the way in which it is diagnosed. The woman may suddenly develop dilation of the cervix without any pain, contractions, bleeding, or any other symptoms, and may lose the baby. When there is a prior history of this problem, or it is suspected for some reason, the doctor may stitch (suture) the cervix, to make it narrower, at the beginning of the second trimester. These sutures are eliminated a few weeks before delivery or when labor starts.

Occasionally, in these cases, the doctor will forbid sexual intercourse during the duration of the pregnancy and sometimes will recommend complete rest or the use of a special instrument that bolsters the uterus.

Massaging is fine, but beware of *hueseros* (unlicensed chiropractors)

Hueseros are people who, without a formal education, like *curanderos* (healers), treat certain "ailments" related to aching bones and muscles. They are a sort of unlicensed chiropractor. I have patients who swear they have been helped by them. My advice, during pregnancy, is that conventional massaging (not too deep) without cracking of the bones presents no problem. But avoid contortions, rough manipulations, or bone cracking.

Previous pregnancies

Frequently, a woman who has had a difficult first delivery manages the second one with a lot more ease, especially if the complications of the first were due to specific causes such as an infection or an uncontrolled disease like diabetes, which may be pre-

diabetes los cuales se pueden prevenir o tratar mejor en esta segunda ocasión. Aunque no hay garantías, para aumentar las posibilidades de lograr un parto fácil, es indispensable que converse con su obstetra y defina la estrategia a seguir y las metas que se desean alcanzar.

Obviamente que existen circunstancias que no se pueden predecir y/o prevenir, como que la posición del bebito durante el momento del parto no permita una salida vaginal. Sin embargo, el concenso general es que el segundo embarazo y los subsecuentes gozan de la ventaja de contar con un canal de nacimiento más relajado, una madre más experimentada y un trabajo de parto más corto.

En el caso de mujeres que han tenido cesáreas previas, es importante que notifiquen a su médico y que vayan al hospital tan pronto como noten los síntomas del inicio de trabajo de parto. La cicatriz o cicatrices de cesáreas previas pueden ponerlas en un riesgo ligeramente mayor de ruptura de la matriz durante las contracciones y necesitan vigilancia médica continua.

Esto no quiere decir que todas las mujeres que han tenido una cesárea previa forzosamente tienen que tener cesárea en los siguientes embarazos, lo cual se pensaba hasta hace unos cuantos años. Actualmente muchas mujeres logran partos vaginales sin problemas después de haber tenido una cesárea anterior. Su médico le dirá en su caso particular qué es lo más conveniente para usted y su bebito. Frecuentemente esta decisión se toma en el transcurso del trabajo de parto.

Mito: Si se mueve mucho el bebé es niño, si es más calmado, es niña

Esto me recuerda a las mamás que dicen que los varones son siempre más activos que las mujercitas. Yo recuerdo que cuando nació mi sobrino, mi hermana y yo podíamos conversar en el teléfono por varios minutos sin interrupción porque cualquier juguetito entretenía a mi sobrino y permanecía sentadito tranquilamente. Cuando mi sobrina nació, tan pronto empezó a gatear, era casi imposible dejarla dos minutos, ya que en cuestión de segundos estaba subiéndose a una silla, a la mesa, y en una ocasión estaba tratando de meterse al horno que felizmente estaba apagado.

Eso mismo se aplica a los movimientos dentro del útero. El que sea más activo no quiere decir que es un futbolista o que sea niño. Además, la percepción del movimiento varía de mujer a mujer. Las mujeres que han tenido niños antes tienden a sentir los movimientos de los bebitos subsecuentes más fácilmente, así como las mujeres más delgadas. Por último, la detección de los movimientos también depende de la posición del bebito en la matriz.

vented or more adequately treated the second time around. Although there are no guarantees, to increase the possibility of easy delivery it is absolutely necessary to talk with your obstetrician to define the strategy you will follow and the goals you wish to reach.

Obviously, circumstances exist that cannot be predicted and/or prevented, such as a baby's position at the moment of delivery that does not allow a vaginal birth. However, the general consensus is that the second, and subsequent, pregnancies benefit from the advantage of encountering a more relaxed birthing canal, a more experienced mother, and a shorter period of labor.

In the case of women who have had previous cesareans, notifying their doctor and arriving early at the hospital when they notice the beginning of labor symptoms is important. The scar, or scars, of previous cesareans may slightly increase the risk of a ruptured womb during contractions, and the situation requires constant medical supervision.

This does not mean that all women who have already undergone a cesarean section will necessarily require one in subsequent pregnancies, which was the thinking until recently. Actually, many women have managed vaginal deliveries without any problems after having previously undergone a cesarean section. Your doctor will advise you in your particular case what is most beneficial to you and your baby. Frequently that decision is made during labor.

Myth: If the baby moves a lot, it is a boy; if it is calmer, it is a girl

❧

This reminds me of mothers who say that boys are always more active than girls. I remember that when my nephew was born, my sister and I could talk on the telephone uninterrupted for quite a while because he would be entertained by any toy and would remain quietly seated. On the other hand, as soon as my little niece started crawling, it was impossible to leave her alone for even two minutes, because she immediately would be climbing on a chair or a table. On one occasion, while I was talking with my sister, she was trying to climb into the oven which, happily, had been turned off.

The same applies to movements within the uterus. The fact that the unborn child is more active does not mean that it's a soccer player or a boy. Moreover, the perception of movement varies from one woman to another. Women who have already had a child tend to be more sensitive to subsequent babies' movements. This is also true in slimmer women. Lastly, the detection of movement also depends on the baby's position within the womb.

Fertilización in vitro

Cada día más mujeres se someten a fertilizaciones de probeta o in vitro por diferentes causas, la más común debido a problemas de infertilidad. Generalmente los riesgos durante el embarazo son similares a los de un embarazo que se ha logrado con relaciones sexuales naturales. Ocasionalmente el médico podría sugerir algunas precauciones extras al inicio, como el de abstenerse de tener relaciones sexuales y de hacer ejercicio vigoroso temporalmente, y quizá sugiera que tome progesterona (que es una hormona que aumenta las posibilidades de que el huevo se implante y permanezca adherido a la placenta). Así como en el caso en que se usan medicinas para inducir la ovulación, estas mujeres tienen un ligero aumento en la frecuencia de gemelos y trillizos (entre 5 y 25, de cada 100 embarazos logrados por fertilización in vitro). De ser así, la mujer deberá tomar las mismas precauciones que una mujer con un embarazo múltiple (vea "embarazos múltiples" en el Capítulo 1).

Incidencia de embarazo

🎗

- Un 60 a un 80 por ciento de las mujeres que no utilizan ningún método para el control de la natalidad saldrán embarazadas en el curso de un año después de haber tenido relaciones sexuales regulares.

- Casi 14 por ciento de las parejas norteamericanas que usan preservativos se encuentran con que, a pesar de sus precauciones, se producen embarazos involuntarios, frecuentemente debido a que no usan el preservativo correctamente.

- De las mujeres que confían en que si el hombre retira su pene antes de que eyacule evitan el embarazo, un 25 por ciento salen embarazadas.

Antecedentes médicos del padre y de ambas familias

En los últimos años hemos aprendido que la edad y la salud del padre pueden tener un efecto importante en el futuro bebé. Por ejemplo, se ha encontrado una mayor incidencia de Síndrome de Down en bebés de padres mayores de 50 años. También se ha notado retraso en el crecimiento intrauterino en bebés cuyos padres abusan de bebidas

In-vitro fertilization

Every day more women are undergoing test-tube or in-vitro fertilization, for different reasons. The most common of these relate to infertility problems. Generally, the risks during the pregnancy are similar to those in a pregnancy stemming from natural sexual intercourse. Occasionally, the doctor may suggest certain extra precautions in the initial stages, such as temporarily abstaining from sexual relations and vigorous exercising, and may suggest taking progesterone (a hormone that increases the possibilities of the egg implanting and remaining adhered to the placenta). As in the case in which medication is used to induce ovulation, a slight increase in the incidence of these women producing twins or triplets is noted (between five and twenty-five of every one hundred pregnancies obtained through in-vitro fertilization). In this event, the woman must take the same precautions as a woman with a multiple pregnancy (see Chapter 1, multiple pregnancies).

Incidence of pregnancy

ॐ

- Between 60 percent and 80 percent of the women who do not use any birth-control methods will become pregnant in the course of a year after having engaged in regular sexual intercourse.

- Almost 14 percent of North American couples using condoms find that, despite their precautions, involuntary pregnancies occur, something that is frequently due to incorrect use of the condom.

- Of women who trust the man to remove his penis before ejaculating and who think they will avoid becoming pregnant, 25 percent do become pregnant.

Past medical history of the father and both families

During the last few years we have learned that the age and health of the father may also have an important effect on the baby's future. For example, it has been found that there is a greater incidence of Down's syndrome in babies whose fathers are over fifty. Intrauterine growth may also be delayed in babies whose fathers abuse alcohol. Just to think that, for centuries, men have blamed women for all problems related to pregnancy and delivery!

alcohólicas. ¡Y durante siglos los hombres nos han echado la culpa a las mujeres de todos los problemas relacionados al embarazo y al parto!

Por otro lado, en muchas familias, especialmente hispanas, se ocultan los casos de abortos naturales y provocados, o de muertes de bebés durante el nacimiento o a los pocos días de nacidos. El que usted conozca los antecedentes familiares de abortos espontáneos, de nacimientos prematuros y de muerte de un bebito al nacimiento es muy importante.

La pareja debe de informarse acerca de la existencia de defectos genéticos en ambas familias. A veces las familias prefieren no mencionarlo porque les da pena, pero esta información es indispensable para determinar si ciertos estudios son necesarios y para prevenir o controlar problemas hereditarios. Para obtener esta información converse abierta y honestamente con sus parientes cercanos.

¡Cuidado con las hierbas y los tés!

૭ఎ

Aunque parte de la tradición hispana es la de usar hierbas y tés para tratar "casi" todo, además de preguntarle a la vecina y a la comadre, cuando se está embarazada o dando pecho, hay que tener mucho cuidado. ¿Sabía que algunas de las hierbas que se venden en Estados Unidos entran al país marcadas como preparaciones veterinarias para que no las revisen en aduanas? ¿Sabía que a veces esas hierbas están contaminadas con desechos de animales porque no siempre se siguen normas higiénicas para su preparación? ¿Sabía que hay hierbas y tés que pueden causar un aborto? ¿Sabía usted que algunos de estos productos pasan por la leche a su bebé y lo pueden perjudicar a él o ella también? Hay algunos tés maravillosos, pero antes de tomar hierbas o tés, consulte a su médico. Y en caso de duda, no los tome durante su embarazo o durante la lactancia.

Incompatibilidad sanguínea (factor Rh)

Una de las primeras pruebas que se realiza durante el embarazo es un examen de sangre que determina la presencia del factor Rh de la madre. Normalmente tenemos un tipo de sangre que puede ser O, A, B, etc., y que es Rh positivo o Rh negativo. La mayoría de las personas tienen el factor Rh (o sea, es positivo). Aproximadamente un 15 por ciento de las mujeres y un 15 por ciento de los hombres no lo tienen (es negativo). Si ambos padres tienen Rh positivo o ambos tienen Rh negativo, no hay problema de incompatibilidad de la sangre con el bebito.

Pero, si la madre es Rh negativa y el bebito es Rh positivo, la madre puede desarrollar anticuerpos contra el Rh del bebé durante el parto. Esto se debe a que cierta

It's also important to realize that many families, especially Hispanic ones, hide abortions, whether spontaneous or induced, or the death of babies during delivery or within a few days of birth. Your knowledge of family history concerning miscarriages, premature births, or stillborn babies is very important.

The couple must be informed about the existence of genetic defects in both families. Sometimes families prefer not to mention them, because they are ashamed, but this information is absolutely necessary to determine whether certain tests are required, and to prevent or control hereditary problems. In order to obtain this information, talk openly and honestly with your close relatives.

Beware of herbs and teas!

♨

Although part of our Hispanic tradition involves asking your neighbor or *comadre* (close friend) about the use of herbs and teas for almost any ailment, when you are pregnant or breast-feeding, you must be extremely cautious. Did you know that some herbs that are sold in the United States come into the country as veterinary preparations so that Customs doesn't check them? Did you know that sometimes these herbs are contaminated with animal feces because their preparation does not always follow proper sanitary regulations? Did you know that there are herbs and teas that can cause an abortion? Did you know that some of these products can reach your baby through your milk and harm it? There are some wonderful preparations, but before you take any herbs or teas, check with your doctor. And, if there is any question, do not take them during pregnancy or while breast-feeding.

Blood incompatibility (Rh factor)

One of the first tests you will undergo during pregnancy is a blood test to determine the presence of the mother's Rh factor. Normally we have a blood type that can be O, A, B, etc., and that is either Rh positive or Rh negative. Most people have the Rh factor (in other words, it is positive). Approximately 15 percent of women and 15 percent of men do not have it (it is negative). If both parents are Rh positive or both are Rh negative, there are no incompatibility issues with the baby's blood.

But, if the mother is Rh negative and the baby is Rh positive, the mother may develop antibodies against the baby's Rh factor during the delivery. This is because a certain amount of the baby's blood goes into the mother's bloodstream, which is not

cantidad de sangre del bebito pasa a la circulación materna que no está acostumbrada al Rh. Esto hace que la mujer forme anticuerpos (como si estuviera peleando algo extraño en su cuerpo) y que si se vuelve a embarazar, y el segundo bebito también tiene Rh positivo, tenga incompatibilidad sanguínea, o sea que los anticuerpos que tiene traten de destruir los glóbulos rojos del bebé. En casos severos, el bebé puede requerir de transfusiones sanguíneas durante el embarazo (dentro de la matriz) o al nacer.

Actualmente, gracias a los avances de la ciencia, esto se puede prevenir. Existe una substancia, conocida como gama-globulina humana anti–Rh que previene la formación de los anticuerpos y evita problemas de incompatibilidad sanguínea. Generalmente se recomienda en la semana vigésimaoctava de gestación y en el transcurso de las primeras setenta y dos horas después de dar a luz. Esta inyección también se recomienda en casos de abortos previos espontáneos o inducidos cuando la madre es Rh negativa.

Bebés . . . después de los cuarenta

✿

Muchas mujeres, una vez que cumplen los cuarenta años, piensan que ya no tienen necesidad de cuidarse para no salir embarazadas. Pero esto no es así, ya que las mujeres que están cerca de la menopausia, también tienen embarazos no planeados, aunque con menor frecuencia que las jovencitas. De acuerdo al Dr. Kirtly Parker Jones, de la Escuela de Medicina de la Universidad de Utah, las mujeres de más edad deben saber que ellas tienen las mismas alternativas de control de la natalidad que las más jóvenes y que deben usarlas.

Un embarazo después de los treinta y cinco

Hasta hace unos años, los casos de mujeres mayores de treinta y cinco años que se embarazaban por primera vez eran la excepción a la regla. Ahora, por el contrario, se está convirtiendo en algo cada vez más común. Muchas mujeres prefieren dedicarse a estudiar para tener una carrera y estar preparadas para un futuro antes de enfrentar la maternidad. Aunque los avances en obstetricia han reducido los riesgos de problemas en los embarazos en estas mujeres, aún existe un ligero aumento en el riesgo de complicaciones en este grupo. Como con todos los otros aspectos de la vida, hay ventajas y desventajas en retrasar la maternidad.

Riesgos (síndrome de Down, hipertensión, diabetes, etc.)

Las desventajas de retrasar la concepción incluyen la disminución de la fertilidad con la edad. Algunas mujeres a veces tienen más problemas para quedar embarazadas después

accustomed to the "invading" Rh factor. This causes the woman to produce antibodies (as if she were fighting an intruder in her body). If she were to become pregnant again, and the second baby were also Rh positive, these antibodies might attempt to destroy the baby's red blood cells. This is called blood incompatibility. In severe cases, the baby may require blood transfusions during pregnancy (within the womb) or at birth.

Today, thanks to scientific advancements, this can be prevented. A substance, known as human anti–Rh gamma globulin (Rhogam), prevents antibodies from being formed and prevents blood incompatibility problems.

It is generally recommended during the twenty-eighth week of gestation and during the first seventy-two hours after delivery. This injection is also recommended in cases of previous miscarriages or abortions, or when the mother is Rh negative (unless the father is known to be Rh negative).

Babies . . . after forty

Many women, once they reach forty, think they no longer need to worry about becoming pregnant. But this is not the case, since women close to menopause also have unwanted pregnancies, although less frequently than younger women. According to Dr. Kirtly Parker Jones, of the School of Medicine at the University of Utah, older women should know that they have the same birth-control alternatives as younger women and they should use them.

A pregnancy after thirty-five

Until a few years ago, cases of women over thirty-five becoming pregnant for the first time were the exception to the rule. Today, however, this is becoming increasingly common. Many women prefer to study and have a career and be prepared for their futures before facing maternity. Although advances in obstetrics have reduced the risk of problems in pregnancies for these women, there is still a slight increase in the risk of complications within this age group. As with all other aspects of life, there are advantages and disadvantages to delaying motherhood.

Risks (Down's syndrome, hypertension, diabetes, etc.)

The disadvantages of delaying conception include a decrease in fertility with age. Some women experience more problems getting pregnant after they are thirty-five. And, al-

de los treinta y cinco años. Y aunque la ciencia con sus avances brinda mucha ayuda al respecto, el riesgo de algunas malformaciones congénitas aumenta con la edad—específicamente el síndrome de Down, que habíamos mencionado en cuanto al padre mayor de cincuenta años. Con una mujer mayor el riesgo de tener un bebé con el síndrome de Down es mucho más alto que con un hombre mayor.

Síndrome de Down

🪶

Las estadísticas muestran que el riesgo de tener un hijo con el síndrome de Down aumenta proporcionalmente con la edad: a los veinte años sólo 1 de cada 10,000 mujeres embarazadas tiene ese riesgo, en las embarazadas de treinta y cinco años, ese riesgo aumenta a 3 casos de cada 1,000. En las de 40 años, el riesgo aumenta a 1 de cada 100.

Aunque la difícil decisión de continuar un embarazo o terminarlo cuando se sabe que el bebé tiene el síndrome de Down es una decisión de los futuros padres; los médicos recomiendan en forma rutinaria de que toda mujer de treinta y cinco años o mayor y aquellas mujeres que tienen otros riesgos (por problemas anteriores o antecedentes familiares) se sometan a unos estudios diagnósticos prenatales para averiguar si la criatura acarrea éste u otros problemas. De acuerdo a algunos estudios, sólo un 10 por ciento de los niños que nacen con el síndrome de Down tienen un retraso mental serio y otros problemas médicos, y muchos pueden desarrollar vidas largas y felices.

Otro de los riesgos de la madre mayor de treinta y cinco años—sobre todo las que tienen exceso de peso—es que tiene más probabilidades de desarrollar presión alta, problemas del corazón, diabetes, partos prematuros, abortos y hemorragias después del parto.

La tecnología moderna—con pruebas tempranas como la amniocentesis y la muestra de tejido coriónico (descritas en el Capítulo 3)—puede detectar un gran número de defectos del feto en el primer trimestre. El monitoreo con ultrasonido durante el embarazo y el monitoreo electrónico del bebé durante el trabajo del parto; el seguimiento cercano de la mujer con el control de la diabetes, la presión u otros problemas médicos; así como la inducción temprana del parto, cuando se considera necesaria, han podido reducir considerablemente los problemas en mujeres de alto riesgo (incluyendo a mujeres mayores de treinta y cinco años).

Obviamente la participación de la mujer para reducir los factores de riesgo es esencial. Me refiero a su cuidado en cuanto a su dieta, al ejercicio y a la supervisión prenatal.

though science and its progress offer a lot of help in this regard, the risk of some congenital deformities increases with age—specifically Down's syndrome, which we mentioned in the case of fathers over fifty. The risk of an older woman having a Down's baby is much higher than that of an older man.

Down's syndrome
🙦

Statistics show that the risk of having a child with Down's syndrome increases proportionately with age: at twenty, only 1 of 10,000 pregnant women run this risk, at thirty-five the risk increases to 3 out of every 1,000. At forty, the risk factor is 1 out of every 100.

Although the difficult decision to continue or terminate a pregnancy when it is known that the baby is a Down syndrome child is up to the parents, doctors routinely recommend that all women thirty-five and over, as well as women who have other risk factors (previous problems or family history), undergo prenatal diagnostic testing to find out whether the infant carries this or other problems. According to some studies, only 10 percent of children born with Down's syndrome have serious mental retardation and other medical problems. Many enjoy long and happy lives.

Another risk for mothers over thirty-five—especially those who are overweight—is the higher probability of developing high blood pressure, heart disease, diabetes, premature delivery, miscarriage, and postpartum hemorrhage.

Modern technology—using early testing, such as amniocentesis and a sample of chorionic tissue (described in Chapter 3)—may detect a large number of fetal defects within the first three months. The ultrasound monitoring during pregnancy, electronic monitoring of the baby during labor, close supervision of the woman to control diabetes, blood pressure, and other medical problems, as well as early induction of labor, when considered necessary, have been able to considerably reduce problems in high-risk women (which includes women over thirty-five).

Obviously, the woman's participation is essential in order to reduce risk factors. I am referring to her awareness regarding her diet, exercise, and prenatal supervision.

¡Y usted cree que tiene una familia grande!

- El récord de partos del mundo pertenece a una campesina rusa, esposa de Feodor Vassyliev, quien dió a luz a sesenta y nueve hijos, entre ellos 16 parejas de gemelos, siete partos de trillizos y cuatro grupos de cuádruples. El caso fue reportado en 1782. Sólo dos de los hijos de la señora Vassylieva murieron en la infancia.

- En América Latina el récord pertenece a Leontina Albina Espinosa, de San Antonio, en Chile, quien dió a luz su hijo número cincuenta y cinco (y último) en 1981. Sólo cuarenta de los hijos sobrevivieron.

Las ventajas de los años

Muchas personas piensan que, a pesar de los tan pregonados—y exagerados en cierta forma—riesgos de las mamás de treinta y cinco o más años, éstos se equilibran con las ventajas que tiene el bebé de una mujer más madura, experimentada y equilibrada si se comparan con las del bebé de una adolescente o una veinteañera que está en medio del desarrollo de una profesión. Los estudios han mostrado que las mamás de más edad resultan más pacientes con sus hijos, saben mejor cómo educarlos y—a pesar de que no tengan la energia física de una jovencita—nunca se arrepienten de ser madres.

El mito de que cuando la mujer cumple treinta y cinco años sus posibilidades de tener un hijo con el síndrome de Down aumentan de manera considerable es muy popular. En realidad, esos riesgos comienzan a incrementarse después de los veinte y no lo hacen de manera significativa hasta después de los cuarenta como mencioné con anterioridad.

De todos modos, la mayoría de los médicos—ya que vale más prevenir que tener que lamentar—aconsejan a sus pacientes embarazadas entre los treinta y cinco y los cuarenta años, o a las que les falta muy poco para cumplir los treinta y cinco, que se sometan a un diagnóstico prenatal para estar seguros de que el bebé viene saludable.

And you think you have a large family!

ℬ

- The world's record for births is held by a Russian peasant woman, the wife of Feodor Vassiliev, who gave birth to sixty-nine children, all multiple births, including sixteen pairs of twins, seven sets of triplets and four sets of quadruplets. The case was reported in 1782. Only two of Mrs. Vassiliev's children died in infancy.

- In Latin America, the record is held by Leontina Albina Espinosa, of San Antonio, Chile, who gave birth to her fifty-fifth son (her last) in 1981. Only forty children survived.

The advantage of age

Many people think that the loudly proclaimed—and, to some extent, exaggerated—risks of mothers thirty-five and over are compensated for by the advantages a baby born to a mature, balanced, and experienced mother has, compared to a baby born of a teenager or of someone in her twenties who is in the midst of developing a career. Studies have shown that older mothers tend to be more patient with their children, to know more about educating them and—in spite of the fact that their physical energy may not equal that of a younger woman—to never regret becoming mothers.

An extremely popular myth is that, when a woman turns thirty-five, her possibilities of having a child with Down's syndrome increase considerably. In fact, those risks begin increasing after twenty . . . but not very significantly until after forty, as I have already pointed out.

In any case, most doctors—since it is better to be safe than sorry—advise their pregnant patients who are between thirty-five and forty, or who are close to being thirty-five, to undergo prenatal testing to ensure that the baby is healthy.

Opciones en el estilo de vida de la mujer que pueden complicar un embarazo

🙠

Fumar

Tomar bebidas alcohólicas

Usar drogas

Tomar medicinas no recetadas por el médico

Desnutrición (tener malos hábitos alimenticios o el no subir de peso adecuadamente durante el embarazo)

Usar ciertas hierbas o tés sin consultar a su médico (como *ma huang* y otras)

Falta de cuidados prenatales

Tener varias parejas sexuales

Problemas médicos que pueden complicar un embarazo

🙠

Infecciones

Diabetes

Enfermedades de los riñones, del hígado, de los pulmones o del corazón.

Anemia severa

A woman's lifestyle choices that may complicate a pregnancy

❧

Smoking

Drinking alcoholic beverages

Using drugs

Taking nonprescribed medications

Being malnourished (having bad nutrition habits or not gaining sufficient weight during the pregnancy)

Using certain herbs or teas without prior medical consultation (such as *ma huang* and others)

Not getting prenatal care

Medical problems that may complicate a pregnancy

❧

Infections

Diabetes

Hypertension

Kidney, liver, lung, and heart diseases

Severe anemia

Situaciones obstétricas que pueden complicar un embarazo

✌

Embarazo en mujeres menores de quince años

Embarazo en mujeres mayores de treinta y cinco años

Problemas en embarazos anteriores

Desarrollo de diabetes gestacional

Hijos con problemas congénitos (de nacimiento)

Embarazos múltiples (gemelos trillizos, etc.)

Retraso en el crecimiento normal del bebé dentro de la matriz

Bebés prematuros

Sangrado, especialmente en el segundo o tercer trimestre del embarazo

Eclampsia o preeclampsia (presión arterial alta en la madre cerca del parto)

Latido anormal del bebé

María Elena Salinas . . .

presentadora del Noticiero Univisión

✌

Mi hija se llama Julia Alexandra Rodríguez y nació el primero de noviembre de 1994. Mi primer embarazo fue sin muchos contratiempos. Lo peor fue que en los últimos meses me hinché mucho debido a que retenía mucho líquido, lo que atribuyo a mi mala costumbre de comer mucha sal.

Como yo antes de tener a Julia ya había perdido dos embarazos, el sólo hecho de poder quedar embarazada de nuevo fue una maravillosa experiencia. Quizás lo mejor que me sucedió durante el embarazo fue que me dió una gran paz interna. El tener un bebé dentro de mí me ayudó a poner mi vida en perspectiva y a darme cuenta de que las cosas que antes me preocupaban no eran realmente importantes.

Obstetrical situations that may complicate a pregnancy

🙇

Pregnancy in women under fifteen years of age

Pregnancy in women over thirty-five years of age

Complications with previous pregnancies

Development of gestational diabetes

Children with congenital diseases (at birth)

Multiple pregnancies (twins, triplets, etc.)

Delay in the normal growth of the baby in the womb

Premature babies

Bleeding, especially during the second or third trimester of the pregnancy

Eclampsia or preeclampsia (high blood pressure in the mother as she reaches term)

Abnormal heartbeat in the baby

María Elena Salinas . . .

Univisión newscaster

🙇

My daughter is named Julia Alexandra Rodríguez. She was born on the first of November, 1994. I didn't experience much discomfort during my first pregnancy. The worst thing was that, during the last few months, I swelled up a lot due to the fact that I was retaining so much liquid, something I attribute to my bad habit of eating too much salt.

Since I had already had two miscarriages before having Julia, just the fact of being able to get pregnant again was a wonderful experience. Perhaps the best thing that happened to me during the pregnancy was that it gave me a great sense of inner peace. Having a baby inside me helped to put my life in perspective and made me realize that the things I worried about before weren't really that important.

¡Para mí el momento más impresionante de todo el proceso fue ver a mi bebé en los ultrasonidos. ¡Era tan difícil creer que ese ser estaba creciendo dentro de mí! Cuando nació, no podía creer lo mucho que se parecía a la imagen del ultrasonido.

En mi primer embarazo aprendí algo muy útil que me ha servido mucho en el segundo:* seguir una dieta para no aumentar tanto de peso y hacer un poco de ejercicio, para no quedar tan entumecida. También me fué muy útil leer todos los libros sobre el embarazo que pude leer, porque me ayudaron a saber lo que estaba pasando dentro de mí, y qué podía esperar.

Mi primera hija nació por cesárea, pues estaba sentada y mi médico consideró que sería demasiado peligroso tratar de voltearla. Pero mi experiencia de cesárea fue muy mala, pues la herida se me infectó y tuve que estar un mes en cama después del parto. ¡Hubiera preferido veinticuatro horas de dolores que un mes de sufrimiento! Si es posible, me gustaría tener mi segundo bebé por parto natural.

De acuerdo a mi propia experiencia, lo que les puedo decir a las primerizas es que se cuiden mucho y que no hagan caso de aquéllas que dicen: "Mi madre tomaba, fumaba y comía lo que quería en su embarazo y me tuvo a mí sin problemas". ¡Qué suerte tuvieron! Ahora que se conocen mejor los riesgos del embarazo, ¿qué más da sacrificar tu estilo de vida durante nueve o diez meses para asegurar un bebé saludable y un parto sin contratiempos?

También les recomendaría a las primerizas que traten de adquirir paciencia, aunque les sea difícil. No es fácil pasar noches sin dormir, escuchar llantos eternos, entender lo indefensos que son los recién nacidos y lo mucho que dependen de nosotros, sus padres.

*En el momento de esta entrevista, María Elena Salinas estaba en el tercer trimestre de su segundo embarazo.

The most impressive moment of all for me was seeing my baby during the ultrasound tests. It was so hard to believe that a little being was growing inside of me! When she was born, I couldn't believe how much she resembled the image in the ultrasound.

I learned something during my first pregnancy that helped me a lot during my second*: the importance of staying on a diet to prevent me from gaining too much weight and of doing a little exercise so I wouldn't feel so bloated. I also found it useful to read all the books on pregnancy that I could, because they helped me to know what was going on inside me, and what to expect.

My first daughter was delivered by C-section, since the baby was in breech position, and my doctor thought it was too dangerous to try to turn her around. But I had a very bad experience with the cesarean as the incision got infected and I had to stay in bed for a month following the delivery. I would've preferred twenty-four hours of pain to a month of suffering! If it's possible, I'd like to have my second child by natural birth.

Based on my own experience, I'd like to tell women who are going through their first pregnancy to take good care of themselves and not to pay attention to people who say: "My mother drank, smoked, and ate what she wanted during her pregnancy and had me with no problems at all." They were lucky things turned out well! Now that we are more informed about the risks of pregnancy, what does it matter if you sacrifice your lifestyle for nine or ten months in order to ensure that your baby will be healthy, and that you will have a problem-free delivery?

I would also suggest that women who are pregnant for the first time try to be patient, even if they find it difficult. It's not easy enduring sleepless nights, listening to crying that goes on forever, and understanding how defenseless and how dependent on us, their parents, these tiny newborns are.

*At the time of this interview, María Elena Salinas was in the third trimester of her second pregnancy.

Capítulo 3

ℒ

Riesgos del embarazo

Enfermedades transmitidas a través del contacto sexual

Estas enfermedades se conocen también como enfermedades venéreas y desde luego pueden suceder en cualquier momento, no sólo durante el embarazo. Desgraciadamente su incidencia ha aumentado en los últimos diez años. Las consecuencias pueden ser peores si se contraen durante el embarazo porque pueden afectar no sólo la salud de la embarazada sino la del bebé.

Embarazada o no, cuando se tiene sólo una pareja sexual y esa pareja tiene una relación exclusiva con ella o él también, los riesgos de transmisión de estas enfermedades obviamente disminuyen dramáticamente. Sin embargo algunas enfermedades venéreas se pueden haber contraído antes de que la relación monógama se estableciera y pueden manifestarse meses o incluso años después: como son la infección por el virus del VIH (SIDA) y el herpes genital. En muchas ocasiones, éstas y otras infecciones pueden no dar síntomas.

Las mujeres que tienen más de un compañero o piensan que su compañero podría estar teniendo contacto sexual con otras personas (hombres o mujeres) pueden protegerse de estas enfermedades (en un alto porcentaje) mediante el uso del preservativo o

Risks to Pregnancy

Sexually transmitted diseases

These diseases are also known as venereal diseases, and they can occur at any time, not only during pregnancy. Unfortunately, their incidence has increased during the last ten years. The consequences could be greater if contracted during pregnancy because they could affect not only the health of the pregnant woman, but of her baby as well.

Pregnant or not, when you have only one sexual partner and that partner has an exclusive relationship with you, the risks of transmitting these diseases obviously decrease dramatically. Nevertheless, some venereal diseases might have been contracted before the monogamous relationship began, and can manifest months, or even years, later. These include the viral infection known as HIV (AIDS) and genital herpes. On many occasions, these and other infections may be asymptomatic.

Women who have more than one partner or think that their partner might be having intimate sexual contact with other people (men or women), can protect themselves from these diseases (to a great degree) through the use of a condom. Regarding sexual intercourse between women, the use of cellophane (or Saran Wrap) or a dental dam can

condón. En las relaciones sexuales entre mujeres, el uso del papel celofán (o Saran) o de la barrera dental (*dental dam* en inglés) puede ayudar a prevenir el contagio, pero los estudios de estos materiales no son tan claros como con el uso del preservativo de látex en las relaciones heterosexuales.

El conocimiento de los signos y síntomas es importante porque podría alertarla si existe un problema. Si no tiene síntomas y piensa que puede o pudo haber estado expuesta, es imporante que lo reporte a su médico para que le hagan los estudios necesarios, y la traten.

Gonorrea

Es altamente contagiosa. Frecuentemente (aunque no siempre) el hombre nota un flujo amarillento y molestia para orinar. Los signos de infección en la mujer pueden estar ausentes o manifestarse como flujo vaginal amarillento y, a veces, dolor en la parte baja del abdomen. Si sucede durante el embarazo y no se trata, puede causar conjuntivitis, ceguera y una infección generalizada en el feto.

Herpes genital

Esta infección puede transmitirse al bebé en el momento del parto, cuando pasa por el canal de nacimiento si hay infección activa en ese momento. Aunque el riesgo de infección no es muy alto, puede ser muy serio para el bebé si se infecta.

El herpes: lo bueno y lo malo

❧

Es posible que un hombre o una mujer tengan relaciones sexuales varias veces con otra persona infectada con el virus del herpes genital pero que nunca lo contraigan. Pero una mujer que no está infectada podría contraer el virus de una pareja infectada en la época menos conveniente de su vida: cuando está embarazada. Si el virus del herpes genital se transmite al bebé durante el momento del nacimiento, podría causarle a la criatura enfermedades serias e inclusive la muerte. Por ello, si una mujer tiene una infección activa de herpes cuando va a dar a luz, el nacimiento se hace por cesárea. De esa forma el bebito no se contagia.

Sífilis

La mujer que contrae sífilis puede pasar la infección al bebé si no se trata. Las consecuencias en el bebé pueden ser graves, incluyendo, entre otras: deformidades de los

help prevent contagion, but studies of these materials aren't as clear as those involving latex prophylactics in heterosexual relationships.

Knowledge of signs and symptoms is important because they might alert you to a problem. If you don't have symptoms but think you might have been exposed anyway, it's important to tell your doctor so he can perform the necessary tests, and treat the disease.

Gonorrhea

Gonorrhea is highly contagious. Frequently (although not always), the male notices a yellowish discharge and experiences difficulty urinating. The signs of infection in the woman may be absent, or manifest themselves as a yellowish vaginal discharge and, sometimes, as pain in the lower abdomen. If this occurs during the pregnancy and remains untreated, it could cause conjunctivitis, blindness, and a generalized infection in the fetus.

Genital herpes

Genital herpes can be transmitted to the baby upon delivery, when it passes through the birth canal, if there is an active outbreak of the infection at the time of birth. Although the risk of infection isn't very high, it could be very serious for the baby if it were to contract the infection.

Herpes: The good and the bad

It's possible for a man or a woman to have sexual intercourse several times with a person who is infected with the genital herpes virus, yet never contract it. But a woman who is not infected could contract the virus of an infected partner at the least convenient time in her life: when she is pregnant. If the genital herpes virus is transmitted to the baby during birth, it could cause serious diseases in the child and even death. Therefore, if a woman has an outbreak of herpes when she is about to give birth, a cesarean section will be performed. In that way, the baby will not be infected.

Syphilis

A woman who contracts syphilis can pass the infection on to the baby if she goes untreated. The consequences for the baby could be serious, including, among others: bone

huesos, daño al sistema nervioso y hasta alumbramientos de criaturas muertas. Estos daños se pueden evitar con el uso de antibióticos al comienzo del embarazo.

Clamidia

Esta es la infección venérea más frecuente en Estados Unidos. Si la embarazada ha tenido varias parejas sexuales, quizá el médico recomiende que se haga un cultivo (una muestra del flujo uretral o vaginal específicamente para clamidia) para descartar esta infección. Con mucha frecuencia esta enfermedad no causa ningún síntoma. Si esta enfermedad no se trata a tiempo, el bebé puede desarrollar una pulmonía o una infección en los ojos.

Mito: Hay que comer por dos

Esto tiene algo de cierto ya que se tiene a una criaturita en las entrañas . . . pero, la criaturita es muy pequeñita y sólo necesita el equivalente a 300 ó 500 calorías extras al día. El bebé a esta edad necesita alimentos que le proporcionen el calcio, el hierro, las proteínas y las vitaminas que le permitirán crecer sano. No necesita el pan dulce con chocolate, ni los churros, ni las fritangas. La embarazada idealmente debe de subir un máximo de veinticinco libras (o doce kilos) en los nueve meses . . . dará a luz a un bebé, no a un adulto.

Vaginitis

Vaginitis significa "inflamación vaginal", y no siempre se debe a contacto sexual con una pareja infectada. Nuevamente, puede dar o no dar síntomas. Sus causas son variadas. Cuando se debe a una infección, debe de tratarse con antibióticos. Entre las infecciones más comunes están las causadas por unas bacterias conocidas como *Gardnerella (también llamada Hemophilus) y Estreptococo*. Su detección es muy sencilla pero el médico debe tomar una muestra del flujo vaginal para examinar en el microscopio o enviar al laboratorio. El tratamiento es importante para prevenir el desarrollo de infección en el bebé (como pulmonía) o incluso ruptura temprana de las membranas que rodean al bebé, entre otras complicaciones.

Verrugas genitales

Las verrugas genitales son crecimientos (generalmente benignos) causados por un virus que se conoce como el Virus del Papiloma Humano y se abrevia en inglés (HPV— *Human Papilloma Virus*). Cuando son muy grandes, pueden bloquear o estechar el

deformities, damage to the nervous system, and even stillbirths. These dangers can be avoided by taking antibiotics in the early stages of pregnancy.

Chlamydia

This is the most frequent venereal disease in the United States. If the pregnant woman has had several sexual partners, her doctor might recommend that he or she take a culture (a test of the urethral or vaginal fluid that looks specifically for chlamydia) in order to rule out that infection. Often this disease does not cause any symptoms. If chlamydia goes untreated, the baby might develop a pulmonary infection, or an infection in the eyes.

Myth: You have to eat for two

℘

There is some truth to this, since now you have a little baby inside . . . but the baby is very small and only needs the equivalent of 300 to 500 extra calories a day. In addition, at this stage, the baby needs food that give it the calcium, iron, proteins, and vitamins that will enable it to grow in a healthy way. It doesn't need sweet rolls with chocolate, or *churros*, or fried foods. The pregnant woman should ideally gain a maximum of twenty-five pounds (or twelve kilos) during the nine months . . . after all, she is giving birth to a baby, not an adult.

Vaginitis

Vaginitis means "vaginal inflammation," and it is not always due to sexual contact with an infected partner. In addition, it doesn't necessarily cause any symptoms. Its causes are varied. When it is due to an infection, it should be treated with antibiotics. The more common infections are caused by certain bacterias known as *Gardnerella*, (also called *Hemophilus)* and *Streptococcus*. Detecting them is very simple, but your doctor should examine a sample of vaginal fluid under a microscope or send it to the laboratory. Treatment is important in order to prevent spreading the infection to the baby (like pneumonia) and/or premature rupture of the membranes that surround the baby, among other complications.

Genital warts

Genital warts are growths (generally benign) caused by a virus known as human papillomavirus infection, abbreviated HPV. When they are very large, they can block or nar-

canal de nacimiento por lo cual se requiere hacer el parto por cesárea. Ocasionalmente puede transmitirse a la criatura.

El virus VIH/SIDA

Sus posibilidades de haber contraído el virus del VIH o virus del SIDA aumentan cuando se han tenido varias parejas sexuales; o si usted o su compañero han usado drogas intravenosas, si su pareja sexual ha tenido relaciones con otro hombre, o si ha recibido transfusiones de sangre (especialmente antes de 1984, cuando se empezaron a hacer las pruebas para la detección del VIH). En los casos en que la mujer está infectada con el VIH, lo puede transmitir durante el embarazo o el parto al bebé. Aunque no tenemos una forma de eliminar el virus del cuerpo, hay varios estudios que muestran que si se diagnostica tempranamente en la madre, ciertos tratamientos pueden disminuir el riesgo de transmisión al bebé significativamente. Si existe alguna posibilidad de que haya estado expuesta al VIH, hágase la prueba, de preferencia, antes de embarazarse.

Llevo tres meses de embarazada y me siento bien, y aunque sé que mi esposo me quiere mucho, me preocupa que no me sea fiel. ¿Podría haber algún riesgo para el bebé? ¿Hay algo que pueda hacer para protegerlo?

Obviamente lo ideal sería que pudiera hablar con su esposo, que él le asegurara que sólo está con usted y que usted le creyera. De no ser el caso, para proteger a su bebé, podría usar preservativos de látex cuando tengan relaciones sexuales. Aunque no le ofrecen una garantía del 100 por ciento, le proporcionarán más protección que no usar nada. Si no se hizo la prueba de anticuerpos para el VIH antes de embarazarse o durante su embarazo, pídale a su médico que se la haga (para su tranquilidad mental). Aunque puede haber un período de hasta 6 meses entre la posible exposición al virus y que la prueba de sangre se vuelva positiva, sería poco probable que estuviera infectada si saliera negativa, y siempre se puede repetir, en unos meses. También comparta su preocupación con su obstetra, quien hará otros exámenes si lo considera necesario.

Hepatitis B y C

Las hepatitis B y C son infecciones causadas por dos virus diferentes. Se pueden transmitir por relaciones sexuales o si se está expuesto a sangre infectada. En Estados Unidos los bancos de sangre rutinariamente hacen la prueba para evitar el contagio a través de transfusiones sanguíneas. Pueden causar daños en el hígado de la madre y, si se contraen durante el embarazo—especialmente la hepatitis B—pueden causar daños en el hígado del bebé también. En casos muy severos, pueden incluso causar la muerte del bebé.

La infección por la hepatitis B puede prevenirse en más de un 95 por ciento si los

row the birth canal, requiring a cesarean delivery. They can occasionally be transmitted to the baby.

HIV/AIDS

The chances of having contracted the HIV virus, or AIDS, increase when you have had several sexual partners, or if you or your partner have used intravenous drugs, if your sexual partner has had sexual intercourse with another man, or if you have had blood transfusions (especially prior to 1984, when they began to do HIV testing on blood). In cases in which the woman is infected with HIV, she can transmit it to the baby either during pregnancy or at the time of birth. Although we do not have a way of eliminating the virus from the body at this time, there are various studies which show that if the mother is diagnosed early on, certain treatments can significantly decrease the risk of transmitting the virus to the baby. If there is a possibility that you have been exposed to HIV, take the test, preferably before getting pregnant.

> I am three months pregnant and I feel fine. Although I know my husband loves me very much, I'm worried that he may not always be faithful to me. Could this pose a risk to the baby? Is there something I can do to protect the baby?

Obviously, ideally, you should be able to talk to your husband, have him reassure you that he is only with you, and then you could believe him. If that isn't the case, in order to protect your baby, you could use latex condoms when you have sexual intercourse. Even though they don't provide a 100 percent guarantee, they offer you more protection than using nothing at all. If you didn't have an HIV test before becoming pregnant, or during the pregnancy, ask your doctor to do one (for your peace of mind). Even though there might be a period of up to six months between possible exposure to the virus and the blood test coming back positive, if it shows negative, it would be less likely that you've been infected. It can always be repeated in a few months. Share your concern with your obstetrician as well, who will do additional tests if he or she considers it necessary.

Hepatitis B and C

Hepatitis B and C are infections caused by two different types of virus. They can be transmitted by sexual intercourse or by exposure to infected blood. In the United States, blood banks regularly test for both to prevent transmission through blood transfusions. These diseases can damage the mother's liver. If contracted during pregnancy—especially hepatitis B—they could cause damage to the baby's liver too. In severe cases, they may even cause the baby's death. Hepatitis B infection is more than 95 percent pre-

bebés que están expuestos a ella reciben la inmuno globulina de la hepatitis B y la vacuna de la hepatitis B al nacimiento. Su médico tomará un examen de sangre de la madre para determinar si el antígeno de la superficie de la hepatitis B está positivo, esto indicaría infección y en ese caso haría lo necesario para proteger al bebé. El riesgo de la transmisión de la hepatitis C al bebé durante el embarazo parece ser pequeño excepto en la mujeres que también están infectadas con VIH. Actualmente no tenemos ni vacuna ni inmunoglobulina efectivas contra la hepatitis C.

Defectos genéticos

El color de la piel, la textura del pelo, el color de los ojos, los rasgos del rostro, la estatura, etc., son algunas de las características que recibimos de nuestros padres en el momento de la concepción a través de los llamados genes. La mezcla de los genes del padre y de la madre constituyen la herencia genética de la criatura, la cual a su vez, con el tiempo, será también transmitida a sus propios hijos.

Desafortunadamente, junto con lo bueno, podemos heredar lo malo. A veces, sólo se necesita que un gen esté defectuoso para que se desarrolle alguna enfermedad en la criatura. Por eso en los matrimonios entre personas que tienen una relación familiar cercana, la posibilidad de enfermedades hereditarias en los hijos de esa pareja es cuatro veces más grande que en la pareja promedio.

Predisposición genética

Cuando uno de los padres tiene un gen dominante de una enfermedad, hay un 50 por ciento de riesgo de que cada uno de sus hijos manifieste ese defecto.

Hay ciertos exámenes que se pueden hacer para detectar algunos de los problemas genéticos en el bebé. Si su médico piensa que sería conveniente en su caso, le recomendará que se haga una o más de las pruebas de detección prenatal. En ciertos casos la referirá a un consejero genético, que le explicará cuáles son los riesgos de tener una criatura con algún problema hereditario o genético y qué tanta información se puede obtener de las diferentes pruebas. Los riesgos aumentan en los siguientes casos:

Mujeres de más de treinta y cinco años y hombres de más de cincuenta años. Como mencioné anteriormente, tienen mayor posibilidades de tener un bebé con síndrome de Down.

ventable if exposed babies receive hepatitis B immunoglobulin and hepatitis B vaccine at birth. Your doctor will test you for hepatitis B surface antigen (a blood test) to detect infection and ensure proper prophylaxis of your baby if necessary. The risk of hepatitis C transmission to the baby during pregnancy seems to be small, except in women who are also infected with the HIV virus. At this time we do not have an effective hepatitis C vaccine or immunoglobulin.

Genetic defects

Skin color, hair texture, eye color, facial features, height, etc., are some of the characteristics we receive from our parents, at the time of conception, through our genes. The combination of father's and mother's genes constitute the baby's genetic inheritance, which, in time, will also be transmitted to his or her children.

Unfortunately, along with the good, we can also inherit the bad. Sometimes, it takes only one defective gene to develop into a disease in the baby. That is why marriages between close relatives have four times the risk of hereditary diseases compared to marriages between unrelated couples.

Genetic predisposition
🙂

When one of the parents has a dominant gene for a certain disease, there is a 50 percent risk that each one of his children will manifest that defect.

There are some tests that can be done to detect certain genetic problems in the baby. If your doctor feels that this is warranted in your case, he or she will suggest that you have one or more tests for prenatal detection. In certain instances your doctor will refer you to a geneticist, who will explain what the risks are in having a child with a certain hereditary or genetic defect, and how much information can be obtained through different tests. Risks are increased in the following cases:

Women over thirty-five and men over fifty. As I mentioned before, they run a higher risk of having a child with Down's syndrome.

Couples who have had a child with a genetic defect or families whose close relatives have had children with genetic defects.

Women with a history of repeated miscarriages or of stillbirths.

Parejas que hayan tenido un hijo con algún problema genético o en cuyas familias haya parientes cercanos que hayan tenido hijos con defectos genéticos.

Mujeres con antecedentes de abortos espontáneos repetidos o de muerte fetal al nacimiento.

Parejas que pertenecen a ciertos grupos que tienen una mayor predisposición de tener los genes para ciertas enfermedades. Por ejemplo, la enfermedad de Tay-Sachs que afecta predominantemente a las personas de ascendencia judía procedentes de Europa Central y Oriental; o la anemia falsiforme *(Sickle Cell Anemia)* en pacientes de la raza negra.

Embarazo ectópico

Esto quiere decir que el feto no está creciendo en el útero, sino en otra parte del abdomen o cavidad pélvica de la mujer, casi siempre en una de las trompas de Falopio. El riesgo en estos casos es de que estos tubos no están hechos para ampliarse con el crecimiento del feto y si el embarazo no se diagnostica tempranamente, puede causar ruptura de la trompa con sangrado dentro del abdomen. Afortunadamente la mayoría de los embarazos ectópicos se diagnostican antes de que causen problemas debido a que sus síntomas son muy característicos: un dolor abdominal agudo y repentino y/o sangrado vaginal. Es una emergencia médica. El tratamiento para remover al embrión de la trompa es quirúrgico. A veces es necesario quitar la trompa también.

¿Qué mujeres tienen mayor riesgo de tener un embarazo ectópico?

Las que han tenido infecciones pélvicas

Las que padecen de endometriosis

Las que se embarazan a pesar de tener un dispositivo intrauterino

Las que han tenido operaciones de las trompas de Falopío

Couples who belong to certain groups who have a greater predisposition toward carrying genes for certain diseases. For example, Tay-Sachs disease, which predominantly affects people of Jewish descent from Central and Eastern Europe; or sickle cell anemia, in African-American patients.

Ectopic pregnancy

An ectopic pregnancy means that the fetus is not growing in the uterus but in another part of the woman's body, almost always in one of the fallopian tubes. The risk in these cases is that these tubes are not made to expand with the growth of the fetus and, if the pregnancy is not detected early on, can rupture, causing internal abdominal bleeding. Fortunately, the majority of ectopic pregnancies are diagnosed before they can cause problems. Their symptoms are very characteristic: a sharp and sudden abdominal pain and/or vaginal bleeding. It is a medical emergency. It is treated surgically by removing the embryo from the tube. Sometimes it's necessary to remove the tube as well.

Which women run a greater risk of having an ectopic pregnancy?

Women who have had pelvic infections

Women who suffer from endometriosis

Women who become pregnant in spite of having an intrauterine device (IUD)

Women who have had their fallopian tubes operated on

Otros riesgos

Aborto espontáneo

La inmensa mayoría de los abortos espontáneos, o no provocados, tienen lugar antes de que el embarazo haya llegado a la semana decimosexta, en especial alrededor de la octava semana. Más de la mitad de los embarazos que no llegan a término se deben a trastornos en el embrión o feto que le impiden desarrollarse normalmente (por ejemplo, malformaciones en los cromosomas, que son parte de los genes, o sea del material del óvulo y del espermatozoide que forman el huevo). El resto se debe a complicaciones maternas o a circunstancias cuya causa se desconoce.

Cuando el desarrollo del feto es normal, hay factores maternos que pueden causar o contribuir al aborto. Entre ellos están:

enfermedades crónicas en la madre

malformación del útero materno

fibromas uterinos

progesterona baja (que es una hormona en la sangre)

tensión nerviosa

fiebre alta durante un período prolongado

golpes, lesiones o accidentes en general

debilidad del cuello del útero que se abre antes de que el embarazo haya llegado a su término; esto sucede especialmente en el segundo trimestre

Ante una amenaza de aborto espontáneo, sobre todo, hay que mantener la calma. Muchos síntomas que podrían ser los de un aborto espontáneo no son más que molestias normales del embarazo. No obstante, en caso de que note los siguientes síntomas, debe de llamar a su médico inmediatamente:

Cuando tiene sangrado con cólicos en la parte baja de su abdomen

Cuando el dolor es severo, incluso si no está sangrando

Si sangra mucho, como si estuviera menstruando, o si mancha durante varios días consecutivos

Si el sangrado es tan fuerte que debe cambiarse de toalla sanitaria cada hora, debe buscar ayuda de emergencia

Other risks

Miscarriage

The great majority of miscarriages, or noninduced abortions, take place before the pregnancy reaches the sixteenth week, especially around the eighth week. More than half of the pregnancies that do not come to term are a result of problems with the embryo or fetus that prevent normal development (for example, malformations of the chromosomes, which are part of the genes, found in the ovum and the spermatozoa that form the egg). The rest are due to maternal complications or to circumstances in which the cause is unknown.

When the fetus develops normally, there are maternal factors that still might cause or contribute to a miscarriage. Among them are:

chronic diseases in the mother

malformation of the uterus

uterine fibroid tumors

low progesterone (a hormone in the blood)

stress

high fever for a prolonged period of time

bruises, lesions, or accidents in general

a weakness in the cervix, which causes it to open before the pregnancy has come to term; this happens especially in the second trimester

When faced with the threat of miscarriage, above all, remain calm. Many symptoms that might be those of miscarriage are nothing more than the normal discomfort of pregnancy. Nevertheless, if you notice any of the following symptoms, you should call your doctor immediately:

if you have bleeding along with cramps in the lower part of the abdomen

if you have severe pain, even though you are not bleeding

if you are bleeding a lot, as though you were menstruating, or if you are spotting for several consecutive days

if the bleeding is heavy enough that you have to change sanitary pads every hour; this is an emergency, and you should call for help

Posibilidad de aborto espontáneo

🙰

Las posibilidades de aborto espontáneo aumentan con la edad de la embarazada. Mientras el riesgo es del 12 al 15 por ciento para una mujer de alrededor de veinte años, para una que ya ha cumplido cuarenta, es del 25 por ciento.

Anemia

Es una deficiencia en la cantidad de los glóbulos rojos (esto podría causar cansancio frecuente). Aunque puede tener varias causas, la más común es la deficiencia de hierro. Por ello se recomienda que coma alimentos que contienen hierro y que tome las vitaminas prenatales.

Medicamentos, hierbas y suplementos

🙰

Aunque se venda sin receta, no tome ningún suplemento o producto que sea hierba, vitamina, mineral, etc., sin consultar a su médico. Esto incluye la melatonina, el jengibre, tés de dieta, laxantes, etc.

Por ejemplo, varios obstetras recomiendan el jengibre para el control de la náusea durante los primeros tres meses de embarazo; pero otros recomiendan cierta dosis máxima por día. Por ello, durante su embarazo y durante la lactancia—aunque le haya funcionado a una amiga y ella se lo recomiende—no lo tome sin consultar a su médico.

Diabetes y diabetes gestacional

La diabetes se refiere a una elevación del azúcar o de glucosa en la sangre, por encima de los niveles normales. Hay una diferencia entre la mujer diabética que decide embarazarse y la mujer que sólo muestra síntomas de diabetes durante el embarazo; ésta se llama diabetes gestacional. La diabetes gestacional es una condición transitoria que termina con el parto. Se calcula que entre 2 y 5 por ciento de las embarazadas desarrollan diabetes gestacional en los Estados Unidos. Normalmente se desarrolla en la segunda mitad del embarazo cuando las hormonas producidas por la placenta contrarrestan los efectos de la insulina, la hormona producida por el páncreas (un órgano en el abdomen).

Aunque una mujer con diabetes gestacional tiene un riesgo más alto de desarrollar

Possibility of miscarriage
ᗅ

The possibility of miscarriage increases with the age of the pregnant woman. While the risk is around 12 to 15 percent for a woman around age twenty, a forty-year-old woman's risk is 25 percent.

Anemia

This is a deficiency in the number of red blood cells (which could cause increased fatigue). Even though this may have several causes, the most common is iron deficiency. This is why it is recommended that women eat food containing iron, and take prenatal vitamins.

Iron prescription medicines, supplements
ᗅ

Although they are sold without a prescription, do not take any supplement or product, whether herbal, vitamin, mineral, etc., without consulting your doctor. This includes melatonin, ginger, diet teas, laxatives, etc. For example, ginger is recommended by several obstetricians to control nausea during the first three months of pregnancy; but others recommend a certain maximum dose per day. For this reason, during pregnancy and while breast-feeding—even though they may have worked for a friend and she recommends them—don't take these products without consulting your doctor.

Diabetes and gestational diabetes

Diabetes refers to an elevation of the blood sugar or blood glucose above normal levels. There is a difference between a woman who is a known diabetic and decides to become pregnant and a woman who develops diabetes during pregnancy; this is known as gestational diabetes. Gestational diabetes is a temporary condition which clears up once the pregnancy is over. About 2 to 5 percent of women develop gestational diabetes in the United States. It usually develops in the last half of the pregnancy when the hormones made by the placenta counteract the effect of insulin, a hormone produced by the pancreas (an organ in the abdomen).

¿Quién tiene más probabilidad de desarrollar diabetes?

Los que tienen exceso de peso

Los que tienen historia familiar de diabetes

Los que tienen cuarenta años o más

Los hispanos, los indios americanos y los afroamericanos

Las mujeres que han dado a luz a un bebé de nueve libras o más

diabetes en el futuro, es más fácil controlar sus niveles de azúcar en la sangre durante su embarazo y que regresen a un nivel normal después del parto. En el caso de ambas formas de diabetes, es importantísimo tratar de controlar los niveles de azúcar en la sangre para evitar complicaciones.

El diagnóstico se establece con los niveles de glucosa en la sangre en ayunas. Se recomienda una prueba inicial entre las veinticuatro y las veintiocho semanas de embarazo. Esto se hace ingiriendo una bebida que contiene cincuenta gramos de azúcar y tomado una muestra de sangre una o dos horas más tarde. Cuando hay duda, se la hace con una prueba de tolerancia a la glucosa. La detección temprana y el manejo apropiado evitarán problemas potenciales para la madre y el bebé.

El tratamiento consiste en dieta y ejercicios. A veces se necesita insulina también. Durante el embarazo, no se recomiendan los hipoglicémicos orales (pastillas para la diabetes). Esto quiere decir que, si una mujer los tomaba antes de embarazarse, necesitará cambiar a insulina durante el embarazo.

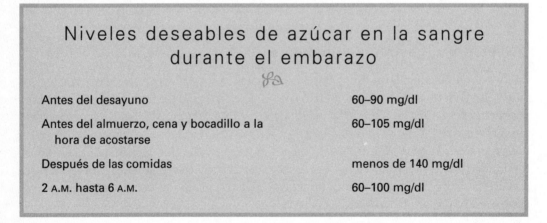

Niveles deseables de azúcar en la sangre durante el embarazo

Antes del desayuno	60–90 mg/dl
Antes del almuerzo, cena y bocadillo a la hora de acostarse	60–105 mg/dl
Después de las comidas	menos de 140 mg/dl
2 A.M. hasta 6 A.M.	60–100 mg/dl

Who is most likely to get diabetes?

People who are overweight

People with a family history of diabetes

People who are forty and older

Hispanics, Native Americans, and African Americans

Women who have delivered a baby of 9 lbs. or more

Even though a woman with gestational diabetes has a higher risk of developing diabetes in the future, her blood sugars are easier to control during pregnancy and go back to normal after delivery. In the case of either form of diabetes, it is of extreme importance to try to control the levels of blood sugar to prevent complications.

The diagnosis is established with fasting blood sugars. A screening test at twenty-four to twenty-eight weeks of pregnancy is recommended. This is done by giving the pregnant woman fifty grams of sugar in a drink and taking a blood sample one or two hours later. When in doubt, a glucose tolerance test follows. Early detection and appropriate management will avoid potential problems for mother and baby.

The treatment may consist of diet and exercise. Sometimes insulin is needed as well. During pregnancy, oral hypoglycemics (diabetes pills) are not recommended. This means that if a woman was taking them before getting pregnant, she will need to switch to insulin during the pregnancy.

Complications during delivery, and in the first days of the baby's life, include a

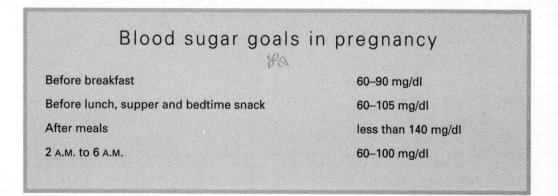

Blood sugar goals in pregnancy

Before breakfast	60–90 mg/dl
Before lunch, supper and bedtime snack	60–105 mg/dl
After meals	less than 140 mg/dl
2 A.M. to 6 A.M.	60–100 mg/dl

Riesgos durante el embarazo debidos a la diabetes

🙢

- aumento en el riesgo de aborto espontáneo

- aumento en el de riesgo de defectos al nacimiento: pequeños descoloramientos de la piel, dedo del pie palmado, anormalidades del corazón, espina bífida, labio leporino, fisura del paladar

- aumento en el riesgo de macrosomía (un bebé exageradamente grande)

Las complicaciones durante el parto, y en los primeros días de la vida del bebé incluyen un trabajo de parto más difícil si el bebé es muy grande (especialmente si la madre es pequeña), o la necesidad de una cesárea por esta razón. El bebé puede experimentar hipoglicemia (nivel bajo de azúcar en la sangre) en los primeros días o puede ser prematuro.

Lo que es importante recordar es que los riesgos y las complicationes pueden ser insignificantes si se controla la diabetes. Si tiene diabetes y piensa embarazarse, debe de mantener sus niveles de azúcar en la sangre bien controlados antes de concebir. Tendrá que medir sus niveles de azúcar en la sangre frecuentemente para lograr su meta. Esta disciplina y perseverancia le ayudarán a enfrentarse a la maternidad después del parto. Colaborando con su obstetra y su equipo, usted puede maximizar las probabilidades y las de su bebé de tener un embarazo sin complicaciones. ¡Usted puede hacerlo!

La diabetes es un problema de salud importantísimo entre los hispanos

🙢

- Aproximadamente uno de cada diez adultos hispanos tiene diabetes.

- Casi el 10 por ciento de los cubanoamericanos y los mexicanoamericanos tienen diabetes.

- Los hispanos tienen un riesgo de más de 300 por ciento de mostrar síntomas de diabetes.

- Aproximadamente un 25 por ciento de mexicanoamericanos y puertorriqueños entre las edades de cuarenta y cinco y setenta y cuatro años tienen diabetes, y cerca de 16 por ciento de cubanoamericanos en ese grupo tienen diabetes.

Risks of diabetes during pregnancy
❧

- Increased risk of miscarriage

- Increased risk of birth defects: small skin discolorations, webbed toe, heart abnormalities, spina bifida, cleft lip, and cleft palate

- Increased risk of macrosomia (an abnormaly large baby)

more difficult labor if the baby is very large (especially if the mother is petite) or a need to do a cesarean for this reason. The baby may experience hypoglycemia (low blood sugar) during the first few days or may be premature.

What is important to keep in mind is that the risks and complications can be negligible if you control your diabetes. If you have diabetes and you plan to get pregnant, you should get those blood sugars under good control before conception. You will need to measure your blood sugars frequently to achieve your goal. This discipline and perseverance will help you to deal with motherhood after delivery. By working with your doctor and his or her team, you can maximize your chances, and your baby's chances, of having a great pregnancy without complications. You can do it!

Diabetes is a major health problem among Hispanics
❧

- Approximately one in every ten Hispanic adults has diabetes.

- Nearly 10 percent of Cuban Americans and Mexican Americans have diabetes.

- Hispanics have more than a 300 percent higher chance of developing diabetes.

- Approximately 25 percent of Mexican Americans and Puerto Ricans between the ages of forty-five and seventy-four have diabetes, and about 16 percent of Cuban Americans in this age group have diabetes.

- Population studies among Hispanic women with diabetes show significantly higher death rates and complications during pregnancy.

- **Los estudios muestran una incidencia mucho más alta de muerte y complicaciones durante el embarazo en las mujeres hispanas con diabetes.**

- **Tanto los mexicanoamericanos como los puertorriqueños tienen una probabilidad dos veces más alta de tener diabetes que la población general.**

Preeclampsia o toxemia

Sucede en el último trimestre del embarazo y se desconoce la causa. Los síntomas incluyen presión sanguínea por encima de 140 sobre 90, aumento excesivo de peso, presencia de proteínas en la orina y retención de líquidos (con inflamación en las manos, los tobillos y los pies). La presión alta es peligrosa, en casos severos pueden causar convulsiones y otros problemas. A veces es necessario inducir el parto o hacer cesárea aun antes de que el embarazo llegue a su término.

Sangrado vaginal

Si se produce antes de la semana vigesimaoctava, esto podría ser una advertencia de un aborto inminente. Después de esta etapa, significaría que la placenta (que es lo que mantiene a la criatura con vida) está sangrando, y de ser así el médico seguramente hará estudios para verificar la posición de la placenta. Pero **independientemente de cuando se presente, el sangrado vaginal requiere que usted llame a su médico de inmediato**.

Madre con Rh negativo (ver Capítulo 2, incompatibilidad sanguínea)

Si usted pertenece al 15 por ciento de las personas que tienen Rh negativo en su sangre, sólo podría tener problemas si dá a luz un bebé con Rh positivo, aunque estos riesgos son mínimos en el primer parto. En ese caso, le inyectarían a usted inmunoglobina anti–Rh para impedir complicaciones en embarazos futuros.

Estadísticas de riesgos
🙢

- **Los embriones, fetos y bebés del sexo masculino tienen mayor riesgo de enfermedad que los del sexo femenino.**

> • Both Mexican Americans and Puerto Ricans are twice as likely as the general population to have diabetes.

Preeclampsia or toxemia

Preeclampsia occurs in the last trimester of pregnancy. Its cause is unknown. Symptoms include blood pressure of 140 over 90, excessive weight gain, the presence of proteins in the urine, and fluid retention (with inflammation of the hands, ankles, and feet). High blood pressure is especially dangerous, and in severe cases it may cause seizures or other problems. Sometimes it is necessary to induce labor or to perform a cesarean even before the pregnancy reaches full term.

Vaginal bleeding

If vaginal bleeding occurs prior to week twenty-eight, it could be a warning of impending abortion. After that stage, it could mean that the placenta (which is what is keeping the baby alive) is bleeding. If that is the case, your doctor will surely perform tests to verify the position of the placenta. But **regardless of when it occurs, if you have vaginal bleeding call your doctor immediately.**

Mothers with Rh negative (see Chapter 2, incompatible blood types)

If you belong to the 15 percent of the population that has Rh negative in your blood, you would have problems only if you gave birth to an Rh positive baby. These risks are minimal in the first pregnancy. However, you should receive an injection of anti–Rh immunoglobin in order to prevent any complications with future pregnancies.

Statistics on risks

🙊

• Male embryos, fetuses, and babies run a greater risk of disease than females.

• In the United States, the risk for a woman having to have a cesarean birth is 21.1 percent (on the average). The probability of this increases with age, to 35 percent for pregnant women thirty-five or older.

- En los Estados Unidos el riesgo de que una mujer tenga que dar a luz por cesárea es de un 21.1 por ciento (en promedio). Esa probabilidad aumenta con la edad a más de un 35 por ciento para las embarazadas de treinta y cinco años o mayores.

- Mientras que para una embarazada de veinte años el riesgo de que su bebé nazca con el síndrome de Down es de 1 en 10,000, para una mujer de cuarenta y cuatro años este riesgo sube a 1 en 38.

- Ciertos estudios sugieren que los hombres que están expuestos a sustancias químicas tóxicas en su trabajo (como los anestesiólogos, los pilotos de aviones jet y los investigadores submarinos) tienen más probabilidades de tener hijos varones que hembras.

- La tasa nacional de mortalidad infantil (entre el momento del nacimiento y el primer año de edad) es de 10.1 muertes por cada 1,000 nacimientos de bebés vivos en Estados Unidos.

Exámenes prenatales

Los avances de la medicina nos permiten determinar si el bebé padece de ciertos problemas genéticos antes del nacimiento. Estas pruebas se recomiendan en las mujeres en quienes se sospecha que pueden tener mayor riesgo de tener criaturas con problemas.

Amniocentesis

Casi siempre se realiza entre la semana decimoquinta y la decimoctava para determinar si existen anormalidades en los cromosomas (como en le caso del síndrome de

Indicaciones para amniocentesis

Tener treinta y cinco años de edad o más

Haber tenido un bebé con un defecto al nacimiento (defecto congénito)

Tener un defecto congénito

Tener una pareja con un defecto congénito

Tener diabetes (en ciertas mujeres)

- For a pregnant woman of twenty, the risk of her baby being born with Down's syndrome is 1 in 10,000. For a woman of forty-four, the risk increases to 1 in 38.

- Certain studies suggest that men who are exposed to toxic chemicals at work (like anesthesiologists, jet pilots, and deep sea divers) have a higher probability of having male children than female.

- The national rate of infant mortality (from birth through the first year) is 10.1 deaths for every 1,000 live births in the United States.

Prenatal tests

Medical advances allow us to determine whether the baby suffers from certain genetic problems before birth. These tests are recommended for women who suspect that they may run the greatest risk of having babies with problems.

Amniocentesis

Amniocentesis is almost always done between the fifteenth and the eighteenth week in order to determine whether there are abnormalities in the chromosomes (as in the case with Down's syndrome) and/or in the development of the fetus (as in the case of malformations of the central nervous system). If there are serious problems with the baby, the parents have the option of interrupting the pregnancy at that time. The test

Indications for amniocentesis

Being thirty-five years of age or older

Having had a baby with a birth defect

Having a birth defect

Having a family history of birth defects

Having a partner with a birth defect

Having diabetes in certain women

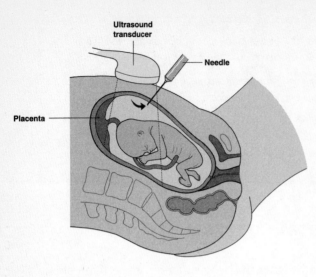

Amniocentesis

Down) y/o en el desarrollo del feto, (como en el caso de malformaciones del sistema nervioso central). Si existen problemas serios con el bebé, los padres tienen la opción de interrumpir el embarazo en ese momento. La prueba consiste en la inserción de una aguja muy delgadita a través del abdomen que llega al saco amniótico, de donde se extrae una onza del líquido que rodea al feto. El líquido se estudia en el laboratorio y toma de tres a cuatro semanas para obtener la información. Aunque no es doloroso, puede ser incómodo. Los riesgos son mínimos e incluyen, entre otros, sangrado, infección y en 1 de cada 100 a 200 mujeres, existe el riesgo de aborto.

Ultrasonido

El ultrasonido no causa dolor y sólo dura unos minutos. Se puede realizar en cualquier etapa del embarazo. El médico o técnico en ultrasonido mueve el transductor sobre la parte baja del vientre de la mujer. También se pueden obtener las imágenes introduciendo el transductor dentro de la vagina.

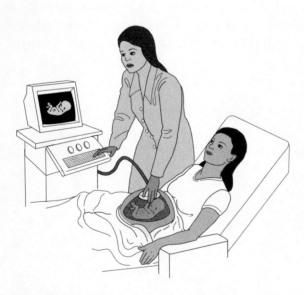

Ultrasonido

Nos encantaría saber si es niña o niño. ¿Es posible saber con seguridad con un ultrasonido?

consists of the insertion through the abdomen, of a very delicate needle which penetrates the amniotic fluid, and extracts an ounce of the liquid surrounding the fetus. (Refer to the diagram.) The liquid is studied in the laboratory and it takes from three to four weeks to obtain the information. Even though it is not painful, it can be uncomfortable. The risks are minimal and include, among others, bleeding, infection, and, in one out of 200 women, the risk of miscarriage.

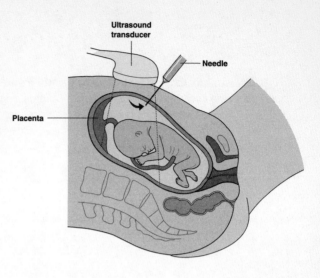

Amniocentesis

Ultrasound

Ultrasound is painless and takes just a few minutes. It can be done at any stage of pregnancy. It's done by having the doctor or technician move the transducer across the woman's lower abdomen. Pictures can also be obtained by introducing the transducer into the vagina.

We would love to know whether it's a girl or a boy. Is it possible to find this out with any certainty by means of an ultrasound?

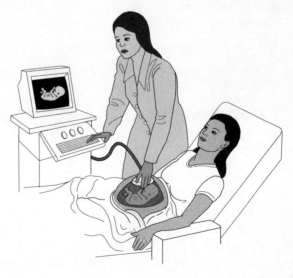

Even though it's not one of the indications for the performance of an ultrasound, when the procedure is done for other reasons, the test can often tell you whether it is a boy or a girl. However, it is not 100 percent accurate. If you manage to

Ultrasound

Ultrasonido

El ultrasonido usa ondas de sonido de alta frecuencia para crear "imágenes del feto estáticas o con movimiento, en la pantalla de un monitor, usando una cámara. Funciona por medio de las ondas de sonido emitidas por un transductor (pequeño aparato portátil); al enviar esas ondas, se producen "reflejos" o ecos al pasar por el feto y así forman una imagen.

Razones para llevar a cabo un ultrasonido

El propósito del ultrasonido puede variar según las etapas del embarazo. Las razones perdominantes son las siguientes:

Determinar la edad y el tamaño del feto

Determinar la posición, el movimiento, la respiración y la actividad del corazón del feto

Determinar la fecha del parto

Ayudar con los procedimientos como la amniocentesis

Determinar la cantidad de líquido amniótico

Determinar la posición de la placenta

Determinar ciertas anormalidades (i.e., defectos de nacimiento, anormalidades de la placenta, anormalidades del utero, etc.)

Determinar el número de fetos

Aunque ésa no es una de las indicaciones para hacer un ultrasonido, cuando se hace por otras razones frecuentemente se logra ver si es un varoncito o una hembrita, pero no es exacto en un 100 por ciento de los casos. Si se logra ver que es niño, se sabe que es niño, pero si no se ve el pene, podría tratarse de una niña o de un niño que tenía su piernita u otra parte de su cuerpo tapándolo a la hora del ultrasonido. Si se requiere hacer por otras razones, la amniocentesis es muy precisa para determinar el sexo del bebé.

Ultrasound

The ultrasound uses high-frequency sound waves to create pictures of the fetus either in motion, on a TV monitor, or in still frames, using a camera. It works by sending out sound waves with a transducer (small hand-held device); those sound waves bounce off the fetus and create an image.

Reasons for doing an ultrasound

The purpose of the ultrasound may vary at different stages of the pregnancy. They include:

Determining the age and size of the fetus

Determining fetal position, movement, breathing, and heart rate

Determining the due date

Assisting with procedures like amniocentesis

Determining the amount of amniotic fluid

Determining the location of the placenta

Determining certain abnormalities (i.e., birth defects, placental abnormalities, uterine abnormalities, etc.)

Determining the number of fetuses

see that it's a boy, you can tell it's a boy. But if you can't make out the penis, it might be a girl, or simply a boy who had his leg or another part of his body covering the genitals at the time of the ultrasound. However, amniocentesis, if required for other reasons, is very precise in determining the sex of the baby.

Muestra coriónica

También detecta anormalidades de los cromosomas y la presencia de ciertas enfermedades genéticas hereditarias. Se hace extrayendo un pedacito del tejido de la placenta insertando un tubito a través del cuello de la matriz por vía vaginal. Sólo toma unos minutos si se obtiene la muestra en el primer intento. Sin embargo, a veces es necesario insertar el catéter varias veces para obtener el tejido. Las ventajas sobre la amniocentesis son de que se puede hacer entre las semanas novena y undécima y el resultado se obtiene en menos de una semana. Las desventajas son de que tiende a ser doloroso para algunas mujeres, es menos preciso que la amniocentesis y tiene un grado de riesgo de aborto lige-ramente mayor.

Examen de la sangre materna para la alfafetoproteína

Esta prueba detecta el nivel de alfafetoproteína en la sangre de la madre. La alfafetoproteína se abrevia AFP y es una substancia producida por el feto. Un nivel alto puede indicar problemas tan graves como espina bífida (un defecto congénito en el cual una parte de una, o más, vértebras no se desarrolla completamente, dejando o un segmento de la médula espinal descubierta) o una anencefalia (la falta del cerebro, de la parte superior del cráneo y de la médula espinal) al nacimiento y hasta algo tan sencillo como la presencia de gemelos. Si es bajo, podría indicar alguna deficiencia cromosómica como el síndrome de Down. Sólo 1 ó 2 de cada 50 mujeres cuyo nivel de alfafetoproteína es alto en una lectura inicial tienen riesgos de que el feto esté afectado.

Riesgo debido a la falta de cuidados prenatales

❧

Los bebés nacidos de madres que no recibieron cuidados prenatales tienen tres veces más posibilidades de morir en el primer año de vida que los bebés de aquellas madres que recibieron una atención médica completa.

El récord de la embarazada más vieja del mundo pertenece a la italiana Rossana Della Corte, quien en julio de 1994 dió a luz a un hijo a la edad de sesenta y tres años.

Chorionic villus sampling

This test also detects abnormalities in the chromosomes as well as the presence of certain hereditary genetic diseases. It is done by inserting a small tube through the cervix, via the vagina, and using it to extract a small piece of the placenta tissue. If the sample is obtained during the first attempt, the procedure takes only a few minutes. But, sometimes it is necessary to insert the catheter several times in order to obtain the tissue. Advantages over amniocentesis are that it can be done between the ninth and eleventh weeks, and that the results can be obtained in less than a week. Disadvantages are that it tends to be painful for some women and is less precise than the amniocentesis. In addition, there is a slightly higher risk of abortion.

Testing the mother's blood for alpha-fetoprotein

This test detects the level of alpha-fetoprotein in the mother's blood. Alpha-fetoprotein is abbreviated as AFP, and is a substance produced by the fetus. A high level may indicate problems as serious as spina bifida (a congenital defect in which part of one or more vertebra fails to develop completely, leaving a portion of the spinal cord exposed) or anencephaly (absence at birth of the brain, top of the skull, and spinal cord) or something as simple as the presence of twins. If it is low, it might indicate a chromosomal deficiency such as Down's syndrome. Only one to two of every fifty women who show a high level of alpha-fetoprotein in the initial reading run a risk that the fetus might be affected.

Risk due to lack of prenatal care

🙎

Babies born to mothers who did not receive prenatal care have a three times higher risk of dying during the first year of life than babies born to mothers who received thorough medical attention.

The world's record for the oldest pregnant woman belongs to an Italian, Rossana Della Corte, who in July 1994, at age sixty-three, gave birth to a son.

Proteja a su bebé

Los vicios y los gustos

Síndrome-fetal por el alcohol
✌

De todas las causas de defectos de nacimiento, el síndrome debido a la exposición del feto al alcohol es el que se puede prevenir con mayor facilidad.

Alcohol

Su abuso puede afectar seriamente el desarrollo del feto. Como no se sabe con certeza cuál es la cantidad de alcohol que puede ser dañino, lo mejor es evitar las bebidas alcohólicas durante el embarazo.

Si usted tiene problemas de alcoholismo, busque ayuda de inmediato (idealmente antes de embarazarse). Puede llamar a Alcohólicos Anónimos en su área o pedirle ayuda a su médico. Si ya está embarazada, recuerde que cuando usted se emborracha, el feto también lo hace. Si el alcohol puede causar daño a un hígado formado en el adulto, imagínese el daño que le puede hacer a una criaturita cuyos órganos, incluyendo el cerebro, estan en vías de formación. Los daños pueden ser irreversibles y pueden incluir retraso mental.

Un embarazo sobrio
✌

Un grupo de médicos que considera que hasta pequeñas cantidades de alcohol durante el embarazo pueden afectar el desarrollo fetal, protestaron en relación a un libro que aseguraba que no hay peligro si se toma un vaso de vino al día durante el embarazo. Investigaciones recientes realizadas en la Universidad de Pittsburg han encontrado que en varios de los recién nacidos de madres que tomaron menos de un vaso de bebidas alcohólicas durante su embarazo, los pequeñines tenían menor peso, estatura y IQ (inteligencia) de lo considerado como promedio normal. Según la doctora Patti Munter, directora ejecutiva de la Organización Nacional del Síndrome-Fetal por alcohol, las indicaciones del libro *Para su salud: dos médicos exploran los beneficios del vino en la salud*—de los doctores David Whitten y Martin Lipp— podrían causar un daño irreparable a millones de niños.

Protecting your baby

Vices and habits

Fetal alcohol syndrome
✣

Of all the causes of birth defects, the syndrome resulting from exposure of the fetus to alcohol is the one that is easiest to prevent.

Alcohol

Alcohol abuse may seriously affect the development of the fetus. Since it is not certain what amount of alcohol may be damaging, it's best to avoid alcoholic beverages during pregnancy.

If you have problems with alcoholism, seek help immediately (ideally before becoming pregnant). You can call Alcoholics Anonymous in your area or ask your physician for help. If you are already pregnant, remember that whenever you get drunk, the fetus experiences the same effects. If alcohol can cause liver damage in an adult, imagine the damage that can be done to a tiny baby whose organs, including the brain, are just forming. The damage may be irreversible, and could include mental retardation.

A sober pregnancy
✣

One group of physicians who consider that even small quantities of alcohol imbibed during pregnancy may affect fetal development protested a book that guaranteed that there was no danger in drinking a glass of wine a day during pregnancy. Recent investigation done at the University of Pittsburgh showed that several of the newborns of mothers who drank less than one glass of alcoholic beverages per day during their pregnancy weighed less, were shorter, and had a lower IQ (intelligence quotient) than is considered average. According to Dr. Patti Munter, the executive director of the National Organization of Fetal-Alcohol Syndrome, the statements in the book *Your Health: Two Doctors Explore the Health Benefits of Wine*—written by Drs. David Whitten and Martin Lipp—could cause irreparable damage to millions of children.

Si está embarazada, evite las bebidas alcohólicas. Reserve las celebraciones con alcohol para después del parto. Si tiene problemas de alcoholismo, consulte a su médico, el hacerlo no es un signo de debilidad, es un signo de responsabilidad.

Drogas

Las madres que usan drogas durante el embarazo ponen en peligro la salud y la vida de sus bebés. Los bebés de madres adictas a la cocaína o al "crack", por ejemplo, nacen con esa adicción, plagados de tremendos problemas de salud, a veces, con defectos de nacimiento irreparables, como la carencia de cerebro.

Para la embarazada no hay "droga fuerte" ni "droga suave"; cualquier droga es dañina para ella y para el bebé. La marihuana, que muchos equivocadamente consideran como inofensiva, puede producir problemas cardíacos y cerebrales en la criatura.

Si está embarazada, evite todas las drogas.

Las drogas y el embarazo

- Un 15 por ciento de las mujeres que están en edad de tener hijos (entre los quince y los cuarenta y cuatro años) abusan de sustancias adictivas en Estados Unidos. De ellas, un 44 por ciento han probado marihuana y un 14 por ciento han aspirado cocaína por lo menos una vez durante su embarazo.

- Se calcula que 375,000 bebés están expuestos a drogas dañinas cada año en Estados Unidos. Esto se debe a que 1 de cada 10 madres consumen drogas ilegales.

- Las mujeres que usan cocaína en los primeros meses de su embarazo aumentan cinco veces el riesgo de que sus bebés desarrollen defectos de las vías urinarias.

- La atención médica de un bebé adicto al crack, causada por su exposición durante el embarazo, cuesta alrededor de $100,000 durante sus tres primeros meses de vida en Estados Unidos.

Cigarrillo

Aunque usted haya visto a celebridades como Melanie Griffith fumando durante el embarazo, no la imite. El fumar disminuye la cantidad de oxígeno que necesita su bebé para su desarrollo normal y aumenta la cantidad de bióxido de carbono, nicotina y alquitrán en su sangre, que también pasan a su bebé. Los bebés de madres fumadoras nacen más pequeños

If you are pregnant, refuse alcoholic beverages. Reserve the celebrations with alcohol for after the pregnancy and when you have stopped breast-feeding. If you have problems with alcoholism, consult your doctor. Doing so is not a sign of weakness, it's a sign of responsibility.

Drugs

Mothers who use drugs during pregnancy put their health and the health of their babies at risk. Babies of mothers addicted to cocaine or "crack," for example, are born with that addiction, and plagued by terrible health problems and irreparable birth defects, perhaps even the lack of a brain.

As far as the pregnant woman is concerned, there is no "strong drug" or "mild drug"; *any* drug is harmful to her and to her baby. Marijuana, which many mistakenly consider harmless, can cause the baby to have cardiac and cerebral disorders.

If you are pregnant, say no to all drugs.

Drugs and Pregnancy

- Fifteen percent of women of childbearing age (between fifteen and forty-four years old) in the United States abuse addictive substances. Of those, 44 percent have tried marijuana and 14 percent have used cocaine at least once during their pregnancy.

- It is estimated that 375,000 babies in the United States are exposed to harmful drugs every year. This is due to the fact that 1 out of every 10 mothers has taken illegal drugs.

- Women who use cocaine during the first months of pregnancy run a five times greater risk of their babies developing urinary tract defects.

- Medical attention in the United States for a baby addicted to crack, resulting from exposure during pregnancy, costs around $100,000 during the first three months of life.

Smoking

Even though you have seen celebrities like Melanie Griffith smoke during pregnancy, don't follow her example. Smoking reduces the amount of oxygen the baby needs for normal development and increases the amount of carbon dioxide, nicotine, and tar in

y tienen más posibilidades de nacer prematuramente. El fumar también aumenta las posibilidades de aborto, malformaciones congénitas y muertes del bebé después del parto.

Casi tan importante es que su compañero no fume tampoco. La exposición al humo del cigarrillo también puede afectarle a usted y a su bebé.

Dígale NO al humo del cigarrillo (y al del puro y la pipa también)

✌

La mayoría de las futuras mamás saben que fumar durante el embarazo es peligroso para la criatura que esperan, pero hay nuevas investigaciones que aseguran que el estar cerca de otra persona que fuma también es peligroso. Se ha comprobado que el inhalar el humo de los cigarrillos que fuman otras personas a su alrededor también llega a través de la sangre de la embarazada al feto, y después del nacimiento su bebé inhala el humo directamente. Hay estudios que muestran la presencia de una forma desintegrada de nicotina en al pelo y en la sangre de las mamás y los recién nacidos expuestos al humo de otros fumadores (humo de segunda mano).

Idealmente dejará de fumar antes de embarazarse, pero si no lo ha hace, nunca es demasiado tarde. No se dé por vencida; trate otra vez. Un buen ejercicio mental que la ayudará a dejar el cigarrillo es imaginarse que su bebé está fumando e inhalando ese humo cada vez que usted fuma. Algunas embarazadas han recurrido a métodos como la hipnosis, la acupuntura o el parche de nicotina, pero si se decide probar uno de estos es esencial que lo consulte primero con su doctor.

No piense que una vez que nace el bebé no le afectará si usted fuma. Durante la etapa de la lactancia, el cigarrillo sigue siendo peligroso, pues la nicotina se pasa de la sangre de la mamá hacia la leche. Además el humo del cigarrillo de usted o de su compañero puede aumentar los riesgos de infecciones repiratorias en el pequeñín.

Medicamentos

Durante su embarazo las únicas medicinas que usted debe tomar son aquéllas que le ha recetado su médico o las que usted ya tomaba y que han sido aprobadas por él o ella. Los ingredientes de las medicinas que usted toma—como todo lo que ingiere—podrían atravesar la placenta y es como si el feto también las tomara.

Para los malestares comunes del embarazo (mareo, náuseas, dolores, estreñimiento, ansiedad, insomnio, nerviosidad) trate de recurrir a remedios naturales aprobados por su médico y no a medicamentos.

your bloodstream. It is also passed along to your baby. Babies of mothers who smoke are born smaller and have a greater chance of premature birth. Smoking also increases the possibility of abortion, congenital malformations, and death of babies following their birth.

> ## Say NO to cigarette smoke
> ## (and to cigars and pipes as well)
>
> The majority of future mothers know that smoking during pregnancy is dangerous for the baby they're expecting, but new research assures us that being around someone who is smoking is also dangerous. It has been proven that inhaling others' cigarette smoke also reaches the fetus through the mother's bloodstream, and following the birth, the baby inhales the secondhand smoke directly. There are studies that show the presence of a disintegrated form of nicotine in the hair and bloodstream of mothers and newborns exposed to other people's cigarette smoke.

It is almost as important that your partner not smoke as well. Exposure to secondhand cigarette smoke may also affect you and your baby.

Ideally, you will stop smoking before becoming pregnant, but if you haven't done so, it's never too late. Try again. A good mental exercise that will help you give up smoking is to imagine that your baby is smoking and inhaling all of your smoke. Some pregnant women have resorted to methods such as hypnosis, acupuncture, or a nicotine patch, but if you decide on these, it is essential that you consult your doctor first.

Don't think that once the baby is born it won't be affected by your smoking. During the breast-feeding period, cigarettes continue to be dangerous, since nicotine is transferred from the mother's blood through the milk. Besides, your cigarette smoke, or that of your partner, may increase the risk of respiratory illnesses in the infant.

Medicines

During your pregnancy, the only medicines you should be taking are those prescribed by your doctor, or those that you used to take, and that have been approved by him or her. The ingredients of the medicines you take—like everything you ingest—could penetrate the placenta, in which case the fetus is ingesting it too.

For common discomforts of pregnancy (dizziness, nausea, pains, constipation, anxiety, insomnia, nervousness) try to use natural remedies approved by your doctor, not medicines.

Medicina peligrosa
✍

Un investigador de la Universidad de Michigan advirtió que cuando las mujeres embarazadas toman una medicina común para controlar la presión alta, que contiene inhibidores de la angiotensina (en inglés *ACE inhibitors*), se podrían causar daños considerables en los riñones de los recién nacidos. Esto no significa que si tiene presión alta antes o durante su embarazo, no debe de tomar medicina. Lo que significa es que si está planeando embarazarse y está tomando una medicina para su presión (o cualquier otro problema médico) debe de consultar a su doctor(a) para que le cambie la medicina a una que no le afecte al bebé (como la metildopa en el caso de la presión). No suspenda las medicinas recetadas por su médico sin consultarlo antes. Eso también podría ser peligroso.

Si consulta a su médico acerca de cualquier problema, él o ella le podrá recetar medicinas que no le afecten a su bebé. Siempre siga las instrucciones. No tome más que la cantidad indicada.

En cuanto a las medicinas que se venden sin receta, no tome ninguna sin consultar a su médico. Aunque usted crea que una medicina tan común como la aspirina es inofensiva, puede no serlo durante el embarazo.

Si tiene algún problema como hipertensión o diabetes, o está tomando cualquier medicina regularmente, lo ideal es que consulte a su médico cuando está planeando embarazarse. Si ya está embarazada, consulte a su médico de inmediato. Hay medicinas que no deben de suspenderse súbitamente. Su médico podría cambiarlas por otras que no tienen riesgos o tienen menores riesgos para su bebé.

Cafeína

Algunos estudios han correlacionado el exceso de cafeína con malformaciones de nacimiento. Sin embargo, estudios más recientes que han analizado el consumo equivalente de dos a tres tazas de café al día, no parecen corroborar esto. La Administración de Drogas y Alimentos (que se conoce como FDA) ha tomado una posición conservadora al respecto. Recomienda que, si la mujer embarazada desea ingerir bebidas o alimentos con cafeína, evite ingerir más del equivalente a tres tazas de café al día.

Algunos médicos recomiendan que la embarazada substituya los productos con cafeína (como son el café, el mate y algunos refrescos y tés) con bebidas similares descafeinadas, o con jugos de frutas naturales o agua mineral.

Si usted tiene la costumbre de tomar café, y decide que lo quiere dejar, como es un

Dangerous medicine

A University of Michigan researcher warned that a common medicine containing ACE inhibitors, if taken by pregnant women to control high blood pressure, may cause considerable damage to the kidneys of newborns. This doesn't mean that if you had high blood pressure before, or during, your pregnancy, you shouldn't take your medicine. What it does mean is that, if you are planning on becoming pregnant and are taking medicine for high blood pressure (or any other medical problem), you should consult your doctor so that he or she can change your medicine to one that does not affect the baby (such as methyldopate in the case of high blood pressure). Don't stop taking any medicine prescribed by your doctor without consulting him beforehand. This could also be dangerous.

If you consult your doctor about any problem, he or she can prescribe medicines that will not affect your baby. Always follow the instructions. Don't take any more than the amount indicated.

Regarding medicines that are sold over-the-counter without a prescription—don't take anything without consulting your doctor. Even though you think a medicine as common as aspirin is not harmful, it may be during pregnancy.

If you have a problem like hypertension or diabetes, or if you are taking any medicine on a regular basis, it is ideal to consult your doctor when you are planning on getting pregnant. If you are already pregnant, consult your doctor immediately. There are medicines that should not be stopped all of a sudden. Your doctor might substitute them with others that either pose no risk, or pose fewer risks to your baby.

Caffeine

Some studies have found a correlation between the excess of caffeine and birth defects. Nevertheless, more recent studies with the equivalent of two to three cups of coffee a day don't seem to corroborate that. The Food and Drug Administration (FDA) has adopted a conservative stance on the subject. They recommend that, if a pregnant woman wants to consume drinks or foods containing caffeine, she should avoid ingesting more than the equivalent of three cups of coffee a day.

Some doctors recommend that the pregnant woman substitute those products containing caffeine (like coffee, *mate*, and some soft drinks and teas) with similar decaffeinated beverages, or with natural fruit juices or mineral water.

If you are in the habit of drinking coffee and you decide that you want to stop, be-

Una tacita, por favor
✿

La Asociación Médica Americana ha indicado que el uso moderado de la cafeína en las mujeres embarazadas no aumenta el riesgo de aborto espontáneo. Según un estudio realizado por el Dr. James L. Mills y sus colegas de los Institutos Nacionales de la Salud, no se encontró evidencia de que el uso moderado de la cafeína (no más de tres tazas al día) aumente el riesgo de aborto espontáneo o lleve a un retraso en el crecimiento intrauterino, o cause microcefalia (cabeza pequeña) en los fetos de mujeres embarazadas.**¡Pero cuidado!, tres tazas de café americano equivalen a una sola tacita de café cubano.**

Y recuerde que el mate también tiene cafeína.

estimulante, quizá note un cambio en su nivel de energía al principio, pero es por un corto tiempo. El hacer más ejercicios y comer pequeñas cantidades de alimentos más frecuentemente le ayudarán a mantener su nivel de energía habitual.

Factores ambientales

Mascotas

Como los gatos pueden transmitir un parásito que se conoce como *Toxoplasma gondii* que puede causar una infección (toxoplasmosis) en la mamá, y esta infección podría causar un aborto espontáneo o dañar al bebé durante el embarazo, se recomienda que siempre se lave las manos después de jugar con el gato, que limpie bien las áreas por donde él camina y que use guantes cada vez que vaya a limpiar su cajita (ya que el parásito se puede encontrar en su materia fecal). Estas recomendaciones deben seguirse aunque su gato sea limpísimo y muy elegante.

El toxoplasma también se encuentra en la carne cruda. Tenga las mismas precauciones en la cocina cuando la prepare, y asegúrese de que esté bien cocida antes de que se la coma.

Just one cup, please
❧

The American Medical Association reports that moderate use of caffeine by pregnant women does not increase the risk of miscarriage. According to a study done by Dr. James L. Mills and his colleagues at the National Institutes of Health, no evidence was found proving that moderate use of caffeine (no more than three cups per day) increases the risk of miscarriage or causes a delay in intrauterine growth, or microcephaly (small head) in the fetuses of pregnant women. **But be careful! Three cups of American coffee are equivalent to one little cup of Cuban coffee or espresso.**

And remember that *mate* contains caffeine too.

cause it is a stimulant you might notice a change in your energy level at first, but it's only for a short while. Exercising more and eating small quantities of food more frequently will help you maintain your accustomed level of energy.

Environmental factors

Pets

Since cats can transmit a parasite known as *Toxoplasma gondii,* which can cause an infection (toxoplasmosis) in the mother, and that infection can cause a miscarriage or harm the baby during the pregnancy, it is recommended that you always wash your hands after playing with a cat. You should thoroughly wash all areas frequented by the cat, and use gloves every time you clean the litter box (since the parasite may be found in cat feces). These instructions should be followed even if your cat is extremely clean and well groomed.

Toxoplasma is also found in raw meat. Take the same precautions in the kitchen when you prepare it, and ensure that meat has been well cooked before eating it.

Accidentes caseros

Muchas mujeres creen que, a pesar de acarrear con ellas un vientre de varias libras de peso y sentirse más agotadas y menos ágiles que de costumbre, pueden seguir comportándose en casa (y fuera de ella) como si fueran atletas.

Ojo con su medio ambiente

🌿

Un reporte proveniente de la Universidad de Yale indica que las mujeres que viven cerca de un sitio de acumulación de desechos tóxicos tienen más posibilidades de tener niños con defectos al nacimiento. Aunque se sospecha desde hace tiempo, este estudio es el primero en ofrecer una prueba concreta de esta relación.

En primer lugar, tenga en cuenta que el centro de equilibrio de su cuerpo es diferente ahora, ya que su centro de gravedad la impulsa hacia adelante. Las articulaciones (rodillas y tobillos sobre todo) están ligeramente más débiles que de costumbre, lo que aumenta la propensidad a las caídas. Aunque sea ligero, existe cierto riesgo con cuaquier caida especialmente si cae de frente.

Por eso, si se cae—aunque se sienta bien y crea que no se ha hecho daño—debe comunicárselo al médico; él o ella decidirá si es necesario hacer algún estudio.

El cansancio también puede disminuir su estabilidad y su estado emocional y psicológico (i.e., con preocupaciones debidas al embarazo, etc.) pueden restarle atención a lo que hace.

Afortunadamente, el bebé que está en su interior está muy resguardado por la propia naturaleza. El bebé está rodeado de un eficiente sistema protector—líquido amniótico, membranas, fibras musculares del útero y hasta huesos y músculos de la cavidad abdominal y pélvica—que absorben los golpes y los movimientos. Esto no significa que los golpes y lesiones profundas no puedan tener un impacto desastroso en usted y su criatura. Si ése ha sido el caso, usted lo notará con la presencia de sangrado vaginal, dolor en el abdomen, contracciones del útero o goteo del líquido amniótico.

En algunos casos, el exceso de actividad del feto luego de un accidente puede ser un signo de que la criatura ha sufrido alguna conmoción cerebral. En estos casos, es esencial que le avise a su médico de inmediato o que se dirija con urgencia a un departamento de emergencia.

Aunque usted sea una persona muy pulcra, ésta es una etapa en que debe resignarse a que hay ciertos trabajos caseros más importantes que otros. Es importante que acepte que en su estado quizás no pueda dedicar el mismo tiempo y energía de siempre al cuidado de su hogar. Alguien (ya sea de la familia o una ayudante contratada tempo-

Household accidents

Despite carrying around a belly weighing several additional pounds, and despite feeling more exhausted and less agile than usual, many women believe that they can keep on behaving as if they were athletes at home (and outside).

Pay attention to the environment

A report from the Yale University indicates that women who live near toxic waste sites have a greater chance of giving birth to children with birth defects. Even though this has been suspected for some time, this study is the first to offer concrete proof of this relationship.

In the first place, keep in mind that your body's equilibrium is different now, since your center of gravity is propelling you forward. The joints (above all the knees and ankles) are slightly weaker than usual, which increases the likelihood of falling. Even though it is slight, a certain risk exists with any fall taken by a pregnant woman, especially if she falls forward.

For this reason, if you fall—even if you feel fine and don't think you've hurt yourself—you should tell your doctor; he or she will decide whether it's necessary to perform any tests.

Fatigue can decrease your stability and your emotional and psychological state (i.e., worries about the pregnancy, etc.) and can take your attention away from what you are doing.

Fortunately, the baby inside you is quite protected by nature itself. The baby is surrounded by an efficient protective system—amniotic fluid, membranes, muscular fibers of the uterus, and even the bones and muscles of the abdominal and pelvic cavity—which absorbs bruises and movements. This does not mean that deep bruises and lesions can't have a disastrous impact on you and your baby. If this is the case, you will notice it by means of vaginal bleeding, pain in the abdomen, uterine contractions, or the leakage of amniotic fluid.

In some cases, excessive activity on the part of the fetus following an accident might be a sign that the baby has suffered a concussion. In these cases, it is essential to advise your doctor immediately, or go to an emergency room right away.

Even if you are a very fastidious person, this is a time where you should accept the fact that certain household tasks are more important than others. It is important to accept that, in your condition, you might not be able to dedicate the same time and energy as

ralmente) puede ayudarla con la limpieza, o se puede comprar la lavadora y/o la secadora con la(s) que siempre ha soñado (algo que le resultará de gran utilidad después de la llegada del bebé).

Trabajo de jornada completa

❧

El embarazo es un trabajo de veinticuatro horas al día durante nueve meses. Recuérdelo, por si se siente cansada.

Preparación la casa

Alrededor de la semana trigésima sexta, si trabaja fuera de casa, estará disfrutando de su permiso en el trabajo por el embarazo y es el momento ideal—si no tiene que guardar reposo absoluto o si no se siente demasiado cansada—para dedicarse a la tarea de preparar la casa para la llegada del bebé. Estos son algunos consejos básicos:

- Acepte la ayuda de alguna amiga, de su compañero o de un familiar para poner en orden todo lo que haya que arreglar y para que usted no se eche encima todo el peso de los preparativos

- Recuerde, al limpiar la casa y decorarla, que no debe mover muebles ni cargar objetos pesados que puedan provocarle un problema o, al menos, un parto prematuro

- Llene su refrigerador con alimentos fáciles de preparar, o que se conserven en el congelador, como el pan o verduras

- Compre artículos como papel de baño, detergentes, pañales, limpiadores y cosas que le serán útiles en el hogar después del parto, cuando tenga menos tiempo de ir al mercado

- Dedique un cuarto de la casa, si es posible, solamente al bebé, pero esto no es absolutamente necesario (sobre todo teniendo en cuenta que a muchas mamás les gusta tener la cuna de su bebé dentro de su propia habitación en los primeros meses)

- Si puede, dedique una habitación de su vivienda a todo lo relativo al bebé, un sitio que además de dormitorio, le sirva de lugar de juegos, de descanso, de comedor, de baño y de vestidor

usual to taking care of your home. Someone (either a family member or a temporary helper) can assist you with cleaning, or you can buy the washer and/or dryer you've always dreamed of (something that will be very useful after the arrival of the baby, anyway).

A full-time job

℘

Pregnancy is a twenty-four hour-a-day job for nine months. Remember that, in case you feel tired.

Preparing your home

Around week thirty-six, if you work outside the home, you should be enjoying your maternity leave from work, and this is the ideal time—unless you are confined to total bed rest, or you feel too tired—to dedicate yourself to the task of preparing your home for the baby's arrival. Here is some basic advice:

- Accept the help of a friend, your partner, or a family member to put everything in order, and to see that you don't take on the entire task of the preparation yourself

- Remember, while cleaning the house and decorating you shouldn't move furniture or carry heavy objects; these activities could cause problems, or at the very least, a premature birth

- Fill your refrigerator with food that's easy to prepare, or that can be frozen, such as breads and vegetables

- Buy things like toilet paper, detergent, diapers, cleaning supplies, and things that will be useful in the home when, after the birth, you have less time to go to the market

- Dedicate one room in the house, if possible, solely to your newborn, although this is not absolutely necessary (especially when you consider that many mothers want to have their baby's crib in their room for the first few months)

- If you can, dedicate a room in your house for everything related to the baby—a place that, in addition to being a bedroom, can serve as a playroom, a nap room, and for use as a dining room, bathroom, and dressing room

Myrka de Llano Loynaz . . .

presentadora de "Primer Impacto"

❧

Mi única hija, Alexa Carolina, nació el 30 de diciembre de 1993. La peor experiencia de mi embarazo fue el malestar mañanero, con el que pasé cinco meses. Hacía de todo lo que me decían (las galletitas, jarabes) y nada. . . . Bajé de peso porque lo único que comía era cereal y jugo de toronja. Me sentía tan mal que cuando llegaba a casa del trabajo, me bañaba, me tiraba en la cama y sólo decía, "Dios mío, que me pueda dormir para no sentirme tan mal".

Pero después de los cinco primeros meses, me sentí muy bien. Comía de todo, me veía bien y me sentía maravillosamente desde el punto de vista emocional. Definitivamente, del quinto al octavo mes fue la mejor etapa de mi embarazo.

De mi embarazo aprendí que lo mejor de todo es estar activa el mayor tiempo que se pueda. Yo trabajé hasta el último día ¡y se me rompió la fuente mientras hacía una entrevista! Aunque te sientas mal, trabajando el tiempo pasa más rápidamente.

Cuando salga embarazada de nuevo, lo que quiero hacer es más ejercicio. Yo nadé y caminé bastante, pero hubiera podido hacerlo más. Mientras más activa esté la embarazada, mejor es para todo. El parto se facilita más, estás más saludable, no aumentas tanto de peso y te sientes mejor en general. Para el próximo, pienso seguir levantando pesas (con la supervisión de mi entrenador y mi doctora, por supuesto), haciendo aeróbicos y caminando lo más posible.

Mi mejor consejo a las primerizas es que si están comiendo saludablemente y haciendo algún tipo de ejercicio, no se preocupen por aumentar demasiado de peso. Cuando yo llegué al octavo mes y me veía el vientre tan grande, pensaba que nunca más iba a lucir como antes. Disfruten de su embarazo, porque es un momento muy lindo en la vida de una mujer y aunque parezca largo, sólo dura nueve meses. . . .

Myrka de Llano Loynaz . . .

hostess of "Primer Impacto"

₭

My only daughter, Alexa Carolina, was born on December 30, 1993. The worst experience of my pregnancy was the morning sickness, which lasted five months. I did everything I was told (crackers, syrups) and nothing. . . . I lost weight because all I could eat was cereal and grapefruit juice. I felt so ill when I got home from work that I would bathe, throw myself on the bed, and say, "Dear God, please let me sleep so that I won't feel so sick."

But after the first five months, I felt fine. I ate everything, I looked good and, emotionally, I felt fabulous. Definitely, the fifth to the eighth months of my pregnancy were the best.

I learned from my pregnancy that the best thing is to keep as busy as possible. I worked until the last day, and my water broke during an interview! Even though you may not feel great, working makes time go by faster.

What I plan to do the next time I get pregnant is to exercise more. I swam and walked quite a lot, but I could have done more. The more active you are when you're pregnant, the better everything goes. The delivery is easier, you're healthier, you don't gain so much weight, and you feel better all around. For my next one, I plan to continue weightlifting (naturally, under the supervision of my trainer and my doctor), doing aerobics, and walking as much as possible. My best advice to first timers is that, if they are eating healthily and doing some type of exercise, they don't need to worry about gaining too much weight. When I got to the eighth month and saw such a huge stomach, I thought I'd never look the same again. Enjoy your pregnancy, because it is a beautiful moment in a woman's life and, though it may seem long, it only lasts nine months. . . .

Capítulo 4

El peso, la dieta y el ejercicio

Cuestiones "de peso" en el embarazo

Si está en sobrepeso, es conveniente bajar de peso antes de quedar embarazada, ya que no se recomiendan las dietas de reducción durante el proceso de espera del bebé. No piense que eso de que ahora tiene que "comer por dos" o "por uno y medio" le da permiso para llegar a un peso desproporcionado. De acuerdo al Colegio Americano de Obstetras y Ginecólogos, la embarazada sólo debe aumentar entre veinticinco y treinta y cinco libras en el transcurso de los nueve meses. Si la mujer está muy delgada al inicio del embarazo, podría aumentar hasta cuarenta libras.

La mayoría de las mujeres se preocupan de su peso durante el embarazo—si están subiendo demasiado, si no están subiendo suficiente. Por eso es importante que le pregunte a su médico en su caso particular, cuánto debería de subir y en qué período de tiempo.

Pésese cada semana. Idealmente su aumento de peso debe ser gradual. Se calcula que se suben alrededor de diez libras en las primeras veinte semanas y una libra cada semana de allí en adelante. Cuando la alimentación es insuficiente, el bebé puede tener más problemas al nacimiento.

Chapter 4

Weight, Diet, and Exercise

Weight issues during pregnancy

If you are overweight, it's a good idea to lose weight before getting pregnant, since weight-loss diets are not recommended during pregnancy.

Don't think that, just because you are "eating for two" or for "one-and-a-half," that you now have permission to reach a disproportionate weight. According to the American College of Obstetricians and Gynecologists, a pregnant woman should gain only between twenty-five and thirty-five pounds during the nine-month period. If the woman is very thin at the onset of pregnancy, she may be able to gain up to forty pounds.

The majority of women worry about their weight during pregnancy—whether they are gaining too much, or not enough. That's why it is important to consult your doctor regarding your particular case—as to how much you should gain, and over what period of time.

Weigh yourself each week. Ideally, your weight gain should be gradual. It is estimated that women gain around ten pounds in the first twenty weeks, and one pound every week thereafter. When you don't eat enough, or when you eat poorly and there are insufficient nutrients, the baby might experience more problems at birth.

Es preferible tratar de no aumentar mucho hasta el cuarto mes, ya que hasta ese momento el aumento de peso es el resultado de la acumulación de líquidos y grasa en los tejidos maternos. Después del quinto mes, el aumento de peso se debe al aumento de peso en el útero, la placenta, el líquido amniótico y el bebé.

Distribución del aumento de peso en el embarazo a término

Útero	2 libras
Placenta	1½ libra
Líquido amniótico	2 libras
Bebé	6 a 8 libras
Grasa, líquidos, etc., en la mamá	4 a 6 libras

Acerca de la alimentación

Recuerde que lo que usted come es lo que alimenta a su bebé. Así que el llevar una dieta sana y balanceada es especialmente importante ahora. La cantidad de calorías que se aumentan al día en promedio es de 300 a 500 calorías adicionales, si no estaba en sobrepeso antes de embarazarse, y varía dependiendo de qué tan activa es usted. Pero su médico podría recomendarle 800 calorías diarias adicionales si está baja de peso o menos de 300 calorías extras al día si está en sobrepeso, y le hablará acerca de la cantidad y la calidad de los alimentos.

Si la futura mamá cuida que su nutrición sea completa y saludable, si hace ejercicios y si reduce la tensión durante los nueve meses de la espera, estará aumentando las posibilidades de que su bebé llegue al mundo en un excelente estado de salud. Obviamente que el llevar hábitos de vida saludables aún antes de embarazarse es lo ideal, y harán que los cambios no sean tan marcados durante los nueve meses de la gestación.

Entre los hábitos saludables de la vida diaria, ya hemos hablado de la cafeína, el alcohol y las drogas en el Capítulo 3. Éstas son algunas recomendaciones adicionales:

It is preferable to try not to gain too much weight until the fourth month since, up until this time, weight gain is due to the accumulation of fluid and fat in the maternal tissues. After the fifth month, weight gain is due to the increase in weight inside the uterus, the placenta, the amniotic fluid, and the baby itself.

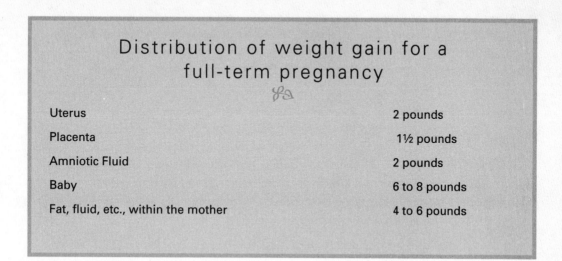

Distribution of weight gain for a full-term pregnancy

Uterus	2 pounds
Placenta	1½ pounds
Amniotic Fluid	2 pounds
Baby	6 to 8 pounds
Fat, fluid, etc., within the mother	4 to 6 pounds

About nutrition

Remember that what you eat is what is feeding your baby. So maintaining a healthy and balanced diet is especially important now. The number of calories you consume each day should be increased by 300 to 500, if you were not overweight prior to becoming pregnant. This will vary somewhat, depending on how active you are. But your doctor might recommend 800 additional calories per day if you are underweight, or less than 300 extra calories per day if you are overweight. He or she will also advise you on the amount and the nutritional content of the food you eat.

If the mother-to-be follows a diet that is healthy and complete, if she exercises and reduces stress during the nine months of pregnancy, she will increase the possibility that her child will be born in excellent health. Obviously, maintaining healthy habits before getting pregnant is ideal, therefore making the changes less drastic during the nine months of pregnancy.

Among the healthy habits of everyday life, we have already spoken about caffeine, alcohol, and drugs in Chapter 3. Here are some additional recommendations:

Mito: Los primeros bebés siempre llegan tarde

❦

Aunque es frecuente que las primerizas tiendan a dar a luz un poco después de la fecha calculada para el parto, no siempre es así. Varía de mujer a mujer y, a veces, de parto a parto. De hecho se puede relacionar un poco más a la duración de los períodos menstruales. Si tiende a tener sus reglas cada treinta días, es posible que dé a luz un poco más tarde que si tiende a tener sus reglas cada veintisiete días.

Planeación su dieta

- Procure comer más o menos a la misma hora todos los días, en un ambiente tranquilo y sin apuros. Debido al crecimiento del vientre, muchas embarazadas encuentran que el comer pequeñas cantidades varias veces al día, es lo que les funciona mejor

- No piense que porque comió demasiado un día, al otro debe ayunar; esto no es conveniente para la embarazada. Idealmente su régimen debe ser regular y constante

- Prepárese comidas sencillas, con pocas salsas, condimentos y aderezos

- La mejor manera de comer carne y pescado es preparándolos al horno, a la plancha o a la parrilla. Use condimentos naturales como limón, aceite de oliva virgen, un poco de sal y hierbas y polvos como laurel, comino, cilantro, albahaca y pimienta

En general

❦

Coma despacio, masticando cuidadosamente todos los alimentos

La variedad y la calidad son especialmente importantes

No use su embarazo como excusa para comer demasiado y subir excesivamente de peso

Coma suficiente. Si no lo hace, podría poner en peligro las posibilidades de la supervivencia del bebé al inicio del embarazo o podría resultar en un bebé de bajo peso

Myth: The first child always arrives late

Although the first child is frequently born a little after the projected due date, this is not always the case. It varies from woman to woman, and sometimes from pregnancy to pregnancy. Actually, it can be linked in a closer way to the length of the menstrual period. If you tend to have your period every thirty days, it's possible that you might give birth a little later than if you have your period every twenty-seven days.

Planning your diet

- Try to eat more or less at the same time every day, in an unhurried, stress-free environment. Due to the growth of the womb, many pregnant women find that eating small amounts several times a day works best for them

- Don't think that, because you ate too much one day, you should fast the next; this is not good for a pregnant woman, as her ideal diet should be regular and constant

- Prepare simple meals, with few sauces, condiments, and seasoning

- The best way to eat meat and fish is baked, broiled, or grilled. Use natural seasonings such as lemon, virgin olive oil, a little salt, and herbs such as laurel, cumin, parsley, sweet basil, and pepper

In general

Eat slowly and carefully chew all your food

Variety and quality are especially important

Don't use your pregnancy as an excuse to overeat and gain too much weight

Don't undereat, this could endanger your baby's chance of survival early in pregnancy and can result in a small baby

Verduras

- Incluya diariamente por lo menos una taza de verdura de hoja verde en el almuerzo o la comida, como pueden ser el brócoli, las espinacas, el berro, los espárragos, las lechugas y los pimientos verdes, entre otros. Todos contienen tres elementos que a usted le hacen mucha falta: vitaminas A y C y ácido fólico

- Otras verduras que no deben faltar son algunas tan populares como la remolacha o betabel, el aguacate, la col, las zanahorias, la coliflor, el maíz y los tomates, entre otros

- Procure incluir en su alimentación verduras crudas (después de lavarlas y cepillarlas a conciencia) porque contienen más nutrientes. Muchas veces, al cocinar las verduras, las metemos en agua y las calentamos a tales temperaturas que las despojamos de ingredientes nutritivos. Pero si su estómago es incapaz de digerir las verduras crudas, procure usar poca agua para hervirlas y no deseche esa agua, úsela como base de alguna sopa o puré. ¡Esa agua está llena de nutrientes!

Ácido fólico

❧

Todas las mujeres que están en edad de la reproducción, deben aumentar su consumo de ácido fólico como un método para prevenir defectos de nacimiento en sus hijos, de acuerdo al Departamento de Salud Pública de los Estados Unidos. Se piensa que una deficiencia de ácido fólico—un tipo de vitamina B que se encuentra en frutas, vegetales verdes, frijoles y granos—tiene que ver con defectos neurológicos como la espina bífida y la anencefalia. Se ha sugerido que se tome diariamente 1 miligramo de ácido fólico, (que es lo que contienen las vitaminas prenatales) aunque muchas mujeres embarazadas podrían tomar más de esa cantidad, ya que sus dietas frecuentemente no contienen suficiente ácido fólico.

Frutas

- No se olvide de las frutas. Mínimo dos frutas al día (bien lavaditas) y, nuevamente, de preferencia crudas por la misma razón que mencioné antes

Vegetables

- Include at least a cup of leafy green vegetables in your daily diet, either at lunch or at dinner. Some of these are broccoli, spinach, watercress, asparagus, lettuce, green pepper, etc. They all contain three elements that you really need: vitamin A, vitamin C, and folic acid

- Don't leave out other popular vegetables such as beets, avocados, cabbage, carrots, cauliflower, corn, tomatoes, etc. These should be eaten *in addition to* the leafy green ones

- Try to eat as many of your vegetables raw as you can (after thoroughly washing and scrubbing them) because they contain more nutrients. Many times, when cooking vegetables, we place them in water and heat them to such a degree that we eliminate their nutritional properties. However, if your stomach is incapable of digesting raw veggies, try to steam or boil them in just a little water, and instead of throwing that water out, use it as a base for soup or puree. That water is full of nutrients!

Folic acid

℀

According to the Department of Health Services in the United States, all women of childbearing age should increase their consumption of folic acid as a means of preventing birth defects in their children. It is believed that a deficiency in folic acid—a type of vitamin B found in fruits, green vegetables, beans, and grains—is related to neurological defects such as spina bifida and anencephaly. It has been recommended that one take 1 milligram of folic acid a day, which is the amount in prenatal vitamins, although many pregnant women can take more than that amount since, frequently, their regular diet does not contain enough folic acid.

Fruits

- Don't forget your fruit! Eat at least two items of fruit per day (well washed). Again, it is preferable to eat them raw, for the same reasons as above

Carbohidratos (azúcares)

- Incluya una buena dosis de carbohidratos complejos, varios de ellos con un alto contenido de fibra. La dieta de la embarazada no está completa sin estos

- No deje de incluir uno de los siguientes en cada comida; las lentejas, la leche, las pastas, el arroz, los boniatos o camotes, las tortillas de maíz, los frijoles de soya, los cereales de desayuno (avena, cebada) o el pan integral de trigo o centeno, entre otros

- Incluya también alimentos que son ricos en carbohidratos, como la lechuga, el apio, la col, la alcachofa, la papa, la zanahoria, la remolacha y las frutas en general

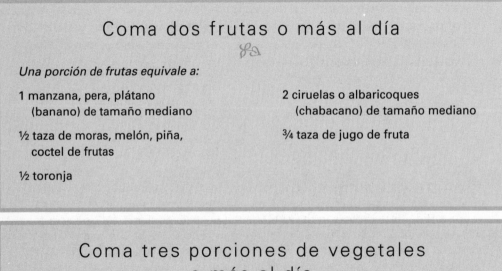

Coma dos frutas o más al día

❧

Una porción de frutas equivale a:

1 manzana, pera, plátano (banano) de tamaño mediano

½ taza de moras, melón, piña, coctel de frutas

½ toronja

2 ciruelas o albaricoques (chabacano) de tamaño mediano

¾ taza de jugo de fruta

Coma tres porciones de vegetales o más al día

❧

Una porción de vegetales equivale a:

½ taza de brócoli, zanahorias, judías verdes (ejotes), calabacitas, pimientos, espincas, guisantes (chícharos), maíz

½ taza de lechuga cruda, ensalada de verduras, col

½ taza de salsa de tomate

1 papa, boniato (camote) de tamaño mediano

½ aguacate de tamaño mediano

Carbohydrates (sugars)

- Be sure to include a good dose of complex carbohydrates, several of which should have a high fiber content. The pregnant woman's diet is not complete without them

- Don't forget to include some of the following in each meal: lentils, milk, pastas, rice, sweet potatoes, corn tortillas, soy beans, breakfast cereals (oats, barley) whole grain wheat or rye bread, etc.

- Include other foods rich in carbohydrates, such as lettuce, celery, cabbage, artichokes, potatoes, carrots, beets, and most fruits

---

Eat two or more servings of fruits a day
✌

One serving of fruits is equivalent to:

1 medium apple, pear, banana

½ cup berries, cantaloupe, pineapple, fruit cocktail

½ grapefruit

2 medium plums or apricots

¾ cup of fruit juice

Eat three or more servings of vegetables a day
✌

One serving of vegetables is equivalent to:

½ cup broccoli, carrots, green beans, zucchini, bell peppers, spinach, peas, corn

½ cup raw lettuce, green salad, cabbage

½ cup tomato sauce

½ cup vegetable juice

1 medium potato, sweet potato

½ medium avocado

Coma siete o más porciones de pan y cereal al día

Una porción equivale a:

1 rebanada de pan integral o enriquecido	1 taza de cereal de desayuno
1 tortilla de maíz o harina	½ taza de harina de avena
5 galletas	½ taza de "granola"
½ "bagel"	1 panqueque o "waffle" de 4 pulgadas
1 panecillo o "muffin"; bollo o "biscuit"	½ taza de arroz o pasta
1 pan árabe de trigo integral	½ bollo de hamburguesa o de "hot dog"

Grasas

- ¡No evite todas las grasas! Aunque no lo crea, ¡las grasas, en moderación, son buenas para las embarazadas! Estas sustancias son ricas en las vitaminas A y D y proveen mucha de esa energía que será tan necesaria en el momento del parto. Pero no se acostumbre demasiado a ellas, porque después que dé a luz va a tener que reducir notablemente su consumo si quiere volver a ponerse la misma ropa de antes de salir en estado

- Evite el exceso de grasas en general, pero especialmente de grasas saturadas, por ejemplo, las de procedencia animal, ya que tienden a aumentar el colesterol en la sangre

- Evite las fritangas, los embutidos y los alimentos muy cremosos. Es mejor que coma las grasas que vienen en los productos naturales como el aguacate y los mariscos, y que use aceite vegetal (de olivo, por ejemplo). Si come carne, deseche las partes más grasosas. Así obtiene más beneficios con menos calorías

Proteínas

- Coma todos los días un alimento que sea rico en proteínas, como son las carnes rojas, aves, huevos, pescado, quesos, legumbres, frijoles, lentejas y garbanzos. Las proteínas son importantes para la formación de los músculos

Eat seven or more servings of bread and cereals a day

One serving is equivalent to:

1 slice of whole grain or enriched bread	1 cup dry cereal
1 corn or flour tortilla	½ cup oatmeal or grits
5 crackers	½ cup granola
½ bagel	1¼-inch pancake or 4-inch waffle
1 muffin or biscuit	½ cup rice or pasta
1 whole wheat pita	½ hamburger or hot dog bun

Fats

- Don't avoid all fats! Even though you might not believe this, fats, in moderation, are good for pregnant women! These substances are rich in vitamins A and D and provide a lot of the energy that is so necessary at the time of birth. But don't get too used to them because, after you give birth, you are going to have to noticeably reduce their consumption if you want to wear the clothes you wore before you got pregnant

- Avoid excess fats in general, but especially saturated fats, like animal fats, which tend to increase cholesterol levels in the blood

- Avoid fried foods, canned foods, and creamy foods. It is preferable to eat fats that come from natural foods such as avocado and shrimp, and to use vegetable oil (olive oil, for example). If you eat meat, discard the fatty portions. That way you will receive greater benefits with fewer calories

Proteins

- Eat one food that is rich in protein every day, such as red meat, poultry, eggs, fish, cheese, vegetables, beans, lentils, or garbanzos. Proteins are important for muscle formation

Coma dos o más porciones de carne o sus equivalentes al día

Una porción equivale a:

3 onzas de pollo, pescado, pavo

3 rebanadas de salchichonería

3 onzas de jamón, carne magra de res, ternera, cordero o cerdo

3 onzas de hamburguesa o biftec (bistec)

2 onzas de salchicha

3 onzas de costilla de cerdo o de embutido

1 taza de frijoles secos, horneados o refritos

1 taza de lentejas cocidas o en sopa

1 taza de tofu

½ taza de nueces

4 cucharadas de manteca de cacahuate (maní)

Recuerde, es más saludable evitar las fritangas y los alimentos grasosos. Esto es muy importante si no quiere aumentar demasiado peso.

Líquidos

- Beba leche durante el embarazo para ayudar a que su niño tenga huesos y dientes sanos. Se recomiendan cuatro porciones de leche o sus derivados al día durante el embarazo. Si no le gusta o no le cae bien, puede sustituirla por yogur, queso o helado. El consumo de calcio es extremadamente importante. Se recomienda un mínimo de 1000 miligramos diariamente para proteger los dientes de la mamá y prevenir la toxemia. Si no puede tolerar la leche, tome suplementos de calcio

- Tome de seis a ocho vasos de agua al día (aunque pocos lo hacemos); las embarazadas no pueden pasar esto por alto. Si no le gusta mucho el agua, endúlcela con un poco de jugo de vegetales o de frutas

Conservas (productos enlatados)

- Evite en lo posible comer demasiados productos "de lata", aunque es conveniente tener en casa algunas latas de comidas en conserva para cuando se sienta muy cansada o para los días posteriores al embarazo. Muchas de estas

Eat two or more servings of meat or meat alternatives a day

ॐ

One serving is equivalent to:

3 ounces chicken, fish, turkey

3 slices lunch meat

3 ounces ham, lean beef, veal, lamb, or
  pork

3 ounces hamburger, steak

2 ounces frankfurters

3 ounces spare ribs or sausage

1 cup dried, baked or refried beans

1 cup cooked lentils, or in soup

1 cup tofu

½ cup nuts

4 tablespoons peanut butter

Remember, it is healthier to avoid fried and greasy foods. This is especially
important if you do not want to gain too much weight.

Liquids

- Drink milk during pregnancy to help ensure your baby will have healthy bones
  and teeth. Consuming four servings of milk or milk products is recommended
  on a daily basis throughout your pregnancy. If you don't like milk, you can
  replace it with yogurt, cheese, or ice cream. If you can't digest milk products,
  look for those that are labeled "lactose reduced." Calcium intake is extremely
  important. A minimum of 1000 milligrams daily is recommended to protect
  the mother's teeth and prevent toxemia. If you cannot tolerate milk, take
  calcium supplements

- Drink between six and eight glasses of water a day (a good recommendation
  for all of us). This is something that pregnant women can't overdo. If you don't
  like water very much, sweeten it with a bit of vegetable or fruit juice

Canned foods

- Avoid eating canned foods as much as possible, although it is convenient to
  have some canned food items at home when you feel very tired, or in

Consuma cuatro porciones o más de leche o productos lácteos al día

Una porción equivale a:

1 taza de leche, suero de leche, (o jocoque), yogur sencillo

1½ onzas (2 rebanadas) de queso mozzarella, queso bajo en grasa

¾ taza de requesón (queso cottage), yogur congelado, helado

1 taza de queso de soya o leche de soya enriquecida

Pueden ser sin grasa o bajos en grasa.

conservas contienen sustancias (preservativos, etc.) que no son precisamente saludables

- Evite también los alimentos congelados, que, en su mayoría, tienen muchos aditivos y químicos

Los alimentos que debe de evitar

- Aquellos que usted sabe que la hacen aumentar de peso fácilmente
- El exceso de comidas azucaradas, dulces y postres en almíbar
- Alimentos con mucha sal
- Huevos crudos, pescado crudo o carnes crudas
- Mariscos de agua dulce (por el riesgo de contaminación con insecticidas)
- Agua de la llave sin hervir, si vive en una zona en donde el agua potable puede estar contaminada
- El exceso de refrescos, café, tés o colas con cafeína

Cada año hay unos 40,000 nacimientos de bebés de mujeres entre los cuarenta y los cuarenta y nueve años en Estados Unidos; 38,000 de estos bebés son hijos de madres que tienen entre cuarenta y cuarenta y cuatro años, mientras que el resto (unos 2,000) son hijos de mujeres entre cuarenta y cinco y cuarenta y nueve años.

Consume four or more servings of milk or dairy products a day

One serving is equivalent to:

1 cup milk, buttermilk, plain yogurt

1½ ounces (2 slices) mozzarella cheese, low-fat cheese

¾ cup cottage cheese, frozen yogurt, ice cream

1 cup tofu or fortified soy milk

These can be non-fat or low-fat

preparation for the days following the pregnancy. Many of these packaged foods contain substances (preservatives, etc.) that are not exactly healthy

- Avoid as well frozen foods, the majority of which contain a variety of additives and chemicals

Foods to avoid

- Those that you know make you gain weight easily

- Excessively sweetened foods, sugary desserts, and pastries

- Highly salty foods

- Raw eggs, raw fish, or raw meat

- Freshwater shellfish (due to the risk of insecticide contamination)

- Tap water that hasn't been boiled, if you live in an area where the drinking water might be contaminated

- Excessive soft drinks, coffee, tea, or caffeinated colas

Every year there are some 40,000 babies born to women between the ages of forty and forty-nine in the United States; 38,000 of those babies are born to mothers between the ages of forty and forty-four, while the rest (some 2,000) are born to mothers between the ages of forty-five and forty-nine.

Vitaminas y minerales para la embarazada

Una dieta balanceada tiene la capacidad de proporcionarle todas las vitaminas y minerales que necesita su cuerpo y el de la criatura que lleva dentro. Sin embargo, su médico probablemente le recomendará un suplemento prenatal que contenga hierro. A veces es difícil obtener hastante hierro de la comida que se consume.

Vitaminas

Éstas son las vitaminas esenciales què no deben faltar en la alimentación de la embarazada; busque los alimentos que las contienen y hágalos parte básica de su dieta. Si algunos de ellos no le fascinan, procure comerlo de vez en cuando. Recuerde que sólo son nueves meses y una dieta balanceada es esencial para que su bebé venga al mundo sano.

Vitamina A

Leche no descremada, quesos, yema del huevo, hígado, vegetales

Vitamina B_1

Hígado y otras vísceras de animales, carne de cerdo, legumbres, frutas secas, papas, naranjas, toronjas, piña, yema de huevo

Vitamina B_2

Riñones, hígado, leche no descremada, quesos, frutas secas, frijoles

Vitamina B_6

Leche sin descremar, yema de huevo, carnes de res, de ave y de cerdo, pan integral, arroz moreno, hongos, tomates

Vitamina B_{12}

Leche sin descremar, hígado, yema de huevo

Vitamina C

Leche sin descremar, huevos, pescado, frutas y, especialmente los cítricos

Vitamins and minerals for the pregnant woman

A balanced diet should provide you with most of the vitamins and minerals required by your body and the baby you are carrying inside you. Nevertheless, your doctor will likely recommend a prenatal supplement that includes iron. Sometimes it is difficult to get enough iron from the foods you eat.

Vitamins

The following are the essential vitamins that should be included in the pregnant woman's diet: Look for foods that contain them, and make them a basic part of your everyday diet. If some of them aren't your favorites, try to eat them once in a while anyway. Remember that it's only nine months, and a balanced diet is essential for your baby to be born healthy.

Vitamin A

Whole milk, cheese, egg yolks, liver, vegetables

Vitamin B_1

Liver and other animal organs, pork, legumes, dried fruit, potatoes, oranges, grapefruits, pineapple, egg whites

Vitamin B_2

Kidneys, liver, whole milk, cheese, dried fruit, beans

Vitamin B_6

Whole milk, egg yolk, beef, poultry and fish, whole grain bread, brown rice, mushrooms, tomatoes

Vitamin B_{12}

Whole milk, liver, egg yolks

Vitamin C

Whole milk, eggs, fish, fruit, especially citrus fruits

Vitamina D

Hígado, huevos, pescados, mantequilla

Vitamina E

Se encuentra en casi todos los alimentos mencionados anteriormente y en muchos más

Vitamina K

Espinaca, tomate, col, yema de huevo

Acido fólico

Vegetales de hoja verde, hígado, frutas secas

Niacina

Aves, pescados, hígado, frutas secas

Minerales

Sin minerales en nuestro cuerpo no podríamos subsistir, y lo mismo pasa con la criatura que lleva en su vientre. Por ejemplo, el hierro es esencial para la formación de la sangre, el calcio es primordial en el desarrollo de los huesos y sin la presencia del sodio y el potasio los líquidos del cuerpo no podrían renovarse constantemente. Éstos son los que no deben faltar en su dieta:

Calcio

Leche, quesos, vegetales como el brócoli y la espinaca

Fósforo

Pescado, carne, huevos, leche, vegetales

Hierro

Carne, hígado, vísceras y huesos animales, papas, lentejas, frijoles, brócoli, espinaca, espárragos, hongos, durazno, higo, uvas

Vitamin D

Liver, eggs, fish, butter

Vitamin E

Found in almost all the foods mentioned above, and in many more

Vitamin K

Spinach, tomatoes, cabbage, egg yolks

Folic acid

Green leafy vegetables, liver, dried fruit

Niacin

Poultry, fish, liver, dried fruit

Minerals

Our body can't survive without minerals, and the same goes for the baby you are carrying in your womb. For example, iron is essential for the formation of blood, calcium is integral to bone development, and without sodium and potassium, the body's liquids can't constantly renew themselves. The following should not be absent from your diet:

Calcium

Milk, cheese, vegetables such as broccoli and spinach

Phosphorus

Fish, meat, eggs, milk, vegetables

Iron

Meat, liver, animal organs and bones, potatoes, lentils, beans, broccoli, spinach, asparagus, mushrooms, peaches, figs, grapes

Potasio

En la inmensa mayoría de los alimentos

Sodio

Presente en casi todos los alimentos, especialmente en la sal (usted obtiene un suministro adecuado con la sal que usa para cocinar)

Yodo

Pescado, vegetales (en especial los espárragos, los hongos y la zanahoria)

Diez consejos para una buena dieta

1. Una dieta equilibrada no sólo le garantizará el desarrollo normal y saludable de su bebé, sino que además le evitará trastornos digestivos muy comunes en el embarazo, como las náuseas y la acidez estomacal.

2. Si sus malestares se prolongan más allá del primer trimestre, procure comer un poco varias veces al día, lo cual es mucho más beneficioso que las comidas abundantes seguidas de un ayuno prolongado.

3. Evite el exceso de sal y de condimentos.

4. Procure cocinar platos sencillos, para sacarles el máximo en nutrientes que pudieran perderse tras mucho tiempo de cocción.

5. Éste es, precisamente, el motivo por el que no es recomendable hervir las verduras que pueden comerse crudas, porque de esa forma se desaprovechan las vitaminas y minerales que se disuelven en el agua. Para las que requieren cocción, procure conseguir una de esas ollas que sirven para cocinar vegetales al vapor.

6. Acostúmbrese a comer las carnes y pescados a la plancha, evitando los platillos fritos. Las grasas que se emplean para freír se digieren más lentamente, y, además de darle más calorías (si está cuidando no subir de peso), pueden ser más difíciles de digerir.

7. Para mejorar el sabor de las comidas, utilice el limón, el aceite de oliva y hierbas aromáticas como condimento.

8. Los huevos son un magnífico alimento para las embarazadas, siempre que se preparen cocidos y no fritos. Nunca debe ingerirlos crudos, para evitar la posibilidad de contaminación con alguna bacteria como la *Salmonella*. Si los prefiere en forma de tor-

Potassium

Contained in a great majority of foods

Sodium

Found in almost every food item, especially in salt (you obtain an adequate amount from the salt you use for cooking)

Iodine

Fish, vegetables (especially asparagus, mushrooms and carrots)

Ten suggestions for a healthy diet

1. A balanced diet doesn't just guarantee the normal and healthy development of your baby, it also helps you to avoid common digestive problems experienced during pregnancy, like nausea and excess stomach acid.

2. If your bouts of nausea last longer than the first trimester, try to eat small meals several times a day, which is better than heavy meals followed by a prolonged period without eating.

3. Avoid excessive consumption of salt and condiments.

4. Try to cook simple meals, in order to obtain the maximum amount of nutrients, which can be lost as a result of long cooking times.

5. It is not advisable to boil vegetables that could be eaten raw; boiling robs them of their vitamins and minerals, which get dissolved in the water. For those that require cooking, buy a vegetable steamer.

6. Get used to eating broiled meat and fish, and avoid fried foods. The oils used in frying digest more slowly and, besides increasing the calories (if you are watching your weight), they can be more difficult to digest.

7. To improve the taste of food, use lemon, olive oil, and aromatic herbs for seasoning.

8. Eggs are a wonderful food for pregnant women, as long as they are cooked and not fried. You should never eat them raw, in order to avoid the possibility of contamination by bacteria such as *Salmonella*. If you prefer to eat them in omelet form, don't de-

tilla, no se prive de ellos, pero utilice aceite vegetal en lugar de manteca. Debido a la cantidad de colesterol en la yema del huevo, limítese a un máximo de cuatro por semana.

9. Si padece de acidez estomacal o agruras, tendrá que reprimir su gusto por las salsas y los alimentos fritos, a menos de que decida sufrir las consecuencias.

10. En cuanto a los dulces, procure comer frutas en vez de los postres y alimentos que contienen azúcar refinada. Esto le ayudará no sólo a controlar su peso, sino que además le proporcionará vitaminas, minerales y fibras que necesitan tanto usted como su bebé. Al mismo tiempo estará usando el mejor remedio para combatir el estreñimiento, otro malestar común en el embarazo.

A pesar de lo anterior, no quiere decir que no se puede disfrutar sus tamales, su mole, sus enchiladas, sus quesadillas o sus buñuelos de vez en cuando, si le gusta la comida mexicana; O sus empanadas y churrasco con chimichurri, si se le apetece comida argentina; O sus pupusas, si prefiere la salvadoreña. Si su preferencia es por comida puertorriqueña, quizá le apetezcan el mofongo, los bacalaitos fritos, el lechón asado, las empanadas de jueyes, el adobo y los churros. Ahora si es de descendencia cubana al oír lechón asado seguramente que también se le hace agua la boca. La comida cubana también tiene sus fritangas como los tostones y los maduros, la yuca frita, el choripán, los sandwiches y la ropa vieja, que puede disfrutar comiendo en moderación. Puesto que todos estos platos contienen mucha grasa, debe comer una porción pequeña de cualquiera sólo dos o tres veces al mes.

Algunas sugerencias para comer fuera de casa

- Debe pedir el pollo, el pescado o la carne a la parrilla, sin salsa o con la salsa a un lado. De esta forma usted controla la cantidad

- Lo mismo se aplica a las ensaladas. El aderezo puede ser sólo limón o vinagre balsámico con o sin un poco de aceite de oliva, u otro tipo de aderezo a un lado para que usted controle la cantidad

- Si va a comer pasta, es mejor que pida la pasta con una salsa de tomate en vez de con crema y/o queso. Recuerde que la cantidad es importante. Si come pasta, no coma pan, arroz o papas en esa comida también. Por cierto que la papa al horno es muy sana, especialmente si le pone poca crema agria descremada o baja en grasas (o aún mejor, yogur sencillo descremado) y evite el tocino

- Las verduras crudas o al vapor sin salsas, o con la salsa al lado, le proporcionan fibra, además de vitaminas y un excelente valor nutritivo

prive yourself of this, but use vegetable oil instead of lard. Because of the amount of cholesterol in the yolk, limit your egg intake to a maximum of four a week.

9. If you suffer from heartburn or excess stomach acid, you will have to suppress your taste for rich sauces and fried foods, unless you want to suffer the consequences.

10. As for sweets, try to eat fruit instead of pastries and other foods that contain refined sugar. This will not only help you to control your weight, but it will also provide you with vitamins, minerals, and fiber that you and your baby both need. At the same time, you will be using the best remedy to fight constipation, a common malady during pregnancy.

In spite of all the above, this does not mean that you have to sacrifice all of your favorite foods. I don't mean to say that you can't enjoy *tamales, mole, enchiladas, quesadillas,* or *buñuelos* **once in a while**, if you like Mexican food. Or *empanadas* and *churrasco* with *chimichurri*, if you like Argentine food. Or *pupusas*, if you like Salvadoran fare. If Puerto Rican food is your thing, you might want to eat *mofongo, bacalaitos fritos* (fried cod), roast pork, *empanadas de jueyes, adobo,* and *churros* **from time to time.** If you are of Cuban descent, your mouth might water at the mere mention of roast pork. Cuban food also has its share of fried items, such as *tostones* and *maduros*, fried yuca, *choripán,* sandwiches, and *ropa vieja*, all of which you can enjoy **in moderation.** Since they are all high in fats, you should consider eating a small portion of any of them two to three times a month maximum.

Some suggestions for eating out

- You should order grilled chicken, fish, or meat, without the sauce, or with the sauce on the side. That way you control the amount you put on

- The same applies to salads. The dressing might be just lemon or balsamic vinegar, with or without a bit of olive oil, or some other type of dressing on the side, so you can control the amount

- If you're going to eat pasta, it's best to order pasta with a tomato sauce instead of a cream or cheese sauce. Remember that the amount is important. If you eat pasta, don't eat bread, rice, or potatoes at the same meal. Of course, a baked potato is very healthy, especially if you eat it with nonfat or low fat sour cream (or even better, plain nonfat yogurt), but avoid bacon

- Raw or steamed vegetables without sauces, or with the sauce on the side, add fiber, in addition to vitamins and excellent nutritional value

- Las frutas pueden ser el entremés, su plato principal o su postre. Nuevamente las frutas son ricas en fibra, vitaminas y valor nutritivo

- Recuerde que es importante que incluya proteínas en su dieta. Si le gustan las ensaladas, siempre puede pedir ensaladas con requesón, con yogur sencillo, con pollo o pavo, o con huevo

- Si le gusta la salsa picante, el ajo o la cebolla, y no le causan agruras ni problemas con la digestión, disfrútelos

- Evite las cosas demasiado grasosas, especialmente las que contienen manteca en vez de aceite vegetal o de oliva

Los beneficios del ejercicio

El ejercicio no es sólo bueno para la salud de la embarazada y el bebé, sino que también hace que el parto sea más corto y fácil, reduciendo el dolor del parto y agilizando la recuperación. El ejercicio moderado y practicado con regularidad reduce el peligro de la diabetes gestacional, de dolores de espalda, calambres en las piernas, venas varicosas y estreñimiento.

Hay mujeres con antecedentes de abortos espontáneos, enfermedades cardíacas, hemorragias u otros problemas, a quienes su médico les prohibirá la mayoría de los ejercicios.

Lo que determina qué ejercicios son buenos para una embarazada son su condición física y su rutina de ejercicio antes de quedar embarazada. Sin embargo, en todos los casos en cierto momento del embarazo tendrá que evitar o reducir ciertos ejercicios. Aunque su condición física sea excelente siempre debe de consultar a su médico. No se olvide de prestar atención a lo que dice su cuerpo. Evite el sobrecalentamiento y beba muchos líquidos.

Un plan para comer fuera

✿

Si va a un restaurante mexicano, pida un coctel de camarones o una ensalada de entremés (de nopalitos, por ejemplo) y un jugo de frutas. Así mientras los demás se comen los grasosos "totopos" (o *chips*) con sus tequilas, usted disfruta de su ensalada (para la que puede pedir tortillas calientitas) y su jugo. Evite los frijoles refritos, pero puede pedir frijoles de olla o sopa de frijoles. Evite los tacos con la tortilla frita, pero disfrute de los tacos con la tortilla suavecita y calientita o de un burrito o de fajitas de pollo.

- Fruit can be eaten in between meals, as a main course, or for dessert. Again, fruits are rich in fiber, vitamins, and nutritional value

- Remember that it's important to include proteins in your diet. If you like salads, you can always order one with cottage cheese, with plain yogurt, or with chicken, turkey, or egg

- If you like spicy sauces, garlic, or onion, and they don't cause you to experience digestive problems, go ahead and enjoy them

- Avoid foods that are too greasy, especially those that contain lard instead of vegetable or olive oil

The benefits of exercise

Exercise is not only good for the pregnant woman and her baby, but it also makes delivery shorter and easier, reducing pain during delivery and helping with recovery. Moderate and regular exercise reduces the risk of diabetes during pregnancy, back pain, leg cramps, varicose veins, and constipation.

Women with a history of miscarriage, heart trouble, hemorrhages, or other problems, will be forbidden by their doctors from participating in most forms of exercise.

Which exercises are good for a pregnant woman depends in part on her physical condition and her exercise routine before becoming pregnant. In all cases, however, there comes a time during the pregnancy when she will have to avoid or reduce certain exercises. Even if she is in excellent physical shape, she should always consult with her doctor. Don't forget to pay attention to what your body is telling you. Avoid getting overheated and drink lots of liquids.

One plan for eating out
❧

If you go to a Mexican restaurant, order a shrimp cocktail or an appetizer salad (with *nopalitos*, for example) and fruit juice. That way, while the others eat the greasy *totopos* (or chips) with their tequilas, you can enjoy your salad (which you can order with warm tortillas) and your juice. Avoid refried beans, but you can order boiled beans, or bean soup. Avoid tacos with fried tortillas, but enjoy tacos with soft, warm tortillas, or a burrito, or chicken fajitas.

Previa aprobación de su médico, éstos son algunos consejos generales en cuanto al ejercicio durante el embarazo.

- El pulso no debe de exceder 140 latidos, por minuto, independientemente del ejercicio que seleccione

- *Caminar* hasta llegar a un ritmo de tres millas por hora. Camine cada vez que pueda y siempre que no se sienta muy cansada, a un ritmo firme, pero sin apuros. Es ideal caminar por zonas lejanas al tráfico, donde no tenga que estar inhalando los gases tóxicos de los vehículos

- *Montar bicicleta*, pero sólo hasta el segundo trimestre (después siga en la casa con una estacionaria). En las subidas muy inclinadas, desmóntese de la bicicleta y camine

- *Aeróbicos*, siempre que sean de muy bajo impacto

- *La natación* es excelente (se imagina: ¡unos cuantos minutos sin sentir el peso de la barriga!), pero en aguas ni muy frías ni muy calientes. También los ejercicios aeróbicos en la piscina son beneficiosos, pues el agua ofrece a los músculos una resistencia natural y equilibradora de todo su cuerpo

- El *Tenis*, el *correr*, el *buceo* y los deportes similares sólo deben de hacerse durante el embarazo si usted los ha hecho siempre. Pero se recomienda que consulte con su médico—frecuentemente él o ella le recomendarán reducir la frecuencia, y, a veces, suspenderlos después del quinto mes

- Los ejercicios de *yoga*, diseñados especialmente para las embarazadas, han ayudado a muchas a sentirse mejor y a tener partos más fáciles. Se recomiendan únicamente bajo la supervisión de un experto y si su médico cree que no hay riesgo en ello. Además, la yoga es excelente para el control de la respiración

- Haga una sesión previa de ejercicios de *calentamiento* y suspenda el ejercicio en cuanto se sienta cansada o le falte el aire. Los ejercicios de estiramiento, evitando los excesos, son muy buenos

- Evite el exceso de ejercicio que sobrecaliente su cuerpo, de la misma manera que debe evitar los saunas y los baños calientes

- Después del cuarto mes no haga ejercicios en los que tenga que acostarse de espaldas sobre el piso, pues esto podría disminuir el flujo de sangre al útero

- Suspenda el ejercicio si se presentan hemorragias, dolores, mareos, palpitaciones, falta de aire, desmayos u otros síntomas fuera de lo normal.

Pending prior approval by your doctor, here are some general guidelines regarding exercise during pregnancy:

- Pulse rate should not exceed 140 beats per minute regardless of the exercise you choose to do

- *Walk* until you reach a speed of three miles per hour. Walk every chance you can get, but never get overtired. Maintain a steady pace, but don't hurry. It is ideal to walk in areas far removed from traffic, where you are not subject to inhaling toxic fumes from cars

- *Ride a bicycle,* but only until the second trimester (thereafter, continue at home on a stationary bike). On very steep hills, get off the bicycle and walk

- *Aerobic exercise* is great, as long as it is low impact

- *Swimming* is excellent (Imagine: for a time you won't feel the weight of your belly!); however, don't swim in very cold or in very hot water. Aerobic exercise in the pool is also beneficial, since water offers the muscles a natural and balanced resistance for the whole body

- *Tennis, jogging, diving,* and similar sports should be indulged in during pregnancy only if you have always participated in them. However, it is recommended that you consult with your doctor—often he will suggest that you reduce the frequency and, sometimes, suspend these activities altogether after the fifth month

- *Yoga* exercises designed specifically for pregnant women have helped many feel better and have easier deliveries. They are recommended only under the supervision of an expert, and as long as your doctor thinks that they pose no risk. Besides, yoga is excellent for controlling one's breathing

- *Warm-up exercises* should be done first, and you should stop exercising as soon as you feel tired or you lack air. Stretching exercises, provided they are not done to excess, are very good

- Avoid excessive exercise that overheats your body, just as you should avoid saunas and hot baths

- After the fourth month, don't do exercises in which you have to lie on your back on the floor, since this could decrease the flow of blood to the uterus

- Stop any exercise if you experience hemorrhage, pain, dizziness, palpitations, shortness of breath, fainting, or other abnormal symptoms. Each body is different, and many women who are accustomed to exercising

Cada cuerpo es diferente y muchas mujeres acostumbradas a hacer ejercicios podrán tal vez seguir haciéndolos sin problemas hasta etapas avanzadas del embarazo. Como no hay un patrón, usted debe seguir los consejos de su médico y prestar atención a lo que le dice su cuerpo. Si se siente cansada o con dolores, no intente superar esa situación con más ejercicio. Cada vez que su cuerpo diga, "Detente, quiero descansar", hágale caso de inmediato

- El **atletismo**, el **levantamiento de pesas,** el tenis, el **montar a caballo,** el **trote (correr)** y los ejercicios **aeróbicos intensos** son menos recomendables para una embarazada

Cómo desarrollar un programa de ejercicios

Ejercicios de calentamiento

Antes de iniciar su sesión de ejercicios, se recomienda que prepare su cuerpo con breves movimientos de calentamiento, como éstos:

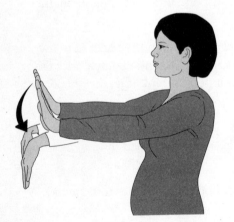

- Con los brazos estirados hacia adelante y los dedos extendidos, doble las manos por las muñecas, hacia arriba y hacia abajo.

may be able to keep on doing so without any problem until the advanced stages of their pregnancy. Since there is no rule, you should follow your doctor's advice and pay attention to what *your* body is telling *you*. If you feel tired or experience pain, don't try to overcome the situation with more exercise. Every time your body says, "Stop, I want to rest," pay attention immediately

- **Track and field, weightlifting, tennis, horseback riding, jogging (running), and intense aerobic exercise** are **least recommended** for pregnant women

Developing an exercise program

Warm-up exercises

Before beginning your exercise session, you should prepare your body with brief warm-up movements, such as these:

- With your arms stretched out in front, and your fingers extended, bend your hands at the wrist, first up, then down.

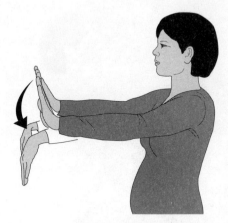

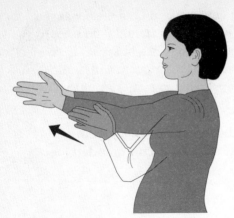

- Coloque los brazos a la altura del pecho, haciendo que se toquen sus manos, y estírelos hacia afuera.

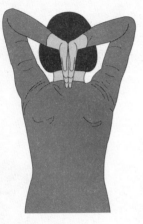

- Llévese los brazos hacia atrás, hacia la parte alta de la espalda, y trate de que se toquen las palmas de sus manos

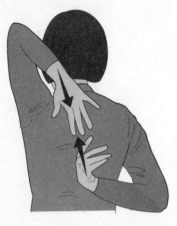

- Levante un brazo, estírelo hacia arriba y dóblelo hacia atrás, de modo que la palma de la mano toque la espalda; baje el otro brazo y dóblelo hacia atrás, de modo que el dorso de la mano toque la espalda; trate de agarrarse los dedos de una mano con los dedos de la otra; invierta la posición de los brazos.

- Place your arms at chest level, with your hands touching, and stretch them out in front of you.

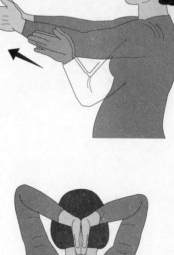

- Raise your arms out in back, toward the upper back, and try to make the palms of your hands touch.

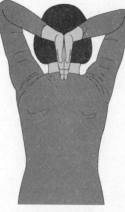

- Raise one arm, stretch it upward, and bend it in backward, in such a way that your hand is touching your back; lower the other arm and bend it in backward in such a way that the back of the hand touches the back; try to grab the fingers of one hand with the fingers of the other; invert the position of both arms.

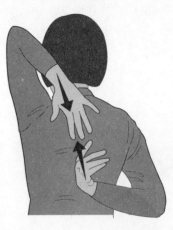

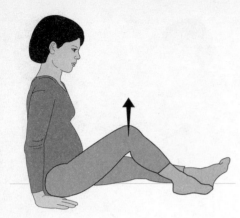

• Sentada en el piso, apoyando sus manos en el piso a sus costados, estire sus piernas y doble alternativamente las rodillas, primero una pierna, luego la otra.

Ejercicios para la pelvis

Éstos ayudan a preparar a su cuerpo para el parto y para una recuperación más rápida. Si se continúan después del parto, ayudan a recobrar el tono muscular y a evitar molestias como el no poder retener la orina. La ventaja que tienen es que no es necesario ir a un gimnasio para hacerlos; usted puede realizar estos ejercicios en cualquier momento.

Los ejercicios para la pelvis tienden a fortalecer una serie de músculos que son los que sostienen a los intestinos, la vejiga y el útero, que jugarán un papel básico en el momento del parto, y que, por lo tanto, deben estar en las mejores condiciones físicas posibles. Pruebe a hacerlos mientras ve su programa de televisión favorito, sentada en su automóvil cuando se detiene en los semáforos, arreglando su casa, y ¡hasta haciendo el amor! Verá con sorpresa que también le ayudarán a aumentar el placer sexual.

Estos ejercicios son más importantes aún si se tiene en cuenta que durante el embarazo esos músculos del área del abdomen y la pelvis se ablandan y se estiran, además de que se debilitan por tener que estar sosteniendo el peso del bebé. Un síntoma de la pérdida de fuerza en esos músculos es la incontinencia urinaria, o sea, la salida involuntaria de un poquito de orina con ciertas actividades como son el correr, el toser y hasta el reírse fuerte.

Por eso es importantísimo el fortalecer esa zona muscular con ejercicios como éstos:

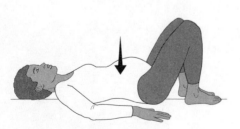

• Acuéstese boca arriba, sobre su espalda, con las rodillas dobladas y la planta de los pies sobre el piso. Apriete los músculos de la zona pélvica como si estuviera tratando de que no saliera la orina. Imagínese que usted está tratando de hacer que ese chorrito que quiere salir vuelva hacia adentro, apretando y jalando hacia su interior esos músculos; deténgase de vez

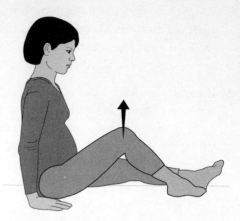

- While seated on the floor with your hands placed flat on the floor at your sides, stretch out your legs and alternately bend your knees, first one leg, then the other.

Exercises for the pelvis

These help to prepare the body for the delivery and a speedier recovery. If you keep them up after the birth, they help you to recover muscle tone and to avoid problems such as urinary incontinence. Their advantage is that it's not necessary to go to a gym to do them; you can do them at any time.

Pelvic exercises tend to strengthen a series of muscles that support the intestines, the bladder, and the uterus. These muscles play an important role at the time of delivery and should at that moment, be in the best possible physical condition. Try to do them while you watch your favorite television show, seated in your car when you're at a stoplight, cleaning your house . . . and even when you're making love! You'll be surprised to find out that they'll also help you increase your sexual pleasure.

These exercises are even more important when you bear in mind that the muscles in the abdominal area and the pelvis soften and stretch during pregnancy. In addition, they are weakened by having to support the weight of the baby. One symptom of the loss of strength in these muscles is urinary incontinence, that is, the involuntary escape of a small amount of urine upon performing certain activities such as running, coughing, or even laughing boisterously.

That's why it's of the utmost importance to strengthen this muscle group with exercises such as these:

- Lie on your back face-up, with your knees bent, and the soles of the feet on the floor. Contract the muscles in the pelvic region as though you were trying to stop the flow of urine. Imagine that you are trying to make that little stream that wants to escape go back inside, by contracting and

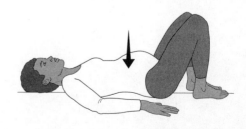

en cuando, pero sin soltar la presión, y luego vuelva a jalar hacia adentro. Haga este ejercicio diez veces seguidas, mínimo tres veces al día, manteniendo la presión final durante unos segundos; luego, suelte lentamente. Inclusive puede hacer este ejercicio sentada, aunque, naturalmente, acostada es más completo.

- Póngase en *cuatro patas* sobre el piso, con las palmas de las manos y las rodillas tocando el piso y la espalda lo más recta posible. Es conveniente que al principio haya alguien a su lado para que le corrija la postura, o que se mire usted misma en un espejo. Jale hacia adentro los músculos de su vientre, apretando los de las caderas, al tiempo que intenta llevar la pelvis hacia adelante. En este ejercicio es

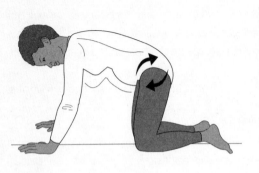

importante que mantenga un buen ritmo de respiración, exhalando cada vez que lleva la pelvis hacia adelante (e inhalando cuando la vuelve hacia atrás). Mantenga la pelvis lo más adelante posible durante unos segundos (la espalda se va a curvar ligeramente hacia arriba) y luego, después de soltar el aire que estaba aguantando, regrese la pelvis a su posición inicial al tiempo que inspira. Es como si estuviera meciendo la pelvis hacia adelante y hacia atrás, como un péndulo. Hágalo mínimo tres veces al día.

Ejercicios para la postura

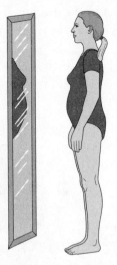

- Los dolores de espalda son muy frecuentes en las embarazadas, especialmente durante los últimos meses, debido a que en esa etapa el feto alcanza su mayor peso. Por lo tanto, los ejercicios que la obligan a enderezar la espalda, de pie o acostada, le harán sentirse más cómoda y le aliviarán los calambres causados por el peso de la barriga.

- Párese frente a un espejo de cuerpo entero y examine, antes de que la barriga le crezca demasiado, cuál es su postura normal. Estúdiela bien y cada cinco o seis días vuelva a pararse frente el espejo y

pulling those muscles in; relax the muscles every so often, but without letting go of the pressure, and then pull it back inside again. Do this exercise ten times in a row, at least three times a day, holding the final contraction of each series for a few seconds, then letting go slowly. You can even do this exercise seated, though, naturally, it's more thorough when you're lying down.

- Get down on all fours, with the palms of your hands and your knees on the floor, and your back as straight as possible. Either have someone seated beside you in the beginning, to correct your posture, or look at yourself in the mirror. Pull your abdominal (belly) muscles in, tightening your buttocks, and at the same time try to bring your pelvis forward. It is important to maintain steady rhythmic breathing, exhaling each time you bring the pelvis forward (and inhaling when you move it backward). Keep the pelvis as far forward as you can for several seconds (the back will curve slightly up) and then, after letting go of the air you were holding on to, bring your pelvis back to its initial position by the time you inhale. It's as though you were swinging the pelvis forward and backward like a pendulum. Do this at least three times a day.

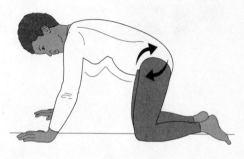

Exercises for the posture

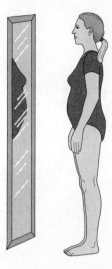

- Pregnant women frequently experience back pain, especially during the last months, because, at that stage, the fetus attains its greatest weight. Therefore, exercises that force you to straighten your back, either standing or lying down, will make you feel more comfortable and will relieve the cramps caused by the weight in your belly.

- Stand in front of a full-length mirror and correct your posture. Be conscious of always keeping your

corrija la postura. Esté consciente de tener siempre la espalda derecha, pues así el peso del bebé estará compartido por muslos, caderas y estómago y le quitará a la espalda parte de la carga, lo que le disminuirá dolores en esa zona.

Ejercicios para las piernas

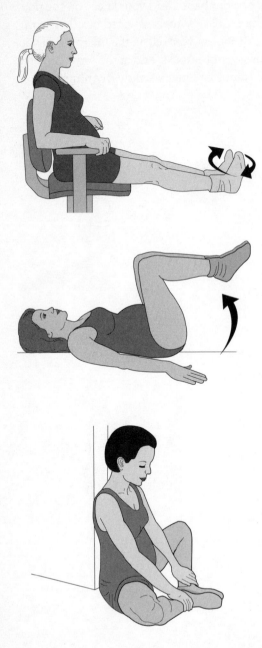

- Los calambres en las piernas son una de las molestias más comunes en las embarazadas; ocurren sobre todo durante la noche, causando dificultad para dormir. Se trata de un problema circulatorio que puede aliviarse con ejercicios de rotación de los pies, tan sencillos que usted puede realizarlos sentada, aún estando en la oficina. Sentada flexione sus pies hacia usted y estire sus piernas suavemente. Con sus pies flexionados hacia usted rótelos hacia afuera, hacia abajo, hacia adentro y hacia arriba y repita el movimiento al revés hacia adentro, abajo, afuera y arriba. Repita estas rotaciones de tres a cinco veces.

- También para aliviar los calambres, levante las piernas lentamente mientras está acostada, con las rodillas dobladas y las plantas de los pies apoyadas en la cama o el piso.

- Para ayudar a hacer sus muslos y su pelvis más flexibles, y para fortalecer la espalda siéntese en el piso, en una superficie suave (le resultará más fácil si coloca una almohada debajo de cada pierna). Con la espalda lo más recta posible, doble sus piernas hacia adentro, colocando los pies, planta contra planta, frente a su pelvis; ayude, con sus manos agarrando los tobillos, a mantener la

back straight—that way the baby's weight will be shared by your thighs, buttocks, and stomach. This will take part of the load off the back, decreasing pain in that area.

Exercises for the legs

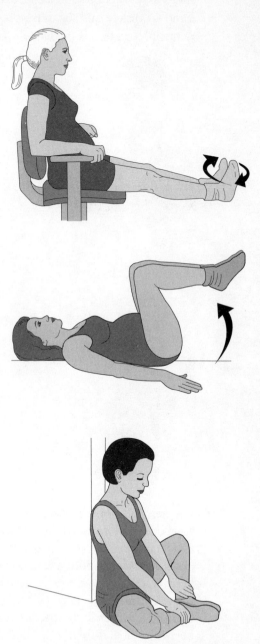

- Leg cramps are one of the most common problems in pregnant women; they happen mostly at night, making sleeping difficult. They occur as a result of circulatory problems that can be alleviated with exercises to rotate the feet. These are so simple that you can do them seated, even while you're at the office. While sitting, bend your feet up toward you and gently stretch your legs. Then with your feet flexed toward you rotate them out, down, in, and up and reverse in, down, out, and up. Repeat these rotations three to five times.

- Also to relieve leg cramps, raise the legs slowly while you are lying down, with knees bent and the soles of the feet planted on the floor or on the bed.

- To help make the thighs and pelvis more flexible, and to strengthen the back, sit on the floor on a soft surface (this will be easier if you place a cushion below each leg) and, with your back as straight as possible, bend your legs in, placing the feet sole to sole in front of the pelvis; you can help maintain this position by placing your hands on your ankles. If it is easier, support

posición. Si le es más fácil, apoye la espalda contra una pared. Mantenga esta postura durante un minuto, o al menos treinta segundos (relajando el cuerpo por uno o dos minutos y repita esta postura, unas cinco veces). Si quiere estirarse aún más, mientras sostiene los tobillos con las manos, coloque los antebrazos o codos sobre la parte interior de sus muslos y presione hacia abajo, somo si quisiera que sus muslos tocaran el piso. Mantenga la posición durante veinticinco segundos (si puede más) y repita varias veces al día.

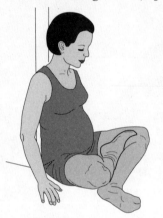

- Otro ejercicio semejante, que también contribuye a aumentar la flexibilidad en la área de la pelvis y a que sus piernas estén preparandas para abrirse sin dificultad en el momento del parto, consiste en—a partir de la posición sentada anterior—cruzar las piernas una debajo de la otra, cambiando de vez en cuando el cruce y manteniendo la posición durante medio minuto. Repita de cinco a diez veces al día.

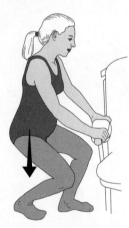

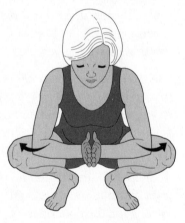

- Un ejercicio popular para las piernas (pero también para la pelvis y la espalda) es el de acuclillarse. Sosténgase de algo firme y trate de ir acuclillándose poco a poco. Si le es difícil, al principio haga sólo media cuclilla, es decir, ponga una pierna delante de la otra y acuclíllese sólo en la pierna que dejó detrás, mientras la otra queda con la planta del pie sobre el piso. Levántese poco a poco y cambie de pierna. En la cuclilla completa recuerde de mantener su espalda recta y de abrir las piernas hacia afuera al doblarlas y bajar el cuerpo. Si tiene suficiente fuerza, haga

your back against a wall. Hold this position for a minute, or at least thirty seconds. Then relax the body for one or two minutes, and repeat this position about five times. If you want to stretch even further, while holding your ankles with your hands, place your forearms or elbows on the inside area of your thighs and push downward, as if you wanted your thighs to touch the floor. Maintain this position for twenty-five seconds (more if you can) and repeat it several times each day.

- Another similar exercise that also helps to increase flexibility in the pelvic area, and that helps your legs to open without difficulty at the time of delivery, consists of—beginning in the seated position described above—crossing the legs, one under the other, changing the cross-legged position every half a minute. Repeat five to ten times a day.

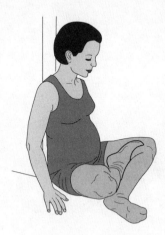

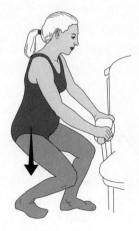

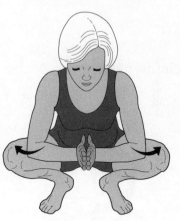

- A popular leg exercise (also for the pelvis and the back) is squatting. Hold on to something firm and try to squat down little by little. If this is difficult, begin by doing only half a squat—that is, place one leg in front of the other and squat down only on the leg you placed behind you, while the other remains with the sole of the foot on the floor. Rise slowly and change legs. When doing the complete squat, remember to keep your back straight and to open your legs

la cuclilla sin sostenerse, abra las piernas y dirija las puntas de los pies hacia fuera ligeramente; acuclíllese y cuando llegue a una posición cómoda, estire hacia fuera las piernas dobladas, empujándolas con sus codos desde la parte interior de los muslos, a la altura de las rodillas (una las manos en posición de plegaria). Mientras más tiempo se mantenga así, más beneficio obtendrá, siempre y cuando no se fatigue ni sienta dolor.

Ejercicios para el abdomen

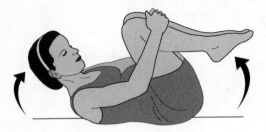

- ¡Son la única solución si desea volver a lucir un bikini después de tener a su bebé! Fundamentalmente consisten en levantar la cabeza del piso o la cama, mientras se permanece acostada con las rodillas dobladas. También, en la misma posición, puede tomarse las rodillas con las manos y levantar la cabeza y los hombros exhalando el aire.

Ejercicios generales

(Para hacer todos los días, unas diez veces cada uno)

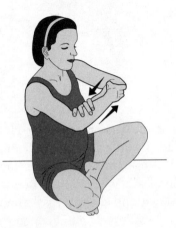

- Sentada sobre el piso, con las piernas cruzadas, agárrese cada antebrazo con la mano del otro brazo y levante los codos hasta llevarlos a la altura de los hombros. Haga presión con cada mano sobre el codo que tiene agarrado hasta que sienta que se tensionan los músculos de debajo de sus senos.

outward upon bending and lowering the body. If you are strong enough, do the squat without supporting yourself, open the legs and slightly point the ends of the feet outward; squat down and when you reach a comfortable position, stretch the bent legs outward, pushing them with your elbows from the inside of the thighs, at knee level (place your hands in a prayer position). The longer you stay there, the more benefit you will derive, as long as you don't tire yourself or experience any pain.

Exercises for the abdomen

- These are the only answer if you ever want to wear a bikini again after having your baby! Basically, they consist of raising your head up from the floor, or the bed, while you remain lying on your back with your knees bent. Also, in the same position, you can grab your knees with your hands and raise your head and shoulders, exhaling as you contract your abdominal muscles.

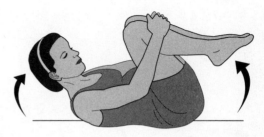

General exercises

(To do every day, repeating each one ten times)

- Seated on the floor, with legs crossed, grab each forearm with the opposite hand, and raise your elbows to shoulder level. Push each elbow with your hands until you feel the muscles below your breasts contract.

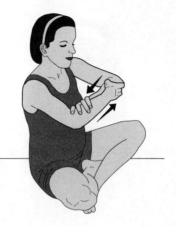

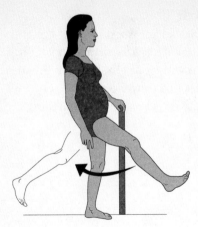

- De pie, con la espalda recta y agarrada a algo que le sirva de apoyo, levante una de sus piernas, recta, hasta tan alto como le sea cómodamente posible. No doble la otra pierna. Mueva la pierna hacia atrás y adelante como un péndulo. Hágalo con la otra pierna.

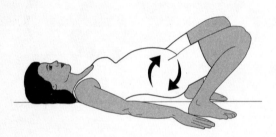

- Acostada de espaldas sobre el piso, con los brazos a los lados del cuerpo. Lleve los pies hacia atrás, de manera que la espalda se levante del piso y las caderas queden en el aire, con las rodillas dobladas, las piernas ligeramente separadas y las plantas de los pies sobre el piso. Mueva la pelvis hacia adelante y hacia atrás, aguantando unos cuantos segundos en cada posición. Respire rítmicamente.

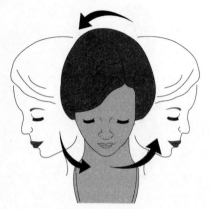

- Sentada en una silla, con la espalda recta y las manos sobre los muslos, lleve la cabeza a un lado y a otro, como tratando de tocar la oreja con el hombro (sin elevar el hombro). Luego, vuelva la cabeza, haciendo girar el cuello, hacia un lado y hacia otro; también gire el cuello haciendo círculos en ambas direcciones, y, después, haga círculos con los hombros, hacia adelante y hacia atrás.

• Standing, with your back straight and holding on to something for support, raise one of your legs, straight, as high as is comfortably possible. Don't bend the other leg. Move the raised leg back and forth like a pendulum. Switch and do this with the other leg.

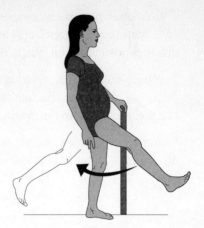

• Lying on your back on the floor, place your arms at your sides. Move your feet back in such a way as to raise your back up off the floor, with your buttocks in the air and your knees bent, legs slightly apart and the soles of your feet on the floor. Move the pelvis backward and forward, staying in each position for a few seconds. Breathe rhythmically.

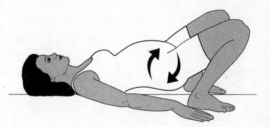

• Seated in a chair, with your back straight and your hands on your thighs, move your head from side to side, as if you were trying to touch each ear to a shoulder (without raising the shoulder). Then, bring your head back, moving the neck from side to side; then move the neck in circles in both directions, and then make circles with your

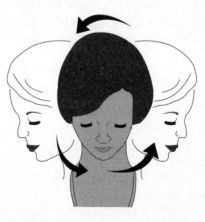

Todos estos movimientos deben hacerse lentamente y manteniendo un ritmo en la respiración, manteniendo la cabeza durante unos segundos en las diversas posiciones en que la ha colocado.

- También sentada, coloque los talones sobre el piso y vuelva los dedos pequeños de los pies hacia abajo mientras estira el dedo gordo hacia arriba. Haga el movimiento contrario.

- Sentada, coloque los talones sobre el piso y haga círculos con los pies en ambas direcciones, girando con los tobillos hacia afuera y hacia dentro.

Ejercicios de relajación

Aprender a relajarse tanto física como mentalmente no sólo le servirá para soportar cualquier malestar durante los nueve meses, sino también le hará llegar al parto más preparada para enfrentarlo. Lo más importante al hacer estos ejercicios es que usted escoja la posición que le resulte más cómoda. ¡Muchas embarazadas alcanzan tal grado de relajación con estos ejercicios, que a veces se duermen antes de terminar de hacerlos!

La relajación mental y la física van mano a mano, ya que su cuerpo y su mente forman un todo. Es difícil relajar sus músculos si no está relajada mentalmente; por otra parte, si usted logra relajar su cuerpo, habrá dado un gran paso hacia la relajación de su mente. Hay embarazadas a quienes les es más fácil relajar el cuerpo primero, y a otras la mente. Cualquiera de estos ejercicios que pruebe, verá cuánto le van a ayudar:

Relajación mental

- Acuéstese o siéntese en un sitio tranquilo, sin ruidos, que esté a una temperatura agradable y sin mucha luz. Si lo desea, puede poner una música melódica, suave y relajante.

- Piense que no tiene nada que hacer en los próximos quince minutos, que no tiene que ir a ningún lugar, que todo su mundo e intereses se concentrarán en las sensaciones agradables que va a experimentar.

- Cierre sus ojos y concentre sus pensamientos en el ritmo de su respiración, que debe ser lenta y profunda, pero sin esfuerzo.

- Trate de eliminar de su mente cualquier idea que no sea la de que se encuentra allí en ese momento; la ayudará imaginarse cómo el aire entra y sale lentamente de sus vías respiratorias.

shoulders, forward and backward. All these movements should be done slowly, while maintaining rhythmic breathing, keeping the head in the different positions for a few seconds.

- Also seated, place your heels on the floor and push your toes downward while stretching only the big toe upward. Do this movement in reverse, big toe down and the others up.

- Seated, place your heels on the floor and move your feet in both directions, circling your heels outward and inward.

Relaxation exercises

Learning to relax both physically and mentally will not only help you to endure any discomfort during the nine months, but will also help you to be better prepared to face the birth of the baby. Selecting a comfortable position is the most important thing in doing these exercises. Many pregnant women achieve such a state of relaxation with these exercises that they sometimes fall asleep before finishing them!

Mental and physical relaxation go hand in hand, since your body and your mind form one whole. It's difficult to relax your muscles if you are not mentally relaxed; on the other hand, if you manage to relax your body, you will have taken a huge step toward relaxing your mind. Some pregnant women find it easier to relax their bodies first, and others find it easier to relax their minds.

No matter which of these exercises you try, you will see how helpful they can be:

Mental relaxation

- Lie or sit in a quiet, restful place that is a comfortable temperature and dimly lit. If you like, you can listen to soft, relaxing music.

- Imagine that you have nothing to do in the next fifteen minutes, that you don't have to go anywhere, and that your whole world and all your interests are concentrated on the pleasant sensations you are about to experience.

- Close your eyes and focus your thoughts on the rhythm of your breathing, which should be slow and deep, but without effort.

- Try to eliminate all thoughts from your mind—this will help you to imagine how the air slowly enters and exits your lungs.

- Trate de pensar en cosas agradables: paisajes hermosos que haya visitado o imaginado, experiencias agradables (pero no excitantes). Imágenes muy relajantes son el mar, un arroyo tranquilo, el cielo con nubes, un valle visto desde lo alto, una catarata de agua, etc.

- Si se la traviesa algún pensamiento negativo, imponga sobre esa idea la imagen de algo agradable. Por ejemplo, en cuanto le venga la idea negativa, imagine en su mente un enorme letrero en azul claro que dice "PAZ" o "AMOR", "HIJO" o el nombre que le piensa dar a su bebé.

- Siga el ritmo de su respiración y concéntrese en ella. Vaya revisando con su mente todos los rincones de su cuerpo y asegúrese de que no hay músculos tensos. Haga estos ejercicios en días alternos durante quince minutos.

Relajación física

- Acuéstese o siéntese cómodamente donde nadie la moleste. Cierre los ojos y relájese un poco mentalmente siguiendo la técnica anterior.

- Coloque la atención de su mente en su mano derecha.

- Sin moverla de su sitio. Contraiga los músculos de esa mano, apretándola ligeramente.

- De improviso, suelte los músculos y déjelos que se relajen, tal vez moviendo la mano ligeramente para aflojar la tensión que antes había creado.

- Imagine que esa mano está ahora muy, muy pesada y que la siente caliente. Imagine que la mano se hunde levemente en la superficie sobre la que la tiene apoyada.

- Haga lo mismo con el antebrazo, el brazo, el hombro, el cuello, el rostro, los pies, las piernas, los muslos, las caderas y la pelvis, y así hasta recorrer toda la parte derecha de su cuerpo.

- Lleve a cabo este mismo proceso con el lado izquierdo del cuerpo, llevando siempre un ritmo de respiración tranquilo y fijo.

- Try to think about pleasant things; beautiful landscapes you have visited or imagined, pleasant experiences (but not exciting ones). Some very relaxing images are the ocean, a peaceful creek, a sky with clouds, a valley seen from above, a waterfall, etc.

- If you are assaulted with a negative thought, superimpose an image of something pleasant over it. For example, as soon as you get a negative thought, imagine a huge bright blue sign in your mind that says "PEACE," or "LOVE," or "CHILD," or the name you plan to give your baby.

- Follow the rhythm of your breathing and concentrate on it. Mentally check all the areas in your body and assure yourself that there are no tense muscles. Do these exercises every other day for fifteen minutes at a time.

Physical relaxation

- Lie down or sit very comfortably where no one will bother you. Close your eyes and relax mentally, using the above techniques.

- Focus your mind on your right hand.

- Without moving from your position, tense the muscles of that hand, squeezing them slightly.

- Suddenly let go of those muscles and allow them to relax, maybe moving the hand slightly in order to release the tension you created before.

- Imagine that hand now being very, very heavy and warm. Imagine that hand is sinking slightly into the surface on which it is resting.

- Do the same thing with the forearm, the arm, the shoulder, the neck, the face, the foot, the leg, the inner thigh, the buttock, and the pelvis, and so forth until you have covered the entire right side of your body.

- Repeat this process with the left side of the body, always maintaining a calm, steady breathing rhythm.

Lucía Méndez . . .

actriz *(Señora Tentación, Marielena, El extraño retorno de
Diana Salazar)* y cantante.

🐚

Estar embarazada es una sensación bien especial. En mi caso personal, yo sentía que el bebé iba a ser tal como es ahora mi hijo Pedro Antonio; sabía, no sé por qué, antes de hacerme el ultrasonido, que era hombre y que su personalidad iba a ser, desde un principo, fuerte. Sentía que física y moralmente estaba compartiendo con mi hijo el espíritu.

Creí poder hacer un parto natural, pero nunca pensé que doliese tanto tener un hijo, así que fuí cobarde y pedí que me hicieran cesárea.

Desde luego que hice dieta y ejercicios durante todo el embarazo; por eso sólo subí nueve kilos en todo el proceso, lo que me ayudó a no sentirme pesada y a recuperarme rápidamente.

Lucía Méndez . . .

actress *(Señora Tentación, Marielena, El extraño retorno de Diana Salazar)* **and singer**

🙰

Being pregnant is a very special sensation. Personally, I felt that the baby would be exactly the way my son, Pedro Antonio, is today; I knew, I don't know why, before they did the ultrasound, that it would be a boy and that his personality, from the start, would be strong. I felt that I was physically and morally sharing my spirit with my son.

I believed mine would be a natural vaginal delivery, but I never thought having a child would hurt so much, so I "chickened out" and asked for a cesarean. Naturally, I kept a diet and exercised throughout the pregnancy; that's why I only gained nine kilos (about twenty pounds) during the whole process, which helped me not to feel too heavy and to recover quickly.

℘

Capítulo 5

Malestares del embarazo

Al estar embarazada su organismo está experimentando muchos cambios. Estos cambios que se manifiestan de varias maneras, tanto física como psicológicamente, a veces pueden producir malestares. Aunque es común el sentir algunas de las molestias que describiré a continuación, es importante que las comparta con su médico durante sus visitas, o que le llame si son severas. Ya que todas somos diferentes, los malestares pueden variar de mes en mes y de mujer a mujer.

Físicos

Malestares generales

Cansancio y sueño

Es de las primeras cosas que notará, es más común durante los primeros meses y hacia el final del embarazo. De hecho sería raro que no se sintiera cansada, ya que su cuerpo está trabajando activamente; tanto que se ha comparado el embarazo con el esfuerzo

Chapter 5

ℒ𝒶

Discomforts of Pregnancy

During pregnancy your organism is experiencing many changes. These changes, which manifest in various ways, both physically and psychologically, sometimes produce a certain malaise or discomfort. Although it is common to experience some of the discomforts I will describe in the following pages, it is important that you share them with your doctor during your visits, or call him if they are severe. Since we're all different, these discomforts may vary from month to month and from one woman to another.

Physical

General discomfort

Fatigue and sleepiness

Some of the first things you will notice are more common during the first months and toward the end of the pregnancy. In fact, it would be strange not to feel tired, since your body is actively at work—so much so that pregnancy has been compared with the effort

que toma escalar una montaña. Su cuerpo está ocupadísimo fabricando la placenta, el saco protector que se encargará de nutrir al bebé.

Procure descansar cuando le sea posible. Así le dará oportunidad a su cuerpo para que se recupere. Obviamente sin exageración; aunque parezca extraño, a veces entre más se descansa más cansada se siente. Si éste es su primer bebé, ¡aproveche la soledad para dormir ahora lo que no podrá dormir por mucho tiempo una vez nazca el bebé! Acuéstese más temprano, y si quiere, tome siestas durante el día. Tómelo con calma.

Pero no se olvide de hacer ejercicio, como los que le recomendé antes; al menos camine algunas cuadras diariamente. Si su cansancio es extremo, podría estar anémica, o sea que su cuenta de glóbulos rojos esta baja. En este caso, su doctor podría darle tratamiento.

Mareos y desmayos

Les suceden a algunas mujeres y a otras no. Se presentan cuando hay disminución en el flujo de sangre en el cerebro, que disminuye la cantidad de oxígeno temporalmente. Puede deberse a que el útero está usando mucha más sangre que de costumbre y/o que la sangre tarda más en subir al cerebro por ejemplo, cuando se levanta muy rápidamente de una silla o de su cama (para abrir la puerta, para contestar el teléfono, etc.).

También pueden suceder si está de pie durante mucho tiempo, especialmente en lugares calurosos y en donde hay muchas personas. Por ejemplo, mientras se hace la cola en el supermercado. ¿Ha visto cómo en todas las películas de los años cuarenta se sabía que las señoras estaban esperando porque se desmayaban? Sin embargo, según los expertos, los guionistas de Hollywood no estaban muy bien informados. El cansancio y los mareos son mejores indicadores de un embarazo que los desmayos. Si siente mareo o como si se fuera a desmayar, siéntese y ponga su cabeza entre sus rodillas, o acuéstese con los pies elevados por arriba de la cabeza. Si sufre un desmayo, llame a su médico ese mismo día.

También puede deberse a un nivel de azúcar bajo en la sangre. Para ello se recomienda no pasar muchas horas sin comer (incluya pequeños tentenpiés o bocadillos entre comidas). Por ejemplo, lleve siempre consigo una cajita de uvas pasas o pasitas, alguna fruta, galletas de soda o pan para cuando le entre un poquito de hambre.

Malestar matutino

Las "infames" náuseas y vómitos de las embarazadas ocurren especialmente durante los primeros tres meses; y aunque se les llama malestar matutino, pueden ocurrir a cualquier hora del día.

Son normales, les suceden a la mitad de las embarazadas. Se cree que pueden deberse a los cambios hormonales. El cansancio puede contribuir a que las náuseas sean más severas.

it takes to climb a mountain. Your body is especially intensely occupied with the making of the placenta, the protective sack that will nurture the baby.

Try to get as much rest as possible in order to give your body the opportunity to recover. Naturally, there is no need to overdo it; although you may find it odd, sometimes the more you rest, the wearier you feel. If this is your first baby, take advantage of the solitude and sleep now for all the time you will be unable to sleep once the baby is born! Go to bed earlier and, if you choose to, nap during the day. Take it easy.

Don't forget to exercise, as I recommended earlier. At least walk a few blocks a day. If you are extremely tired, you may be anemic. In other words, your red blood cell count could be low. In this event, your doctor can recommend treatment.

Dizziness and fainting

Some women get dizzy or faint. Some don't. These symptoms occur when there is a decrease in the blood flow to the brain, which temporarily decreases the amount of oxygen reaching the brain. It could happen because the uterus is using a lot more blood than normal and/or because the blood is taking longer to reach the brain—for instance, if you get up from a chair or rise out of bed very quickly to answer the phone.

It can also happen when you stand for long periods, especially in very crowded and warm places. For example, while you stand in line at the supermarket. Have you noticed that, in the films of the forties, you always knew when the woman was pregnant because she would faint? According to the experts, though, Hollywood screenwriters were not well informed. Weariness and dizziness are a surer sign of pregnancy than are fainting spells. If you feel dizzy or as though you might faint, sit down and place your head between your knees, or lie down with your feet up so they are at a higher level than your head. If you do faint, call your doctor that same day.

Dizziness or fainting could also be due to a low sugar level in the blood. That's why it is recommended not to let too many hours go by without eating (include snacks between meals). For example, always carry a small box of raisins, a piece of fruit, crackers, or bread to eat when you feel a little hungry.

Morning sickness

Morning sickness is the infamous nausea and vomiting that pregnant women suffer, especially during the first three months. Even though it is known as morning sickness, it can happen at any time of day.

Nausea and vomiting are normal and happen to 50 percent of pregnant women. Morning sickness is believed to be caused by hormonal changes. Tiredness may contribute to more severe bouts of nausea.

Para tratar de prevenirlos o aliviarlos evite comer mucho de un jalón. Seleccione alimentos con un alto contenido de proteínas y carbohidratos tales como panes de granos enteros, cereales, lentejas, frijoles, papas asadas o al horno con la cáscara, quesos y leche. Evite ver, oler y probar alimentos, perfumes, pastas dentales, o cualquier cosa que le provoque náuseas.

Lo mejor cuando se presentan es relajarse, pensar en que se irán solos así como vinieron. Evite tomar medicamentos, a menos de que se los indique su médico. Se calcula que sólo unas 7 de cada 2,000 embarazadas sufren de náuseas tan severas que hay que recurrir a tratamientos médicos.

Mito: Un susto puede hacer que dé a luz de inmediato

✠

Si esto fuera cierto el número de mujeres que rentarían películas de susto en el útimo mes del embarazo sería altísimo. De hecho las tiendas tendrían una sección de "videos para dar a luz en las siguientes veinticuatro horas".

Contracciones

Algunas mujeres sienten contracciones conocidas como contracciones de Braxton Hicks, al inicio del embarazo (a los cuatro meses), pero la mayoría las notan a los siete u ocho. Se deben a que los músculos del útero están "ensayando" para cuando tengan que entrar en acción.

Se sienten como espasmos del útero que no son necesariamente dolorosos, pero pueden ser incómodos. Por lo general duran unos treinta segundos, aunque algunas veces alcanzan hasta dos minutos. A medida que su embarazo se aproxima al final, las contracciones aumentan en frecuencia y a veces llegan a ser dolorosas.

El cambiar de posición, ya sea caminando o recostándose, podría hacerlas menos incómodas. Si las contracciones son muy frecuentes (digamos, más de cuatro por hora) y se acompañan de dolor en la espalda o en la pelvis y el estómago, llame a su médico, porque podría estar entrando en trabajo de parto prematuro.

Avoid eating too much too quickly, as a preventive measure, or at least to alleviate the problem. Choose foods with a high protein content and carbohydrates such as whole-grain breads, lentils, beans, roasted or baked potatoes in their jackets, cheese, and milk. Avoid looking at, smelling, or tasting strong foods, perfumes, toothpaste, or anything that makes you nauseous.

The best thing to do when it happens is to relax and believe that the symptoms will go away on their own, just as they came. Avoid taking medication, unless recommended by your doctor. Estimates show that only about 7 of every 2,000 pregnant women suffer such severe nausea as to warrant using medication.

Myth: A scare may cause immediate labor

❧

If this were true, the number of women renting horror movies during the final month of pregnancy would escalate tremendously. In fact, stores would offer a section of "videos to induce labor within twenty-four hours."

Contractions

Some women feel contractions, known as Braxton Hicks contractions, at the beginning of the pregnancy (in the fourth month). However, most feel them at seven or eight months. They are caused by the uterine muscles, which are "practicing" for the moment when they must go into action.

Contractions feel like a uterine spasm that is not necessarily painful, but can be uncomfortable. They usually last thirty seconds, although they can go for as long as two minutes. As your pregnancy reaches term, contractions increase in frequency and sometimes can be painful.

Changing position, either walking or lying down, could ease the discomfort. If the contractions are very frequent (let us say, more than four per hour) and if they are accompanied by back or pelvic and stomach pain, call your doctor because you could be going into premature labor.

Dolores

Dolor de cabeza

Más frecuente en el primer trimestre, hay mujeres que lo sienten a lo largo de todo el embarazo. Hay muchas causas, entre ellas congestión nasal, cansancio, abstinencia de cafeína y ansiedad. Los dolores de cabeza, aunque molestos, son normales, salvo si nota que el dolor es punzante, severo y/o que le afecta la vista. Los dolores severos, especialmente al final del embarazo, podrían tratarse de preeclampsia. Llame a su médico en caso de dolores severos.

Para combatirlo o aliviarlo, procure relajarse y descansar. Pruebe ponerse compresas húmedas calientes sobre los ojos y la frente; y pregúntele a su médico si puede tomar una pequeña dósis de Acetaminofén (Tylenol, Datril, etc.).

Dolor de espalda

Por lo general, ocurre a mediados y a finales del embarazo. Como la forma y el equilibrio de su cuerpo van cambiando poco a poco, a medida que avanzan los meses, usted se para y se sienta de una forma diferente. Estas nuevas posiciones de sus huesos, sus músculos y su cuerpo en general le pueden ocasionar tensión muscular.

Alrededor de los ocho meses, el bebé puede presionar contra su espina dorsal, ocasionando dolores o "pinchazos" en la parte baja de la espalda que se pueden radiar a una o ambas piernas y llegar hasta el pie(s).

Algunos consejos para prevenir o aliviar el dolor de espalda incluyen los siguientes:

- Haga todo lo posible por mantener siempre una buena postura (vea en el capítulo anterior algunos consejos sobre ejercicios para la postura). A pesar de que el aumento del vientre la haga propensa a echar la cabeza y los hombros hacia atrás, intente siempre mantener la columna recta, perpendicular al piso; en este esfuerzo la ayudará el contraer los músculos de las caderas y del abdomen

- Cuando se siente, trate siempre de mantener los pies en alto y la columna recta; siéntese derecha y manténgala siempre recta (sería útil colocar un pequeño cojincito de apoyo en la parte baja de la espalda)

- Evite todo tipo de esfuerzos: por ejemplo, no se agache a recoger algo doblando la cintura, debe de flexionar las rodillas para acercarse al piso

- Seleccione sillas con respaldos rectos y coloque un cojín en la parte baja de la espalda si la silla donde se sienta tiende a "hundirse"

- Descanse acostada boca arriba en colchones firmes y dése masajes suaves

Pain

Headaches

Headaches are more frequent during the first three months, but there are women who suffer from them throughout the pregnancy. There are many causes, including nasal congestion, fatigue, caffeine withdrawal, and anxiety. Headaches, though uncomfortable, are normal, unless you realize the pain is sharp, severe, and/or affects your vision. These more severe headaches, especially toward the end of the pregnancy, could indicate preeclampsia. Alert your doctor if you are having severe headaches.

To fight or alleviate the problem, try to rest. Work on your relaxation exercises. Try putting hot, damp compresses on your eyes and forehead. And ask your doctor if you may take a small dosage of acetaminophen (Tylenol, Datril, etc.).

Back pain

Generally, backaches occur in the middle or toward the end of the pregnancy. The shape and balance of your body shifts little by little as the months go by, and you change the way you stand and sit. These new positions of your bones and muscles, and of your body in general, can cause muscular tension.

Around the eighth month, the baby may press against your spine, causing pain or "stabs" in the lower part of your back. These pains can radiate down into one or both legs and reach one or both feet.

Some recommendations to prevent or alleviate backache are as follows:

- Try, as much as possible, to maintain good posture (see the previous chapter for some advice on exercises for the posture). In spite of the fact that the increase in the size of the abdomen may make you prone to throwing your head and shoulders back, always attempt to keep a straight spine, perpendicular to the ground; this effort may be helped if you contract the muscles of your buttocks and abdomen

- When sitting, always try to keep your feet up and your spine straight; sit up straight and keep your back erect (it might be useful to place a little pillow in the small of your back)

- Avoid any exertion. For example, do not bend at the waist to pick something up; you should bend your knees in order to get closer to the floor

- Choose chairs with straight backs, and place a pillow in the small of your back if the chair where you like to sit tends to "sink"

- Lie on your back on firm mattresses when you rest, and give yourself gentle massages

- Para aliviar el dolor en la parte superior de la espalda, mueva la cabeza en círculos y haga girar los hombros (ver en el Capítulo 4, los beneficios del ejercicio)

- Y tal vez lo más importante: evite subir excesivamente de peso

Dolor abdominal

Desde la mitad hasta el fin de su embarazo podrá sentir dolores a los lados de la pelvis. Lo que sucede es que los músculos y ligamentos de su cuerpo que sostienen el útero se están estirando. Los sentirá especialmente cuando se esté levantando de su cama o de una silla, o cuando tosa.

No debe preocuparse mientras el dolor sea leve, no sea constante, no se acompañe de flujo vaginal, fiebre, sangrado u otros síntomas. Un dolor en la parte baja del vientre puede deberse, por ejemplo, a una infección en la vejiga. Es importante mencionar cualquier síntoma a su médico. Si nota dolor en el abdomen, cambie de posición, trate de dormir de lado o pruebe ponerse una bolsa de agua caliente, envuelta en una toalla. Si es severo o si persiste, consulte a su médico.

Dolores en los huesos y las articulaciones

Durante el embarazo las articulaciones se vuelven menos sólidas, por lo que resulta normal que, de improviso, sus rodillas se doblen, o se le tuerzan los tobillos. A medida que avanza el embarazo también se dilata la caja torácica, por lo que puede experimentar punzadas en las costillas en forma súbita y pasajera. Esto se debe a la presión del útero contra las costillas.

Por estas razones se recomienda que durante su embarazo use zapatos de tacón bajo, camine con calma ¡y vea dónde pone los pies! Si siente dolor en las costillas, trate de acostarse derecha o de estar de pie, o bien sentada, muy derecha. El mantenimiento de una buena postura también significa un mayor espacio para el bebé que lleva en su vientre.

La vista

Es posible que durante el embarazo se produzcan trastornos de la vista o que, sobre todo, empeoren los problemas que ya existan (en especial, los de miopía). A veces se hace muy molesto para las embarazadas el uso de lentes de contacto; en ese caso, los oftalmólogos recomiendan el uso de espejuelos, al menos temporalmente.

La boca

Caries dentales

Si tiene caries es importante que se las traten. La anestesia local no le afectará al bebé y una infección en un diente puede ser peor. Evite radiografías durante el embarazo,

- To alleviate an ache in the upper back, rotate your head and shoulders (see Chapter 4, the benefits of exercise)

- And, possibly, the most important advice: Avoid excessive weight gain

Abdominal pain

From mid-pregnancy to term, you may experience pain on the sides of the pelvis. What is happening is that the muscles and ligaments of your body that support the uterus are being stretched. You will feel the pain particularly when you get out of bed or up from a chair, or when you cough.

As long as the pain is slight, not constant, and not accompanied by vaginal discharge, fever, bleeding, or other symptoms, there is no need for concern. However, pain in the *lower* abdomen could mean a bladder infection, for instance. It's important to mention *any* symptom to your doctor. If you notice abdominal pain, change position, try and sleep on your side or try using a hot water bottle wrapped in a towel. If it is severe and persists, notify your doctor.

Aching bones and joints

During pregnancy, your joints become less solid. Therefore, it's normal that your knees may suddenly buckle, or your ankles twist. As the pregnancy advances, your chest cavity also expands and you could experience sudden and fleeting jabs to your ribs. This is the uterus pressing against your rib cage. For these reasons, wearing low-heeled shoes during pregnancy, and walking calmly and watching where you step are recommended. If you feel pain in your ribs, try to stretch out—either lying, standing, or sitting. Keeping good posture also means giving the baby you are carrying more room in your abdomen.

Eyesight

It is possible that you may experience vision problems or, more commonly, that existing problems (such as myopia) worsen. Sometimes pregnant women experience intolerance to the use of contact lenses; in these cases ophthalmologists recommend the use of glasses, at least temporarily.

The mouth

Tooth decay

If you have cavities, it is important to have them filled. Local anesthesia will not affect the baby, and a tooth infection would be worse. Avoid X rays during pregnancy,

pero asegúrese de hacerse un examen y limpieza dental antes y/o durante el embarazo.

Debido a la alta concentración de hormonas durante el embarazo, las encías están más propensas a inflamarse y a sangrar. La mejor forma de prevenir problemas dentales es cepillándose los dientes mínimo dos veces al día.

Exceso de saliva

Es otro síntoma común del embarazo. Aunque se desconoce la causa, se sabe que es una molestia inofensiva que habitualmente desaparece después de los primeros tres meses. Al parecer es más común en las embarazadas que también padecen de náusea matutina.

La piel

Erupciones

Ocasionalmente durante el embarazo pueden aparecer erupciones en la piel, especialmente en áreas poco ventiladas donde tiende a haber más sudoración; a veces, pueden causar escozor. Mantenga esas zonas secas con polvos de talco o de almidón de maíz (maicena), o use loción de calamina.

Manchas y decoloración

Pocas mujeres se escapan de algún cambio en la piel durante el embarazo y se debe al alto nivel de hormonas en el cuerpo. Frecuentemente estas manchas desaparecen después de dar a luz. Por ejemplo, algunas mujeres notan manchas en la nariz, las mejillas y la frente, que pueden ser más o menos visibles y forman una máscara parecida a la cara de un mapache. Frecuentemente hay oscurecimiento de los pezones y de la piel a su alrededor, de la piel en el interior de los muslos, y aparece una línea que baja desde el ombligo hasta la zona del pubis.

Evite exponerse al sol por largos períodos de tiempo, porque esto aumentará la intensidad de las manchas (aparte de que los rayos solares en exceso no son aconsejables para nadie). Si lo hace, aplíquese un bloqueador solar de por lo menos 15 grados de protección (15 SPF) y use un sombrero.

Estrías

Las estrías—esas marcas rosáceas o rojizas alargadas que se producen en la piel de los senos, el abdomen y las caderas que se deben al estiramiento de la piel—son el terror de las mujeres que frecuentan la playa o la piscina y, desafortunadamente, les suceden a un 90 por ciento de las embarazadas.

but make sure to go for a dental exam and cleaning before and/or during pregnancy.

Due to the high concentration of hormones during pregnancy, the gums are more prone to swelling and bleeding. The best way to prevent dental problems is to brush your teeth at least twice a day.

Excessive saliva

Excessive salivation is another common symptom in pregnancy. Although the cause is unknown, it is basically a harmless discomfort that usually disappears after the first three months. It seems to be more common in pregnant women who also suffer from morning sickness.

The skin

Rashes

Sometimes rashes can appear during pregnancy, especially on covered areas where sweating occurs. Sometimes they can cause itching. Keep those areas dry with talcum powder or cornstarch (*maicena*), or use calamine lotion.

Blotches and discoloration

Few women escape some skin changes during pregnancy. These are caused by the high level of hormones in the body. Frequently, these stains disappear after giving birth. For example, some women notice blotches on the nose, cheeks, or forehead, which may be somewhat noticeable and may cover an area similar to the "mask on a raccoon." Very often, there is a darkening of the nipples and the surrounding skin, the skin on the inside of the thighs, and a line appears from the navel down to the pubic area.

Avoid long exposures to the sun as this increases the intensity of the blotches (aside from the fact that excessive exposure to the sun rays is not recommended for anybody). If you do sunbathe, use a sunblock with a sun protection factor of at least 15 (15 SPF), and wear a hat.

Stretch marks

Stretch marks—those long pink or reddish marks that appear on the skin of breasts, abdomen, and hips and are caused by the stretching of the skin—are the horror of women who like the beach or the swimming pool. Unfortunately, they occur in 90 percent of pregnant women.

Those women who inherited skin with more elasticity than most are lucky, for they

Las mujeres que heredaron una piel cuya calidad la hace más elástica que otras, tienen suerte ya que pueden tener muchos hijos sin nunca ver una estría en su cuerpo. Pero ellas son la excepción.

Por lo general no hay crema, loción o aceite—no importa qué tan caro sea—que evite la formación de las estrías en un 100 por ciento, aunque el masaje con manteca de cacao pueda ayundar esto no significa que las cremas no sean buenas para mantener la piel lubricada. Después del parto las estrías se convierten en una delgada línea de color pálido que es menos visible.

También es importante evitar subir excesivamente de peso.

Acné

Durante estos meses las hormonas de su cuerpo hacen que su piel secrete más aceites. De ahí la apariencia "radiante" de muchas mamás, especialmente aquellas con piel seca que se benefician con estos cambios. No obstante, las mujeres con piel grasosa pueden desarrollar un acné como el que aparece días antes de la menstruación. Lo bueno es que la piel regresa a su normalidad después del parto.

Otros trastornos

Otros síntomas comunes que se consideran normales, que no requieren de tratamiento y que desaparecen después del parto incluyen los siguientes:

Picazón en las palmas de las manos y las plantas de los pies, con o sin enrojecimiento de la piel

Fragilidad de las uñas con tendencia a que se rompan

Parches azulosos en las piernas cuando siente frío

Mito: Si se unta aceite en el vientre dos veces al día, no salen estrías (las rayas por estiramiento de la piel)

℘

Aunque es cierto que el aplicar crema o aceite diariamente puede ayudar a mantener a la piel en mejores condiciones y a disminuir las posibilidades de desarrollar las estrías, hay otros factores que contribuyen. Por ejemplo, la rapidez con que se sube

can have many children and never have a single stretch mark on their bodies. But they are the exceptions.

Generally speaking, there is no cream, lotion, or oil—no matter how expensive it is—that prevents 100 percent the appearance of stretch marks, although massage with cocoa butter may help. This does not mean that creams are not good in order to keep the skin lubricated. After delivery, stretch marks become fine, pale-colored lines that are less visible.

It's also important to avoid excessive weight gain.

Acne

Due to the hormones in your body, your skin will secrete more oils during these months. That is the reason why many mothers appear "radiant," especially those with dry skin who benefit from these changes. However, women with oily skin may develop acne, of the type that appears days before a menstrual period. The good news is, the skin goes back to normal after delivery.

Other problems

Common symptoms, considered normal and not requiring treatment since they disappear after delivery, include:

Itching of the palms and soles of the feet, with or without reddening of the skin

Fragile nails with a tendency to tear

Bluish blotches on the legs when you feel cold

Myth: Applying oil on the abdomen twice a day prevents stretch marks (the lines caused by skin stretching)

❧

Although it is true that applying cream or oil daily may help maintain healthier skin and diminish the possibility of developing stretch marks, there are other contributing factors. For example, the speed with which weight is gained—the more you gain or

de peso—entre mayor sea el aumento y entre más rápido se suba—mayor el riesgo de la formación de estrías. El factor genético que determina la elasticidad de la piel también es importante.

El aparato digestivo

Acidez, agruras o indigestión

Puede notarlos de mediados del embarazo hasta el final. A medida que va creciendo el útero, empuja al estómago hacia arriba, lo cual hace que los ácidos del estómago suban también. Además durante el embarazo, el sistema digestivo normalmente trabaja con más lentitud. Para prevenir o mejorar estos problemas se recomienda lo siguiente:

- Coma pequeñas cantidades de alimentos nutritivos varias veces al día en lugar de tres comidas grandes

- Evite el exceso de condimentos y de comidas fritas

- No fume (por esta y por muchas razones más)

- Relájese y duerma con una almohada que le eleve la cabeza unas seis pulgadas

- Evite usar ropa apretada en general, y especialmente en la cintura

- Evite acostarse o hacer ejercicio inmediatamente después de comer

- Procure evitar el bicarbonato de sodio porque contiene mucha sal y la hará retener líquidos

- Consulte a su médico para que le recomiende una medicina de ser necesario

Gases

Precisamente debido a que el intestino está más perezoso, es más difícil sacar el aire que se traga o se produce durante la digestión de ciertos alimentos como frijoles, cebollas y comidas fritas. Muchas madres se preocupan de que la presión de su incómodo e inflado vientre vaya a molestar al bebé. Tranquila . . . a la única que le molesta esto es a usted. El bebé está cómodo y contento, protegido por el líquido que lo rodea, y totalmente ajeno a los sacrificios que usted está haciendo por él. Las recomendaciones para disminuir los gases incluyen:

the quicker you gain it—the more chances there are of developing stretch marks. A genetic factor involving elasticity of the skin is also important.

The digestive system

Heartburn, acidity in the stomach, or indigestion

You may notice them as of mid-pregnancy through term. As the uterus grows, it pushes the stomach upward, which makes the stomach acids rise, too. In addition, during the pregnancy the digestive system usually slows down. To prevent or alleviate these problems, the following is recommended:

- Eat small quantities of nutritious foods several times a day, instead of three large meals

- Avoid excessive spices and fried foods

- Do not smoke (for this and many other reasons)

- Relax and sleep with a pillow that will hold your head up six inches

- Generally avoid wearing tight clothing, especially around the waist

- Avoid lying down or exercising right after eating

- Try to avoid baking soda; it contains a large amount of salt and this will cause you to retain fluids

- Consult with your doctor to determine whether medication is necessary

Gas

Precisely because the intestines are lazier, it is more difficult to eliminate the air that you swallow or that is produced by the digestion of certain foods such as beans, onions, and fried foods. Many mothers are concerned that the pressure of their uncomfortable and swollen stomach will bother the baby. Relax . . . the only one who is uncomfortable is you. The baby is comfortable and happy, protected by the fluid that surrounds it, and totally unaware of the sacrifices you are making on his or her behalf. The recommendations to diminish gas include the following:

Evite comer mucho en cada comida

Mastique bien y no trague los alimentos en pedazos grandes

Coma con calma y evite los alimentos que le causen gases: fritangas, frijoles, lentejas, garbanzos, repollo y brócoli, entre otros

Estreñimiento

Más común de la mitad del embarazo en adelante. Por un lado, a medida que su útero crece, va ocupado el espacio que le corresponde al sistema digestivo. Por otro lado, las hormonas hacen que su movimiento intestinal sea más lento.

Esto no quiere decir que usted tenga que aguantarse y sufrir. Hay varias cosas que puede hacer:

- Coma mucha fibra (frutas y vegetales frescos crudos y con la cáscara; cereales de grano entero, panes de centeno, legumbres, frutas secas tales como ciruelas negras y duraznos deshidratados)

- Tome muchísimos líquidos, especialmente agua y jugos de frutas y vegetales, entre los cuales se destaca el jugo de ciruelas pasas. Un viejo remedio casero es tomar una cucharadita de aceite de oliva antes de las comidas, o (según me han dicho algunas pacientes) hacer una infusión de flores de saúco (en inglés: *elder*). No existe ningún estudio científico que corrobore esto último

- Haga ejercicio diariamente, por ejemplo, camine

- Evite tomar laxantes; éstos irritan el intestino

Hemorroides

Otra de las incomodidades causadas por el crecimiento del útero y el aumento en el flujo de sangre hacia la vagina y el recto, son las hemorroides. El estreñimiento no ayuda, ya que el esfuerzo para ir al baño aumenta la presión y contribuye al debilitamiento de las venas del ano. Las hemorroides son várices en el área del ano y del recto. No descuide este problema.

Lo primero que debe hacer es evitar el estreñimiento. Use algodón con agua tibia o agua corriente y jabón para limpiarse después de la evacuación. El uso de una pomada especial recetada por su médico, o el aplicarse un pañuelo con cubitos de hielo, le aliviará las molestias temporalmente. Practique los ejercicios de Kegel, que consisten en apretar los músculos de esa área, como si se tratara de parar el chorro de orina por diez a treinta segundos y relájese, para repetir de nuevo. Haga unas cincuenta repeticiones en el transcurso del día. Eso ayuda a fortalecer los músculos de la vagina y del ano.

Not eating too much at each meal

Chewing well and not swallowing foods in large chunks

Eating slowly and avoiding foods that can produce gas including fried foods, beans, lentils, chick peas, cauliflower, and broccoli, among others

Constipation

Constipation is more common after the midway point of the pregnancy. On the one hand, as your uterus grows, it takes up space normally belonging to the digestive system. On the other hand, the hormones make your bowel movements slower.

This does not mean you should sit back and suffer. There are several things you can do:

- Eat a lot of fiber (raw fresh fruits and vegetables, with their skins; whole-grain cereals; rye bread; legumes; dried fruits such as prunes and dehydrated peaches)

- Drink large quantities of liquids, especially water and fruit and vegetable juices. Prune juice is especially effective. An old home remedy is to take a teaspoonful of olive oil before meals, or (according to some of my patients) to prepare an elder plant infusion. However, there is no scientific study to corroborate the latter, so I don't recommend it

- Exercise daily. For example, take a walk

- Avoid taking laxatives; they irritate the intestines

Hemorrhoids

Another of the discomforts caused by the growing uterus and the increase in the blood flow toward the vagina and the rectum is hemorrhoids. Constipation doesn't help, as the effort required in moving the bowels increases the pressure and contributes to a weakening of the anal blood vessels. Hemorrhoids are varicose veins in the area of the anus and rectum. Do not ignore this problem.

The first thing to avoid is constipation. Use cotton with a little warm water or running water and soap to clean the area after you have had a bowel movement. A special ointment prescribed by your doctor, or ice cubes wrapped in a handkerchief and applied to the area, will offer temporary relief. Practice the Kegel exercises, which consist of contracting the muscles in that area, as if you were interrupting a flow of urine, hold for ten to thirty seconds, then release. Repeat several times. Do this exercise fifty times a day. It will help strengthen the vaginal and anal muscles.

Antojos y rechazos de ciertos, alimentos

Tradicionalmente se ha dicho que si la madre no satisface sus deseos repentinos de comer un determinado alimento, el niño nacerá con una mancha que por su forma indica cuál fue el alimento que se le antojó a la mamá y que no comió. Ahora se sabe que nada de esto es cierto, y que las manchas con las que nacen algunos niños se deben a otra causa.

Lo que sí es cierto es que las embarazadas tienden a tener antojos por ciertos alimentos y rechazo por otros. La causa real se desconoce, se cree que puede deberse a cambios hormonales, a una deficiencia alimenticia que el cuerpo trata de balancear, a la necesidad emocional de sentirse consentida en una etapa de mucha inseguridad como es el embarazo en fin. La causa real se desconoce. Yo he tenido parejas en donde el *papá* ha tenido antojos antes de que su esposa supiera que estaba embarazada, que, según me dicen, empezaron coincidiendo con la supuesta fecha de la concepción y desaparecieron después del parto.

Sea cual fuere la causa, todos los expertos coinciden en que el mejor "tratamiento" para los antojos, si se puede, es satisfacerlos, y para los rechazos la solución es no obligar a la futura mamá a comer lo que no desea.

Las vías respiratorias

Falta de aire

Mientras el bebé está en la parte de arriba del útero—o sea desde la mitad del embarazo hasta mediados del noveno mes—usted sentirá que por más fuerte que respire, siempre le falta el aire. Esto sucede porque el bebé está oprimiendo los pulmones y ejerciendo presión sobre el diafragma, lo cual no quiere decir que usted o su bebé no estén recibiendo suficiente oxígeno.

Si siente falta de aire, pruebe hacer el siguiente ejercicio: levante los brazos sobre la cabeza y estírelos hacia arriba; respire lenta y profundamente y contenga la respiración unos cuatro segundos; luego, suelte el aire lentamente. Haga las cosas con calma, y tómese su tiempo. Mejor llegar tarde . . . que llegar sin aire.

Si nota dificultad repentina o progresiva para respirar, si nota que sus labios se ven azules o si tiene dolor de pecho, vaya a una sala de emergencias de inmediato.

Asma

Si usted es asmática y está bajo supervisión médica, no tiene que preocuparse demasiado por su embarazo. Ahora bien, aunque el asma tiene un efecto mínimo en el embarazo, el embarazo sí puede afectar a la mamá con asma. Dependiendo de su caso personal, su asma podría mejorar, empeorar o permanecer igual. De todas maneras, es

Cravings and rejecting certain foods

Traditionally, it has been said that if a mother does not satisfy her sudden craving for a particular food, her child will be born with a birthmark in the shape of the food she craved and didn't eat. Now we know that none of this is true, and that the marks some children have at birth are from other causes.

What is true is that pregnant women tend to crave certain foods and reject others. The real cause is unknown. Craving and rejecting might be due to hormonal changes, a nutrition deficiency the body tries to fulfill, or an emotional need to be pampered during a time of great insecurity, which a pregnancy surely can be. The real cause remains a mystery. I have had couples in which the *father* claims to have had cravings before his wife knew she was pregnant. According to what they tell me, the mens' cravings began precisely at the time when conception supposedly occurred and disappeared after the delivery.

Whatever the cause, all the experts agree that the best "treatment" for cravings is to satisfy them whenever possible and, for food that is rejected, not to force the future mother to eat what she doesn't want.

The respiratory tract

Shortness of breath

While the baby is in the upper part of the uterus—in other words, mid-pregnancy to the middle of the ninth month—you will notice that, no matter how hard you breathe, you will always feel you lack air. This happens because the baby is squeezing your lungs and exerting pressure on the diaphragm. This does not mean that you or your baby are not getting enough oxygen.

If you feel you are lacking air, do the following exercise: Raise your arms above your head and stretch upward; breathe slowly and deeply, hold your breath about four seconds, then slowly release the air. Do things calmly and take your time. It is better to arrive late . . . than out of breath.

If you notice a sudden or progressive difficulty in breathing, if you notice your lips are blue, or if you have a pain in your chest, go to the emergency room immediately.

Asthma

If you are asthmatic and are under medical supervision, you need not be too concerned about your pregnancy. However, even though asthma has a minimal effect on a pregnancy, the pregnancy can affect an asthmatic mother. Depending on your individual case, your asthma may improve, worsen, or remain the same. In any event, it is important that the

importante que la embarazada asmática se cuide aún más, prestándole atención especial a los factores ambientales que usted sabe que le producen la alergia seguida por el ahogo, o sea el ataque de asma (i.e., polvo, mohos, gatos o perros, perfumes, el humo del cigarrillo, etc.). No fume por nada del mundo. Procure evitar que le den gripes. Pregúntele a su médico si debe de aplicarse la vacuna contra el flu (la influenza). Si le da un ataque de asma, use de inmediato su inhalador. En este caso la falta de oxígeno por un ataque de asma es mas peligroso que el no usar medicinas.

La circulación

Hemorragia y congestión nasal

Al igual que en muchas otras partes del cuerpo, el aumento en el flujo de sangre llena las membranas mucosas de la nariz de tal manera que se hinchan. Este síntoma podría empeorar y no cesar hasta que nazca el bebé. Si usted vive en un clima donde hace mucho frío, el aire seco y caliente de los calentadores en invierno podría empeorar la molestia. El uso de un poquito de Vaselina en el interior de las fosas nasales diariamente antes de acostarse, podría ayudar a evitar la resequedad. Evite el sonarse con mucha fuerza. Si presenta sangrado por la nariz, detenga la hemorragia apretándose la nariz durante unos minutos. El aplicar un pañuelo empapado con agua helada también le puede ayudar.

Venas varicosas (várices)

De la misma manera que con las venas del recto, las paredes de las venas de las piernas tienden a relajarse y a ceder ante el torrente sanguíneo. Entonces, comienzan a abultarse y a hacerse visibles a través de la piel. Al final del embarazo podrían inflamarse aún más. Su riesgo de desarrollar várices es mayor si tiene antecedentes familiares o si está en sobrepeso. Para prevenirlas se recomienda:

- Evite estar de pie por períodos prolongados, especialmente si está inmóvil

- Evite cruzar las piernas al sentarse

- Evite permanecer sentada en la misma posición por periodos prolongados

- Evite comer mucha sal, porque le ocasionara que retenga líquidos

- Use medias elásticas, disponibles en tiendas de maternidad, que ayudan a que circule la sangre de las piernas en contra de la gravedad

- Haga ejercicio todos los días (por ejemplo camine durante treinta minutos o más); esto estimula la circulación

- Eleve sus piernas cuando esté sentada o acostada

factors that you know cause an asthma attack (i.e., dust, mildew, cats or dogs, perfumes, cigarette smoke, etc.). Do not smoke under *any* circumstances. Try to avoid catching any colds or flus. Ask your doctor if you should be vaccinated against influenza. If you suffer an asthma attack, use your inhaler immediately. In this event, the lack of oxygen resulting from an asthma attack is more dangerous than not using your medication.

The circulatory system

Nosebleeds and nasal congestion

Just as in many other parts of the body, the increased flow of blood fills the mucous membranes of the nose in such a way that they may become swollen. This symptom could worsen and not disappear until the baby is born. If you live in a very cold climate, with dry, hot air from heaters in winter, the discomfort could increase. Using a dab of Vaseline on the inside of the nasal passages daily, before going to bed, could help avoid the dryness. Avoid blowing your nose too hard. If a nosebleed starts, stop the hemorrhage by squeezing your nose for a few minutes. Applying a handkerchief soaked with ice water may also help.

Varicose veins

Just like the veins of the rectum, the walls of the veins in the legs tend to relax and give way to the torrent of blood flowing through them. Therefore, they begin to bulge and to become visible through the skin. Toward the end of the pregnancy they may become more swollen. If there is a family history of varicose veins, or if you are overweight, you will be more prone to developing varicose veins. Recommendations for preventing them follow:

- Avoid standing for extended periods, especially if you are not moving

- Avoid crossing your legs when sitting

- Avoid remaining seated in the same position for extended periods

- Avoid eating too much salt, which induces your body to retain fluids

- Use support hose, available in maternity stores, which help the blood flow back from the legs against gravity

- Exercise daily (for example, walk thirty or more minutes), which will stimulate circulation

- Whenever you sit or lie down, keep your legs up

Presión alta

Aunque muy pocas mujeres tienen presión alta durante el embarazo, ésta tiende a elevarse hacia el séptimo mes. Muchas veces sucede que usted está nerviosa cuando llega el momento de su cita médica, y su presión aparece algo alta. Si usted padecía de presión alta antes de embarazarse, debe de hablar con su médico para asegurarse de que la medicina que está tomando no afectará al bebé. Pero, muy importante, si padece de presión alta y estaba tomando medicina para su control, no la suspenda sin consultar a su médico. Eso podría causarle problemas a usted y a su bebé.

Ahora bien, si usted sube mucho de peso súbitamente (más de tres libras en una semana después del sexto mes), y se le hinchan las manos y la cara, consulte a su médico; esto podría ser síntoma de preeclampsia, una grave condición que pone en peligro la vida de la madre (vea el Capítulo 3, preeclampsia y toxemia).

Las extremidades

Calambres

Los calambres en las piernas son frecuentes, especialmente durante los últimos tres meses del embarazo. Se pueden deber a cambios en el metabolismo del calcio o a cambios circulatorios en los músculos. Si le dá un calambre en la pantorrilla, tenga en cuenta estas sugerencias:

- Estire la pierna hacia adelante con el talón. Dígale a la persona que esté a su lado que le presione la rodilla con una mano y con la otra empuje contra la planta de su pie

- También puede friccionar y calentar la pierna para reactivar la circulación

- No se acueste sobre su espalda, porque el peso del útero hará más presión sobre los vasos sanguíneos que controlan la circulación de la pierna

Hinchazón

También conocida como edema, la hinchazón en las piernas, los pies y las manos es causada por la retención de líquidos, algo completamente normal debido en parte a la lentitud de la circulación. El problema aumenta si usted usa ropa apretada alrededor de los tobillos y los pies.

Evite el comer sal en exceso, porque la hará retener más líquidos. Eleve las piernas mientras está sentada, no permanezca de pie mucho tiempo y use ropa suelta.

High blood pressure

Although very few women experience high blood pressure during pregnancy, it does tend to go up toward the seventh month. Often, too, you become nervous before seeing the doctor and your pressure reads somewhat high. If you suffered from high blood pressure before becoming pregnant, you must talk to your doctor to make sure the medication you are taking is not harming the baby. Most important, if you suffer from high blood pressure and are controlling it with medication, do not discontinue it without consulting your doctor. This could cause you and the baby problems.

Now, if you suddenly gain a lot of weight (more than three pounds in a week after the sixth month), and your hands and face become swollen, notify your doctor; this could be a symptom of preeclampsia, a serious condition that endangers the mother's life (see Chapter 3, preeclampsia and toxemia).

The extremities

Cramps

Leg cramps are frequent, especially during the final three months of the pregnancy. They could be due to the changes in the metabolism of calcium, or changes in the circulation within the muscles. If you get a cramp in your calf, consider these suggestions:

- Stretch the leg forward with the heel. Tell the person next to you to apply pressure on your knee with one hand and with the other, to push against the sole of your foot

- You may also rub and warm the leg, to reactivate circulation

- Do not lie on your back, because the weight of the uterus increases the pressure on the blood vessels that control the circulation in the leg

Swelling

Also known as edema, the swelling of legs, feet, and hands is caused by the fluid retention, something absolutely normal due, partly, to sluggish circulation. The problem increases if you use tight clothing around your ankles and feet.

Avoid excessive intake of salt, because that will only increase fluid retention. Put your legs up when sitting, don't stand for a long time, and wear loose clothing.

La vagina

Normalmente durante el embarazo hay una pequeña cantidad de secreción o flujo vaginal que no causa molestias. Debido al nivel de las hormonas, la acidez normal de la vagina se pone más alcalina, y hace a la mujer un poco más propensa a ciertas infecciones vaginales causadas por hongos. Para disminuir el riesgo de que se desarrollen, use vestidos que permitan la circulación del aire entre las piernas (¡ésta no es época de andar con pantalones apretados!), use ropa interior de algodón, y dése baños tibios frecuentemente. Evite las duchas vaginales por completo.

Si el flujo tiene mal olor, le causa dolor, o le causa picazón, llame a su médico. Quizá le recomiende una de las cremas que se venden sin receta médica (pero no la use sin su autorización). Para reducir el escozor coma yogur (hay mujeres que hasta se lo untan en la parte exterior de la vagina).

Si nota sangrado, ya sea severo o que manche un poco, llame a su médico ese mismo día.

La orina

Micción frecuente e infecciones

Pronto notará que tiene que orinar con más frecuencia que antes. Esto le sucederá al principio del embarazo porque el crecimiento de su útero está haciendo presión sobre su vejiga, y, al final, porque el bebé baja poniendo aún más presión.

No deje de tomar agua para no ir al baño. Todo lo contrario: tome más agua, y, si le gusta, beba jugo de arándano (en inglés: *cranberry*), que ayudará a evitar las infecciones en la vejiga (cistitis) tan comunes durante el embarazo. El síntoma más común de infección en la vejiga es ardor al orinar. El tratamiento requiere de un antibiótico que le recetará su médico. Para reducir las posibilidades de infección, pruebe estas sugerencias:

- Límpiese de adelante hacia atrás cuando termine de orinar

- Use ropa interior de algodón para que su piel respire y se evite la humedad

- Vacíe su vejiga completamente cada vez que vaya al baño

Azúcar en la orina

La presencia de azúcar en la orina, mientras se tenga el nivel de azúcar en la sangre normal, no tiene importancia. Sin embargo, si se encuentra azúcar en la orina, se debe de checar el nivel de azúcar en la sangre. Puede ser un signo de diabetes, tan común en las latinas. (Vea el Capítulo 3.)

The vagina

Normally, during the pregnancy, there is a small amount of secretion or vaginal discharge that is not uncomfortable. Due to the hormonal level, the normal acidity of the vagina becomes more alkaline and causes the woman to be more prone to certain vaginal infections caused by fungus. To diminish the risk of developing a fungal infection, wear loose clothing that allows the flow of air between the legs (this is no time for wearing tight pants!), cotton underwear, and take frequent warm baths. Avoid vaginal douches completely.

If the discharge smells strongly or causes pain or itching, call your doctor. Nonprescription creams may be recommended (not to be used, however, without your doctor's authorization). To reduce the itching, eat yogurt (some women even apply yogurt to the outside of the vagina).

If you notice bleeding, whether severe or just spotting, call your doctor that same day.

The urine

Frequent urination and infections

You will soon notice that you must urinate more frequently than before. This will happen in the initial stages of the pregnancy because the growing uterus is applying pressure to your bladder. Also, toward term, it increases because the baby descends, applying even more pressure.

Do not stop drinking water to diminish the number of times you visit the bathroom. On the contrary, drink more water and, if you like, drink cranberry juice, which helps prevent the bladder infections (cystitis) so common during pregnancy. The most common symptom of bladder infection is a burning sensation when you urinate. Treatment requires an antibiotic that your doctor will prescribe. To reduce the possibilities of infection, try these suggestions:

- Wipe from front to back after you finish urinating

- Wear cotton underwear so that your skin breathes and humidity is avoided

- Empty your bladder completely each time you go to the bathroom

Sugar in the urine

As long as the sugar in the blood remains normal, the presence of sugar in the urine is of no consequence. If sugar is found in the urine, however, the level of sugar in the blood should be checked. It could be a sign of diabetes, which is highly prevalent in Latinas (see Chapter 3).

Salud mental

Depresión e irritabilidad

La mayoría de las mujeres confunden la depresión con los síntomas normales de irritabilidad y cambios de estado de ánimo asociados con todo embarazo. Si usted siempre ha tenido estos cambios de estado de ánimo antes de la menstruación, y si en general es una persona susceptible, los primeros tres meses de su embrazo serán como un Síndrome Premenstrual aumentado y continuo en ese sentido. Si a esto se agregan los síntomas físicos, usted tendrá más que razón para sentirse molesta e irritada en ocasiones.

Ahora bien, si su malestar dura mucho tiempo, si no está contenta con su embarazo, o está insegura, usted podría estar en peligro de caer en una depresión. Pregúntese lo siguiente:

- ¿Tiene antecedentes de depresión en su familia?

- ¿Tienen problemas económicos en su casa?

- ¿Tiene un embarazo de alto riesgo?

- ¿Le falta apoyo por parte del padre del bebé o de su familia?

- ¿Tienen temor de que su salud y/o la del bebé no estén bien?

Si su contestación es afirmativa a una o más de estas preguntas, y además no come ni duerme bien, no se puede concentrar, ha perdido interés en todo o llora con frecuencia, es importante que hable con su médico. Quizá él o ella la refiera a un psicólogo o psiquiatra. A pesar de todas estas molestias, éste es un momento para estar feliz, no de sentirse desgraciada.

Insomnio

A los malestares físicos—calambres, dolores, un bebé que patea, etc—que causan dificultad para dormir, súmele los aspectos psicológicos. Usted se pregunta cómo será su vida con el nuevo bebé, la situación económica, el trabajo y mil cosas más que le hacen imposible conciliar el sueño. O, tal vez sea que su cuerpo estará preparándola inconscientemente para cuando no duerma mucho debido a la llegada del bebé a casa en sus primeros meses de vida. Puede ser la gran emoción también.

Para disminuir las posibilidades de padecer insomnio; procure comer poco por las noches, haga ejercicio con regularidad y evite la cafeína.

Si no puede dormirse, salga del cuarto y póngase a leer, relájese y espere a que le

Mental health

Depression and irritability

Most women confuse depression with the normal symptoms of irritability and mood swings directly associated with all pregnancies. If you have always had mood swings prior to your period and if, in general, you are a susceptible individual, the first three months of your pregnancy will be like suffering a continuous and increased period of PMS (premenstrual syndrome). If to that we add the physical symptoms of pregnancy, you will have every right to feel occasionally upset or irritable.

Now, if your upset persists, if you are not happy with your pregnancy, or if you are insecure, you could be in danger of falling into a depression. Ask yourself the following questions:

- Is there a history of depression in your family?

- Are there financial problems in the home?

- Do you have a high-risk pregnancy?

- Are you lacking support either from the baby's father or your family?

- Are you afraid you and/or the baby's health is not fine?

If you answer yes to one or more of these questions and, in addition, you don't eat or sleep well, cannot concentrate, have lost interest in everything, or cry frequently, it is important that you talk to your doctor. Perhaps he or she may refer you to a psychologist or psychiatrist. In spite of these discomforts, this is a time of happiness, not a time for feeling blue.

Insomnia

In addition to the physical discomforts—cramps, aches, a baby that kicks, etc.—causing an inability to sleep, there are psychological aspects. You will lie awake and ask yourself what your life will be like with the new baby, and think about your financial situation, work concerns, and a thousand other things that make sleeping impossible. Or, perhaps your body is unconsciously preparing you for the lack of sleep you will experience for the first few months of your baby's life at home. Insomnia could also be a response to the great excitement you feel.

To diminish the possibility of insomnia: Try to eat lightly at night, exercise regularly, and avoid caffeine.

If you cannot sleep, leave the bedroom and read, relax, and wait until you feel

llegue el sueño. No tome pastillas para dormir. Tal vez una taza de té de manzanilla o té de tila le ayudarán el dormir o, por lo menos, a tranquilizar su mente.

La mejor posición para dormir durante el embarazo es acostada de lado, preferiblemente el izquierdo, con una pierna cruzada sobre la otra y una almohada entre las rodillas. Esta posición permite que la sangre circule mejor en la placenta y reduce la concentración de líquidos en las piernas, disminuyendo la hinchazón.

Pérdida de la memoria

Si deja las llaves dentro del auto, la chequera sobre el mostrador del almacén, la leche fuera del refrigerador, la chaqueta en la oficina del doctor . . . no se preocupe. ¡No, no es que se esté volviendo loca! Como a tantas cosas en su embarazo, échele la culpa a las hormonas. La emoción y la preocupación del embarazo también pueden contribuir. Sea práctica, y hágase una memoria de papel: escriba todo lo importante que tiene que hacer, especialmente cosas como cerrar la puerta con llave. Recuerde que esto es transitorio y usted no es la única a quien le sucede.

Sueños

Con el embarazo, usted muy probablemente entre a un mundo de fantasías privadas a través de sus sueños. Es la manera que tiene su subconsciente de liberar las ansiedades que alberga su mente durante el día, ya sea a través de pesadillas o de sueños placenteros.

Los sueños experimentan que muchas embarazadas incluyen cosas como que se les olvida alimentar al bebé, que alguien las ataca, que dejan al bebé y se van, o que se les pierde, que están atrapadas en alguna parte, que sus maridos las dejan porque se ven feas, que lo encuentran con una amante, o que su bebé nace deforme o enfermo. Pero no se deje asustar por nada de esto y recuerde que los sueños . . . sueños son.

Antojos

Véase al comienzo de este capítulo, en el aparato digestivo.

Cambios en su cuerpo

Los senos

Cambios en tamaño

A medida que avanza el embarazo sus senos irán creciendo, por un lado las glándulas mamarias o productoras de leche se irán llenando de líquido. También aumentará el de-

sleepy. Do not take sleeping pills. Perhaps a cup of chamomile or linden tea will help, or, at least, will ease your mind.

The best sleeping position during pregnancy is on your side, preferably the left, with one leg crossed over the other and a pillow between your knees. This position allows better blood circulation within the placenta and reduces the buildup of fluids in the legs, decreasing swelling.

Loss of memory

If you leave your keys inside the car, your checkbook on the counter at the store, the milk out of the fridge, your jacket at the doctor's office . . . don't worry. No, you are not losing your mind! As with so many other things about your pregnancy, blame the hormones. The excitement and concern about the pregnancy can also be contributing factors. Be practical, and make a memory list: Write down everything important that you must do, especially things like locking the door. Remember, this is temporary, and you are not the only one it's happening to.

Dreams

With pregnancy, you will probably enter a private world of fantasy through your dreams. This is the way in which your subconscious releases the anxiety your mind accumulates during the day—through pleasant dreams or nightmares.

Many of the dreams experienced by pregnant women include things such as forgetting to feed the baby, being attacked by someone, leaving the baby behind, losing the baby, being trapped somewhere, being abandoned by their husbands because they look ugly, finding their husbands with lovers, or having a baby that is born deformed or sick. Don't allow any of this to frighten you, and remember . . . *dreams are only dreams.* Don't take them out on those around you as if they were real.

Cravings

See earlier in this chapter, in the digestive system.

Changes in your body

The breasts

Changes in size

As the pregnancy advances, your breasts will grow. The mammary glands, those that will produce the milk, will be filling with fluid. Also, fat deposits will increase in the

pósito de grasa en su cuerpo, incluyendo en los senos. En esta época aparecerán las venas azules, anunciando el aumento del suministro de sangre. Sus senos estarán muy sensibles y los sentirá tensos, duros y pesados, incluso pueden llegar a dolerle.

El uso de sostenes que le ajusten sin apretar, puede ayudar. Seleccione sostenes de algodón para que su piel pueda respirar mejor, y avance en la talla a medida que la requiera.

Aparición del calostro

A partir del quinto mes, en cualquier momento sus senos pueden comenzar a producir calostro, un líquido amarillento o transparente que será lo que alimentará a su bebé. Si no aparece hasta el final del embarazo también es normal. La única molestia consiste en que usted está en la calle y de pronto se le moja la blusa o el vestido.

Limpie sus pezones con agua tibia y no use jabón, porque se le irritarán. Ponga una gasita o un algodón absorbente en el sostén para que cubra los pezones. Existen almohadillas hechas especialmente para esto, y las encuentra en las farmacias o algunas tiendas de productos para maternidad.

Pezones Invertidos

El tener los pezones invertidos no significa que usted no podrá alimentar a su bebé cuando llegue la hora. Su médico le recomendará un aparato de succión especial que se vende en algunas tiendas de maternidad si piensa que lo necesita.

El vientre

Si tiene usted una envidiable cintura estrecha, dígale adiós—temporalmente—pues eso es lo primero que desaparece durante el embarazo. Este cambio puede deberse al crecimiento del útero, a la distensión de los intestinos, la cual es muy común al principio. O, simplemente, puede representar el que usted está subiendo de peso. Recuerde que para el segundo mes, usted debe haber subido alrededor de tres libras.

A medida que el bebé va creciendo tiene que acomodarse para hacer mejor uso del espacio dentro de su útero. Durante el séptimo mes, y si el bebé está colocado como debe, con la cabeza hacia abajo, su abdomen estará abultado hacia arriba. Después empezará a bajar.

Si el volumen del vientre le llega a molestar para dormir, trate de descansar de lado, doblando hacia dentro la pierna que queda debajo (apoyando en ella el vientre) y estirando la pierna de arriba. Esta posición se recomienda solamente para dormir; para descansar durante el día, trate de hacerlo boca arriba y elevando los pies por encima del nivel del cuerpo.

body, including in the breasts. At this time, blue veins will appear, announcing an increase in the blood supply. Your breasts will be very sensitive and you will feel they are taut, hard, and heavy. They may even hurt.

Wearing a bra that supports without crushing will help. Choose cotton bras so that your skin breathes well, and increase the bra size as necessary.

Appearance of colostrum

After the fifth month your breasts may begin to produce colostrum at any time. This is a yellowish or transparent liquid, which is what will feed your baby. It is also normal if it doesn't appear until the final stages of pregnancy. The only discomfort is that you could be out when suddenly your blouse or dress becomes wet.

Clean your nipples with warm water and do not use soap that will irritate them. Place a gauze or absorbent cotton over the nipples inside the bra. Pads specially designed for this purpose, are available in pharmacies or maternity shops.

Inverted nipples

Having inverted nipples does not mean you will be unable to feed your baby when the time comes. Your doctor will recommend you use a special pump sold in maternity shops if he or she believes it is necessary.

The abdomen

If you have an enviable, tiny waist, say good-bye to it—temporarily—as this is the first thing to disappear during pregnancy. This change can be a consequence of the growth of the uterus, or can be caused by the distention of the intestines, which is very common in the initial stages. Or it could simply mean you are gaining weight. Remember that, by the second month, you should have gained about three pounds.

As the baby grows, it must settle and make proper use of the space within your uterus. During the seventh month, if the baby is placed as it should be—head down—your abdomen will be bulging upward. Later, it will start going down.

If the size of your stomach bothers your sleep, try to rest on your side, bending your bottom leg inward (rest it against your stomach) and stretching out the upper leg. This position is recommended only for sleeping. For resting during the day, try to do so on your back and with your feet higher than the level of your body.

Problemas especiales

Anemia

La anemia consiste en una baja de los glóbulos rojos de la sangre, frecuentemente debida a una falta de hierro (aunque puede deberse a otras causas). Durante el embarazo el volumen de sangre aumenta, y con él, aumenta la cantidad de hierro que necesita el cuerpo. Muchas mujeres no consumen suficiente hierro para suplir esta necesidad, y por eso muestran síntomas de anemia:

Palidez

Fatiga extrema

Palpitaciones

Debilidad

Desmayos

Las mujeres más susceptibles a la anemia son las que están esperando mellizos, las que han tenido un bebé tras otro y las que vomitan con mucha frecuencia.

Dependiendo de su caso, su médico podría recetarle suplementos de hierro (pastillas). Sin embargo, la mejor manera es tomar el hierro directamente de alimentos ricos en hierro tales como las frutas secas, el pato, la carne de res, el hígado, las ostiones, las sardinas, la calabaza, la alcachofa y la espinaca, entre otros. Su médico puede determinar si tiene anemia con una muestra de sangre.

Alergias

Para muchas mujeres que padecen de alergias, el embarazo puede intensificarlas. Ya sean los estornudos o los ojos llorosos, o la nariz tapada (que podría confundirse con el síntoma normal de congestión durante el embarazo). Aunque las alergias vienen a complicarle la existencia a la futura mamá, no son un problema importante.

Además de consultar a su alergista, trate de evitar—más que nunca—las cosas que sabe que le causan alergia. Por ejemplo:

• Mantenga su casa sin polvo

• Use el aire acondicionado para que no entren pólenes a su casa

• No use almohadas de plumas

Special Problems

Anemia

Anemia is the result of a decrease in the red blood cell count, frequently due to a lack of iron (although there are other causes). During pregnancy, the volume of blood increases and, with it, the amount of iron the body requires. Many women do not consume sufficient iron to cover this increased need, and therefore can present symptoms of anemia:

Paleness

Extreme fatigue

Palpitations

Weakness

Fainting spells

Women who are expecting twins, who have had one baby after another in close succession; or who vomit frequently, are more susceptible to developing anemia.

Depending on your case, your doctor may prescribe iron supplements (pills). However, the best way of taking iron is straight from foods rich in iron such as dry fruit, duck, beef, liver, oysters, sardines, squash, artichokes, and spinach. A blood sample can tell your doctor whether or not you are suffering from anemia.

Allergies

To many women who suffer from allergies, pregnancy can increase the condition. Symptoms can include sneezing, watery eyes, or a stuffy nose (which could be confused with the normal symptom of congestion due to pregnancy). Even though allergies complicate the mother-to-be's existence, they are not a serious problem.

Aside from consulting your allergist, try to avoid—now more than ever—things that you know give you allergies. For instance:

• Keep your house dust-free

• Use the air-conditioning to avoid pollen in the house

• Do not use down pillows

- Evite las comidas que le causan alergia

- Si el culpable es la mascota, mande al perrito o al gatito a otra casa por un tiempo

Quistes en los ovarios

En uno de cada diez embarazos los ovarios producen quistes benignos que, aún así, deben ser monitorizados para asegurarse de que no están creciendo. En realidad, estos quistes casi nunca crean problemas, a menos que el quiste amenace con reventarse. En este último caso su médico podría sugerir el quitarlo quirúrgicamente.

Catarros

Aunque existen algunos medicamentos para la gripe que se pueden tomar durante el embarazo, no tome nada (aunque se venda sin receta) sin consultar a su médico. Otras cosas que le podrían ayudar son:

- Procure descansar y aliméntese bien

- Tome muchísimos líquidos

- Haga gárgaras de agua salada para aliviar la resequedad de la garganta

- Si le dá fiebre, tome duchas con agua tibia y no se abrigue demasiado

Rubéola, paperas y varicela

Aunque la mayoría de las mujeres o han padecido estas enfermedades, o las han vacunado contra ellas, existe la posibilidad de que usted no esté en ninguno de estos dos grupos. La única forma en que los virus que causan estas enfermedades puedan dañar al bebé durante el embarazo es si la mujer se contagia en este período.

Los síntomas de la rubéola incluyen fiebre, ganglios inflamados y erupciones en la piel, que generalmente aparecen a las tres semanas de haber estado expuesta a una persona con rubéola. Si sospecha que éste es su caso, consulte con su médico de inmediato.

Si usted no tuvo paperas, no la vacunaron y cree que pudo haber estado expuesta, o desarrolla los síntomas (fiebre, ganglios inflamados, dolor de oído o dolor al masticar) consulte a su médico.

Los síntomas de varicela (conocida también como "viruela loca") es la aparición de ronchitas que cambian de forma: primero rojitas con agua adentro, (como ampollas) y después con una costra antes de desaparecer.

En el caso de que desarrolle cualquiera de estos síntomas, notifique a su médico de inmediato.

- Avoid foods you are allergic to

- If your pet is to blame, send the dog or cat to live elsewhere for a time

Ovarian cysts

One out of ten pregnancies produce benign ovarian cysts that, nonetheless, must be monitored to ensure they are not growing. In fact, those cysts almost never create problems, unless they threaten to burst. In this last case, your doctor may suggest surgical removal.

Colds

Although there is some flu medication that can be taken during pregnancy, don't take anything (even if sold over the counter) without first consulting your doctor. Other things which may help are:

- Try to get a lot of rest and eat well

- Drink a lot of liquids

- Gargle with saltwater to relieve throat dryness

- If you run a fever, take warm showers and don't cover yourself too much

German measles, mumps, and chicken pox

Even though most women have either had these diseases or have been vaccinated against them, there is a chance that you fall into neither of these groups. The only way the virus that cause one of these diseases can harm the baby during pregnancy is if you catch it during this time.

The symptoms for German measles include fever, swollen glands, and skin rashes, which generally appear three weeks after being in contact with someone with German measles. If you suspect this to be your case, consult your doctor immediately.

If you have never had or been vaccinated for mumps and think you may have been exposed, or if you develop the symptoms (fever, swollen glands, earache, or soreness when chewing) consult your doctor.

Chicken pox is indicated by the appearance of small hives, which go through different stages (red bumps with water inside, like blisters, and then a scab before disappearing).

In the event you develop any of these symptoms, notify your doctor immediately.

Toxoplasmosis

El parásito que causa esta infección se transmite a través de la carne cruda (o que no está bien cocida) o a través de las heces fecales de ciertos animales como los gatos. Se calcula que 1 a 2 de cada 1,000 bebés en Estados Unidos nacen infectados con este parásito, y una tercera parte de las personas han estado expuestas y han formado anticuerpos contra la enfermedad. En estos casos, no hay peligro para el bebé. Hay ciertas precauciones que se recomiendan para evitar la infección en personas que no la han tenido y así evitar los problemas en la criatura durante el embarazo. (Ver Capítulo 3, factores ambientales.)

Hepatitis

Existen varios tipos de hepatitis: las que generalmente nos preocupan porque pueden afectar al bebito durante la gestación son la hepatitis B y la hepatitis C. Se transmiten a través de contacto sexual o a través de contacto con la sangre de alguien que está infectado. La persona infectada puede no saberlo ya que muchas veces puede no dar síntomas. En cuanto a las transfusiones de sangre, el riesgo de contraerlas en Estados Unidos es casi imposible actualmente; ya que se hacen exámenes de toda la sangre donada para descartar la presencia de los virus de la hepatitis B y C, entre otras cosas (ver el Capítulo 3).

Problemas del corazón

Aunque muchos médicos prefieren que sus pacientas con problemas coronarios serios no se embaracen (especialmente aquellas mujeres de edad madura), a veces sucede que una mujer que padece del corazón queda embarazada sin proponérselo y quiere tener a su bebé.

Si ése es su caso, la clase de cuidados que usted debe tener depende de qué tan grave sea su situación. En general, lo ideal es que usted siga estas recomendaciónes:

- Evite tensiones emocionales
- Deje de fumar, si fuma
- Coma una dieta baja en colesterol y en sodio (sal)
- Evite subir excesivamente de peso
- Tome regularmente los medicamentos recetados y aprobados por su médico

Toxoplasmosis

The parasite that causes this infection is transmitted by raw meat (or meat not properly cooked), or by the feces of certain animals, such as cats. It is estimated that 1 to 2 of every 1,000 babies in the United States are born infected with this parasite, and that one-third of the population has been exposed and has developed antibodies against the disease. In these cases, there is no danger to the baby. There are certain precautions recommended to avoid infection in people who have not had it and to prevent problems for the infant during the pregnancy. (See Chapter 3, environmental factors.)

Hepatitis

There are several types of hepatitis: The ones we are usually concerned with, because they can affect the baby during gestation, are hepatitis B and hepatitis C. They are transmitted through sexual intercourse or by coming in contact with the blood of someone who is carrying the virus. The infected person may not be aware of having it, as it often shows no symptoms. As for blood transfusions, the risk of infection in this manner is almost nil in the United States; at this time all donated blood is screened for the hepatitis B and C virus, among other things (see Chapter 3).

Heart disease

Although many doctors prefer that their patients who suffer from serious coronary problems do not become pregnant (especially women in a higher age range), sometimes a woman with heart disease may inadvertently become pregnant and decide to have her baby.

If this is your case, the care you must take depends on the seriousness of your condition. In general, the idea is that you follow these points:

- Avoid emotional stress

- If you smoke, quit. (You should have done this by now, anyway)

- Maintain a low-cholesterol and low-sodium (salt) diet

- Avoid gaining excessive weight

- Take the medication prescribed and approved by your doctor regularly

Problemas de la placenta

Hay tres casos que podrían presentarse en su placenta:

Placenta previa

Ocurre cuando la placenta está pegada a la parte inferior del útero, en vez de las paredes superior o lateral de la matriz. Muchos casos terminan en cesárea.

Placenta accreta

Sucede cuando la placenta crece encarnada dentro de las paredes del útero y no llega a separarse de la pared uterina durante la tercera etapa del parto, a veces hay que quitar el útero después del parto.

Placenta abrupta

En este caso la placenta se separa del útero prematuramente. Ocurre después de las veintiocho semanas de embarazo (si es anterior, se considera como un aborto). Dependiendo del grado de separación, puede recomendarse desde reposo absoluto hasta un parto de emergencia. Puede ser una complicación muy seria en casos severos.

Ruptura prematura de las membranas (conocida en inglés como PROM)

La ruptura prematura de las membranas, o de la fuente (como se le llama habitualmente), se refiere a cuando se rompe la fuente antes de que empiecen las contracciones. Esto puede suceder semanas u horas antes del parto. Si en ese momento comienzan las contracciones y su doctor opina que son demasiado tempranas, le podrá dar algo para detenerlas. Pero si sus membranas se rompen a las treinta y siete semanas o después, y el trabajo de parto no empieza por sí solo, es probable que el doctor le induzca las contracciones para comenzar el trabajo de parto en ese momento. Si no hay contracciones, el médico se asegurará de que no es cuestión de prolapso del cordón umbilical, una condición que debe de corregirse. La compresión del cordón podría comprometer la circulación del bebé. En todo caso, el monitoreo del bebé para evitar sufrimiento fetal es indispensable, así como es el de descartar que se desarrolle una infección.

Síntomas de aborto espontáneo

Aunque las estadísticas muestran que solamente el 15 por ciento de los embarazos terminan en un aborto espontáneo (no inducido), ésta es una experiencia que puede ser

Problems with the placenta

There are three types of problems that could occur with your placenta:

Placenta previa

This is when the placenta remains adhered to the lower part of the uterus, instead of the superior or lateral walls of the womb. This can cause problems at the time of delivery. Many cases must resort to a cesarean section.

Placenta accreta

This occurs when the placenta grows adhered within the walls of the uterus and does not separate from the uterine wall during the third phase of labor. This sometimes requires removing the uterus after delivery.

Abruptio placenta

In this case the placenta separates from the uterus prematurely. This occurs after twenty-eight weeks of pregnancy (if sooner, it is considered a miscarriage). Depending on the degree of separation, anything from complete rest to an emergency delivery may be recommended. In severe cases, it could be a very serious complication.

Premature rupture of membranes (PROM)

The premature rupture of membranes, or the water breaking (as it is commonly called), refers to the breaking of the water before contractions begin. This may happen weeks or hours before delivery. If contractions begin at that moment, and in your doctor's opinion that it is too early, you may be given something to arrest them. However, if your membranes break at thirty-seven weeks, or after, and labor does not begin on its own, it is possible the doctor will induce contractions to begin labor at that time. In the absence of contractions, the doctor will make sure to rule out prolapse of the umbilical cord, a situation that would require correction. Compression of the cord could compromise the baby's circulation. In any case, monitoring the baby to prevent fetal distress is imperative, as is discarding or ruling out any possibility of infection.

Symptoms of miscarriage

Even though statistics show only 15 percent of pregnancies ending in miscarriage (not an induced abortion), this can be a traumatic experience for the couple, and one that all

traumática para la pareja, por lo que toda mujer embarazada debe estar preparada. Es más común en mujeres de cuarenta añõs o más de edad, en donde la incidencia aumenta a un 30 por ciento.

Casi todos los abortos se presentan durante el primer trimestre del embarazo, por lo que muchas veces se confunden con una regla muy abundante acompañada de cólicos y a veces coágulos. Los síntomas característicos de un aborto espontáneo son cólicos en la parte baja del abdomen y el sangrado vaginal. La mayoría de los abortos espontáneos son completos. Ocasionalmente pueden ser parciales y en estos casos a veces es necesario hacer un legrado (D & C, en inglés) para remover la porción del embrión o de la placenta que no salió.

Sin embargo, el presentar un leve sangrado durante los tres primeros meses del embarazo es muy común, y no significa necesariamente que va a ocurrir un aborto. A veces el sangrado se detiene y el embarazo llega a su término normalmente, sólo que, como dice la sabiduría popular, vale más precaver que tener que lamentar, y en estos casos, debe de consultar a su médico.

Maribel Guardia . . .

actriz (*Prisionera de amor, Tú y yo*) y cantante

🙠

Los cuidados que me tuve que procurar durante el embarazo no iban más allá de caminar una hora diaria, comer mucha fruta (para que el bebé naciera limpiecito), así como untarme mucha crema en mi vientre y busto. Entre la mujer latinoamericana, desafortunadamente, todavía no se acostumbra el conocer el sexo de su bebé mediante el ultrasonido, ¡lo cual es una tontería! En mi caso, el saber que era niño (se llama Julián) me ayudó a recibirlo, además de con la ropita adecuada, con un cuarto arreglado con los detalles propios.

La peor experiencia de mi embarazo fue que, debido a inconveniencias de mi organismo, el parto tuviera que ser por cesárea. Tenía tanto miedo que, para darme valor, me puse a rezarle a una Virgencita que me llevé al hospital, porque ahí sólo queda encomendarse a Dios.

Cuando sacaron a mi hijo de mi vientre y me lo pusieron en los brazos, sentí que Dios había bajado a la tierra. Aprecié una luz muy grande que de alguna forma me anunciaba que con él tendría el verdadero amor de mi vida. El hecho de ser madre despertó en mí sentimientos y esencias nuevas, enriqueció mi espíritu de una manera tan profunda que me convirtió en un mejor ser humano.

Entre los cuidados que deben procurarle al bebé, estaría el que, si lo van a

pregnant women should be prepared for. It is more common in women of forty or more, where the incidence increases by 30 percent.

Almost all miscarriages happen within the first three months of pregnancy, which is why they are often confused with a heavy menstrual cycle, accompanied by cramping pains and sometimes blood clots. The typical symptoms of a miscarriage are cramping pains in the lower abdomen and vaginal bleeding. Most miscarriages are complete. They may occasionally be partial and, in these cases, a D & C (dilation and curettage) is required to remove the remaining embryo and or placenta that was not expelled.

However, spotting during the first three months of pregnancy is very common, and does not necessarily mean that a miscarriage will occur. Sometimes bleeding stops and the pregnancy reaches term normally. But, as the popular saying goes, it's better to be safe than sorry. Consult your doctor right away.

Maribel Guardia . . .

actress (*Prisionera de amor, Tú y yo*) and singer

The only special care I took during my pregnancy was simply to walk an hour on a daily basis, and eat a lot of fruit (so that the baby would be born clean), as well as using a lot of cream on my stomach and breasts. Unfortunately, among Latina women, knowing the sex of their baby through ultrasound is still not a custom, which is really silly! In my case, knowing that it was a boy (his name is Julián) helped me welcome him, not only with the proper clothes, but also with a bedroom decorated with the appropriate details.

The worst experience during my pregnancy was that, due to the inadequacies of my body, the delivery was by cesarean section. I was so afraid that, in order to give me courage, I began praying to the Virgin I had taken with me to the hospital. Because at that point, all you can do is put yourself in God's hands.

When they took my son out of my stomach and put him in my arms, I felt like God had come to Earth. I was aware of a very strong light that somehow announced that with him I would really experience the love of my life. Becoming a mother awoke feelings in me and new essences, enriched my spirit in such a profound way that it is going to make me become a better human being.

Among the care you must offer your baby is that, if you are going to breast-feed, first use almond oil on your nipples, so they don't become irritated; read books

amamantar, se unten previamente aceite de almendras en los pezones, que no se estresen demasiado, que lean libros que tratan sobre los cuidados del bebé, que lo saquen al aire con cierta constancia, que le pongan cremita en la cara y que le corten las uñitas.

Debido a que mi figura es un punto importante en el desempeño de mi profesión, tan pronto pasé la cuarentena me di a la tarea de recuperarla. Para esto, me sometí a un tratamiento que consistía en cubrime las partes que deseaba reducir con vendas mojadas, las que posteriormente también eran cubiertas con vendas de hule, conectadas a unos alambres que trasmitían corriente eléctrica de manera continua e intermitente. Con eso conseguí que mis músculos se reafirmaran y volvieran a tomar las mismas medidas de antes. En realidad, sólo necesitaba reafirmar, pues aumenté muy poco y debido a la cesárea no me era posible hacer ejercicio.

that talk about how to care for your baby; go for walks frequently with him, put cream on his face and cut his nails.

Due to the fact that one's figure is an important issue in my profession, as soon as the recovery period had passed, I was determined to regain it. Therefore, I began a treatment that consisted of covering the areas I wanted to reduce with damp cloth covered over with plastic wrap connected to wires that ran electricity through them, continuously and intermittently. This way I was able to tone my muscles again and get them back to their previous size. In fact, I really only needed to tone them since I had gained little weight, and because of the cesarean section I was unable to exercise.

Capítulo 6

Preparandose para el parto

Cómo estar lista para el "gran momento"

Por muchas historias que usted haya oído, nadie puede decirle con seguridad cómo será su parto—si será doloroso, fácil o difícil. El dar a luz es totalmente diferente para cada mujer, es diferente para madres e hijas de la misma familia e inclusive para la misma mujer en diferentes embarazos.

Sin embargo, no puede dejarse llevar por el miedo, porque entonces sí se le hará difícil. La experiencia señala que las mujeres más informadas con respecto a lo que puede suceder el día del parto son las mejor preparadas y las que menos problemas tienen.

Hay ciertos pasos que usted puede tomar desde el inicio para que los temores lógicos del parto sean más fáciles de confrontar:

- Busque un médico que le dé buena atención y que conteste todas sus preguntas y dudas respecto a su estado, aunque a usted a veces le puedan parecer muy tontas

Chapter 6

Preparing Yourself for the Delivery

How to get ready for "the big event"

For all the stories you might have heard, nobody can be absolutely sure how your labor and delivery will go—whether it will be painful, easy, or difficult. Giving birth is totally different for each woman, different for mothers and daughters in the same family, and even different from one pregnancy to the next for the same woman.

However, you cannot let fear dominate you, because then it WILL be difficult. Experience shows that women who are well informed on what may happen the day of the delivery are best prepared and encounter the least number of problems.

There are certain steps you can take from the start, so the logical fears are easier to confront:

- Find a doctor who gives you proper attention and who answers all your questions and doubts concerning your condition, even though you may sometimes think they are silly

- Inscríbase en un curso de cuidados prenatales de su hospital

- Lea libros y revistas sobre el embarazo y el parto

- Comparta con su compañero, su familia y sus amigos sus temores y expectativas respecto al parto

- No tenga vergüenza de sentir miedo al dolor, pues eso es natural. Lo absurdo sería pensar que no va sentir dolor o, al menos, cierta incomodidad. En este sentido, estar preparada es lo mejor para confrontarlo

- Aprenda técnicas de relajamiento y respiración que la ayuden a manejar el dolor durante el parto (vea el Capítulo 3). Saber cómo manejar el dolor es importantísimo; sin embargo, tampoco crea que esto va a protegerla de todos los malestares del parto. En todo parto, la futura madre, por preparada que esté, es incapaz de controlar su cuerpo totalmente. Parte del proceso incluye algunos mecanismos inconscientes o involuntarios. Por ejemplo, no puede determinar el número de sus contracciones, pero sí puede estar preparada para enfrentarlas, sean las que sean

- Tenga en cuenta que el proceso de dar a luz es muy intenso tanto desde el punto de vista físico como emocional. Y de la misma manera en que usted podría perder el control de su cuerpo, podría sucederle lo mismo con sus emociones. Pero nada de esto es importante: no se preocupe si de repente grita, o se siente fuera de control. El personal médico que la atiende está allí para ayudarla. Recuerde: después de nueve meses de embarazo, usted no va al hospital a portarse bien, sino a dar a luz. Y, aunque obviamente quiere cooperar en lo que pueda, su única tarea es hacer todo lo posible para que el bebé y usted salgan bien del proceso. Olvídese de lo demás

- Pregunte a su médico acerca de la anestesia. Aunque la mayoría de las mujeres son capaces de manejar el dolor sin necesidad de anestesia (o calmantes), es conveniente estar informada de que existen otras alternativas, las cuales tienen ventajas y también desventajas (vea el Capítulo 11)

- Visite las salas del hospital donde dará a luz con anterioridad; así estará familiarizada con el lugar cuando llegue el momento

- Y finalmente, dese cuenta de que, por mucho que se planee, siempre puede haber cosas imprevistas en un parto. Por mucho que practique la respiración, es posible que a última hora el dolor haga que solicite el uso de anestesia. Es posible que, aunque esté decidida a tener un parto natural, en el momento de dar la luz su médico se vea obligado a realizar una cesárea. **Pero nunca pierda de vista de que dar a luz–por difícil que sea, y aunque no tenga**

- Sign up for a prenatal course at your hospital

- Read books and magazines on pregnancy and labor

- Share your fears and expectations regarding the delivery with your partner, family, and friends

- Don't be ashamed of fearing pain. That is natural. What is absurd is to think that you will not feel pain or, at least, some discomfort. In this sense, being prepared is the best way to confront it

- Learn relaxation and breathing techniques that will help manage the pain during labor (see Chapter 6). Knowing how to *manage* pain is extremely important; however, don't believe this will protect you against *all* the discomforts of labor. In any labor and delivery, the mother-to-be, no matter how prepared she is, is incapable of completely controlling her body. Part of the process includes certain unconscious or involuntary mechanisms. For example, you cannot determine the number of your contractions, but you can be prepared to face them, however many there are

- Remember that the process of giving birth is very intense, both from a physical and an emotional point of view. And, in the same way you may lose control over your body, the same could happen with your emotions. But none of that is important: Do not worry if you suddenly scream or feel out of control. The medical personnel caring for you are there to help. Remember: After nine months of pregnancy, you are not in the hospital to behave well, but to give birth. And, although you obviously want to cooperate as much as possible, your only job is to make everything right for you and your baby. Forget the rest

- Ask your doctor about anesthesia. Although many women are capable of handling the pain without the need for anesthetic, it is convenient (and comforting) to be informed that alternatives are available. These alternatives offer advantages and disadvantages (see Chapter 11)

- Visit the hospital's delivery rooms, where you will be giving birth, beforehand, so that you will be familiar with the place when the moment comes

- And, finally, realize that, no matter how much you plan, a delivery can always present unexpected situations. No matter how much you practice breathing, it's possible that, at the last minute, the intensity of the pain prompts you to request an anesthetic. Though you may have decided on a natural birthing process, it's possible that, when the moment comes, your doctor is forced to perform a cesarean section. **But never lose sight that giving birth—no matter how difficult it may be, and even though you may not be in as much control**

el control que desea—es la experiencia más extraordinaria de la vida. Usted ha tenido el privilegio de dar y de recibir el más maravilloso de los regalos, la vida de un ser humano . . . su hijo o hija

---

Lugar de nacimiento y nacionalidad

ॐ

Los bebés que nacen mientras su madre realiza un viaje transnacional—en tren, barco o avión—tienen el derecho (según una ley internacional) de adquirir, junto a la nacionalidad de sus padres, la ciudadanía de la compañía a la que pertenezca el medio de transporte donde se produce el nacimiento.

Clases para el parto

Hubo una época en que todas las mujeres daban a luz en sus casas, y en que los partos no eran considerados acontecimientos médicos. Antes, las cosas eran más simples . . . pero también más peligrosas, especialmente cuando se presentaban complicaciones. Afortundamente, la medicina ha evolucionado para salvar, en muchas ocasiones, las vidas de la madre y del bebé. Al mismo tiempo, en Europa se inventaron clases para entrenar a la futura mamá, y al padre del bebé, y tenerlos preparada para el momento cumbre.

Objetivos y beneficios

- Educar a los padres. Hoy en día no conviene llegar al hospital sin saber qué está pasando y por qué. Además mamá y papá, en muchas ocasiones, van ahora juntos a la sala de partos y deben de estar bien informados

- Disminuir la ansiedad y el temor natural en casi todas las mujeres y ayudar a que compartan con otras embarazadas

- Preparar a las mujeres para el dolor físico con métodos de respiración y relajación

- Explicarle a la mujer qué debe esperar a la hora del parto y mostrarle la sala de partos y su funcionamiento

- Enseñarle ejercicios para mantener la elasticidad de sus músculos

- Preparar al padre para que brinde apoyo físico y psicológico a su compañera

as you would wish—is the most extraordinary experience of your life. You have had the privilege of giving and receiving this most wonderful of gifts, the life of a human being . . . your son or daughter

Place of birth and nationality

❧

Babies born while the mother is traveling between countries—by train, ship, or plane—have the right (according to international law) to carry the nationality of the carrier company on which the birth takes place, as well as the nationality of the parents.

Birthing classes

There was a time when all women gave birth at home, and deliveries were not considered a medical event. In the past, things were simpler . . . but also more dangerous, especially if there were complications. Fortunately, medicine intervened, in many cases, to save the lives of the mother and her baby. At the same time, in Europe, classes were developed to train the mother-to-be, and the baby's father, and to make her ready for her sublime moment.

Objectives and benefits

- Educating the parents. Today, it is not advisable to arrive at the hospital without being aware of what is happening and why. Moreover, often both mother and father go into the delivery room together and they must be well informed

- Diminishing the anxiety and natural fear in most women, and helping them share thoughts with other pregnant women

- Preparing women for physical pain with breathing and relaxation methods

- Explaining to the mother-to-be what to expect at the onset of labor, and showing her the delivery room and how it functions

- Teaching her exercises to maintain the elasticity of her muscles

- Preparing the father so he may support his partner both physically and psychologically

Ejercicios

Aparte de los ejercicios que usted puede (y que *debe*) hacer en casa por sí sola, con la aprobación de su médico (vea el Capítulo 4), las clases prenatales le enseñarán desde ejercicios de estiramiento, hasta las diferentes maneras en que usted podría elegir dar a luz: ya sea acuclillada, sentada o acostada. Esto, de acuerdo a lo que haya discutido con su médico también. Los ejercicios no sólo son importantes durante el embarazo para proteger su cuerpo y su columna ante el creciente peso que debe cargar, sino también en el momento del trabajo de parto, cuando son esenciales para mantenerla relajada y en buena forma.

También hay ejercicios de yoga, que hacen énfasis en la respiración y en la filosofía Yogi. Tal vez los ejercicios más valiosos durante estas clases son los de la parte inferior de la pelvis, que ayudarán a que el útero tenga un apoyo más sólido. También hay clases que se imparten en piscinas, si le interesan. La natación también es un excelente ejercicio para las embarazadas.

El método Lamaze

Es el más conocido de los sistemas de preparación de las embarazadas y se hizo muy popular porque prometía un "parto sin dolor." Realmente no hay parto sin algo de dolor, pero con un entrenamiento Lamaze bien aprovechado, el parto se hace mucho más fácil y se logra manejar el dolor mucho mejor.

El método Lamaze se lleva a cabo en clases colectivas de alrededor de doce embarazadas, con prácticas semanales que se inician alrededor del séptimo mes. En las clases, además de proporcionar información acerca del desarrollo del embarazo y el parto, se enseñan ejercicios para fortalecer y aumentar la flexibilidad de los músculos, así como ejercicios de relajación y de respiración. Todo esto está dirigido a que la embarazada obtenga un mayor conocimiento y control de su cuerpo cuando llegue el gran momento.

Los ejercicios de respiración son la base del método Lamaze, pues es, efectivamente, mediante la respiración controlada y forzada que la parturienta logrará hacer salir a su criatura. El método se basa en hacer que durante el momento de mayor tensión del parto, la mujer logre concentrarse en respirar abdominalmente de manera profunda y rítmica para apartar su atención del dolor y hacer que su mente responda automáticamente a las contracciones que se presentan.

Sin embargo, no siempre es fácil combinar la dolorosa contracción uterina con el ritmo de la respiración. Entre las ventajas del método de Lamaze están.

Reducción en la percepción del dolor

Participación más activa de la mujer en el proceso

Fomentar la participación del padre en el parto como "ayudante" en el nacimiento

Exercises

Aside from the exercises you can and must do alone at home, with your physician's approval (see Chapter 4), the prenatal classes will teach you stretching exercises as well as the different ways you could choose to give birth: whether squatting, sitting, or lying down. This is in conjunction with what you have discussed with your doctor. The exercises are important not only during the pregnancy, to protect your body and your spine as they confront the growing weight they must deal with, but also, at the moment of labor, when they are essential to keeping you relaxed and in good shape.

There are also yoga exercises, which emphasize breathing and yogi philosophy. Perhaps the most valuable exercises during these classes are those dealing with the lower pelvis, which will help the uterus have firmer support. There are also classes given in swimming pools, should you be interested. Swimming is also an excellent exercise for pregnant women.

The Lamaze method

Lamaze is the most renowned of the methods that prepare pregnant women. It was popularized because it promised "a painless delivery." In truth there is no delivery without some pain, but with Lamaze training well used, delivery can be rendered a lot easier and pain greatly controlled.

The Lamaze method is taught in group classes of approximately twelve women, with weekly practices starting in about the seventh month. In these classes, aside from offering information as to the development of the pregnancy and the delivery, exercises that strengthen and increase muscle flexibility, are taught as are relaxation and breathing exercises. Everything is geared so that the pregnant woman has more knowledge and control over her body when she reaches her big moment.

The breathing exercises are the foundation of the Lamaze method for it is, in fact, through controlled and forced breathing that the mother in labor will make her child come forth. The method is based in making the woman concentrate and breathe abdominally, deeply, and rhythmically, at the moment of greatest stress during labor, to distract her attention from the pain and have her mind respond automatically to the contractions as they take place.

However, it is not always easy to combine the painful uterine contraction with the breathing rhythm. Some of the Lamaze method advantages are

Reduced awareness of pain

Increased active participation by the woman in the process

Stimulated participation by the father at the delivery, as a "helper" during labor

El método Leboyer

Su objeto es que el bebé venga al mundo en un ambiente tranquilo, con luces ténues y sin ruidos, colocando de inmediato a la criatura sobre el vientre de la mamá por unos cinco minutos con el cordón umbilical intacto. Cuando éste termine de pulsar, se le corta, y se baña al bebito con agua tibia para que no se traumatice el bebito con la diferencia entre el interior cálido de la madre y la temperatura más fría del mundo exterior. Puede ser combinado con el método Lamaze.

Hay hospitales que se niegan a bajar las luces al grado de suavidad en que las exige este método, pero muchas mamás aseguran que gracias a sus sugerencias han tenido un parto más agradable. Si le interesa saber más sobre esto, puede leer el libro *Nacimiento sin violencia*, escrito por el creador del método, el Dr. Frederick Leboyer.

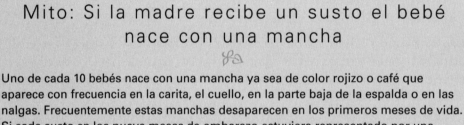

Mito: Si la madre recibe un susto el bebé nace con una mancha

Uno de cada 10 bebés nace con una mancha ya sea de color rojizo o café que aparece con frecuencia en la carita, el cuello, en la parte baja de la espalda o en las nalgas. Frecuentemente estas manchas desaparecen en los primeros meses de vida. Si cada susto en los nueve meses de embarazo estuviera representado por una mancha en el bebé, habría bebitos que nacerían pintitos. Además, en nueve meses es poco probable que una mujer no haya tenido al menos un susto y no todos los bebés tienen manchitas al nacimiento. Esto es parte del folklore que se pasa en las pláticas sin que tenga base en la medicina.

Alternativas de parto

Parto hospitalario

Si usted tiene un embarazo de alto riesgo (por ejemplo un embarazo múltiple, o ha tenido complicaciones en embarazos previos), tiene más de treinta y cinco años, o presenta algún síntoma o signo que sugiera posibles complicaciones, no es recomendable que considere un parto fuera de un centro hospitalario. No se arriesgue innecesariamente. Los médicos y los centros de salud tradicionales están preparados para cualquier eventualidad.

El proceso en la clínica comienza por la sala de dilatación, y sigue en la sala de parto (vea Capítulo 11). Al lado hay un pequeño quirófano para operaciones menores

The Leboyer method

The objective of the Leboyer method is that the baby come into the world in a calm environment, with soft lighting and no noise, placing the child immediately over its mother's stomach for about five minutes with his umbilical cord intact. When it stops pulsating, it is cut, and the infant is held and bathed in warm water so it is not traumatized by the difference between the warm interior of the mother and the colder temperature of the outside world. It may be combined with the Lamaze method.

There are hospitals that refuse to turn down the lighting to the degree of softness this method demands, but there are many mothers who swear that, thanks to these suggestions, labor was far more pleasant. If you are interested in this, you may read a book called *Birth Without Violence* written by the creator of the method, Dr. Frederick Leboyer.

Myth: If the mother has been suddenly frightened, the baby will have a birthmark

🌿

One out of 10 babies is born with a birthmark, either red or brown, which often appears on the face, the neck, the lower back, or the buttocks. Frequently, these birthmarks disappear during the first months of life. If every time the mother is suddenly frightened over the nine-month period of pregnancy was represented by a birthmark on her child, there would be pinto babies.

Also, within nine months, it is likely that all women have at least one fright, but not all babies have birthmarks. This is part of the folklore that gets passed down, but has no basis in science or medicine.

Delivery alternatives

Hospital delivery

If you have a high-risk pregnancy (for example, a multiple pregnancy, or you have had complications in previous pregnancies), if you are over thirty-five, or if you have any sign or symptom suggestive of possible complications, it is not recommended that you consider delivery outside a hospital. Do not take any unnecessary risks. Doctors and traditional health centers are equipped for any eventuality.

The process at the clinic begins in the dilation room and continues in the delivery room (see Chapter 11). There is a small operating room next door should minor

en caso de ser necesario, y naturalmente, una sala de incubadoras y de cuidados para el recién nacido. Hay hospitales en los cuales la acogedora habitación de la madre se convierte de pronto en una sala de parto cuando llega el momento.

En cuanto a los médicos, usted va a ver de pronto un montón de batas blancas y uniformes verdes. Esta es la estructura normal:

- Su obstetra o el médico que lo substituye es el jefe o la jefa del equipo y será responsable de su coordinación. El o ella es quien recibe al bebé y realiza la cirugía si es necesaria

- Los médicos adjuntos, le ayudan al jefe(a)

- Los residentes y médicos recién graduados estarán en contacto con usted, si es un hospital universitario o donde se imparte educación

- Dependiendo de su caso, puede haber una comadrona certificada o una enfermera especializada que le ayude dándole apoyo moral y dirigiendo sus respiraciones durante las contracciones. De acuerdo al entrenamiento y entusiasmo del padre, a veces él es el que hace este papel

Esta estructura es común en centros hospitalarios grandes. En algunos hospitales pequeños, el personal es mucho menor. Lo importante es que tenga a su obstetra a su lado y, si se ofrece, a un anestesiólogo.

Parto en la casa

Muchas mujeres, especialmente en los últimos años, seleccionan el tener al bebé en su casa. Lo consideran la forma más agradable y cálida de hacerlo. Naturalmente, la decisión tiene sus ventajas: quizá se sienta más relajada en su ambiente; no necesita ir y venir a ningún lado antes y después de dar a luz; si lo desea, varios miembros de su familia puede participar, y la acompañaría la misma comadrona que le ha asistido a lo largo de todo el embarazo. Tiene las desventajas de que si por alguna razón hay alguna complicación durante el parto o el nacimiento, o si decidiera recibir un anestésico, no habrá el personal calificado ni el equipo necesario para actuar de inmediato.

En la decisión de tener el parto en casa a cargo de una comadrona, debe incluir confirmación, hasta donde sea posible, de que no va a requerir una cesárea ni monitoreo del bebé para evitar sufrimiento fetal, que sólo se podría hacer en un hospital.

Aún cuando todo parezca que va perfecto, tiene que estar preparada para que la trasladen de urgencia a un hospital en caso de una emergencia. Otra consideración en los casos de partos fuera de los centros hospitalarios es que muchas veces usted es responsable de todos los gastos; la mayoría de los seguros médicos no cubren este tipo de

surgery be necessary, and, naturally, there's a nursery with incubators and everything a newborn baby needs. There are hospitals where the mother's pleasant room suddenly becomes the delivery room when the moment arrives.

As for the doctors, you will suddenly see a whole lot of white laboratory coats, greens, and uniforms. This is the usual structure:

- Your obstetrician, or the doctor on call for him or her, is the head of the team and will be responsible for their coordination. He or she will be the one who receives the baby and performs any necessary surgery

- The associate doctors will assist the chief doctor

- Residents and new graduate doctors will be communicating with you, if you are in a university hospital or a teaching hospital

- Depending on your case, a certified midwife or a specialized nurse may be helping you with moral support and guiding your breathing during contractions. According to the training and enthusiasm of the father, sometimes he is the one who plays this role

This structure is common in larger hospital centers. In some smaller hospitals there is less personnel. The important thing is that you have your obstetrician with you, and if necessary, an anesthesiologist.

Home delivery

Many women, especially in recent years, are choosing to give birth at home, considering it a warmer and friendlier approach. Naturally, this decision has its advantages: You may feel more relaxed in your own environment; you don't need to go anywhere after giving birth; if you so wish, family members can participate, and the same midwife who has followed your pregnancy will be at your side to help you. The disadvantages: If, for any reason, there is any complication during labor or delivery, or if you were to decide that you want to be anesthetized, no qualified personnel with proper equipment are available to act immediately.

The decision to deliver at home with a midwife must include confirmation that, within the realm of foreseeable possibilities, you will not require a cesarean section or the monitoring of the baby to avoid fetal distress, things which could only be accomplished at a hospital.

Even when everything seems to be going perfectly, you must be prepared to be taken to a hospital in the event of an emergency. Another consideration in the case of deliveries not within a hospital is that, often, you are responsible for all the expenses; most medical insurance plans do not cover home delivery. Insurance companies believe

partos. Las compañías de seguros creen que, aunque a simple vista el parto en la casa es menos costoso, el riesgo de complicaciones es mayor en estas circunstancias.

Sólo un 7 por ciento de los embarazos provienen de mujeres mayores de treinta y cinco años en el momento de dar a luz.

La presencia del bebé

Cada una de sus visitas al médico le irá diciendo cómo va su bebé. No deje de hacer preguntas si tiene alguna duda o alguna preocupación. Las siguientes son indicaciones naturales y exámenes de rutina que le permitirán asegurarse periódicamente que el proceso de desarrollo del bebé va bien:

Latidos del corazón fetal

Los aparatos médicos más comunes hacen posible escuchar los latidos del corazón de su bebé a las diecisiete semanas. Tampoco debe preocuparse si no lo escucha hasta mucho después, por ejemplo, podría no escucharse tempranamente si su vientre tiene una capa de grasa muy gruesa. En estos casos, o si existe alguna duda acerca del desarrollo del bebé, el doctor puede hacerle un ultrasonido.

Movimientos fetales

Una de las mayores alegrías para las madres durante el embarazo es el sentir a su bebito moviéndose. Por eso muchas se preocupan excesivamente cuando esto no sucede. Pero no se preocupe, generalmente no se sienten los movimientos del bebé antes de la semana decimacuarta y muchas mamás no los sienten hasta la semana vigésima segunda. Una manera tradicional (no muy científica) de saber que todo va bien con el bebé, es la de contar la frecuencia de sus movimientos. Este sistema sólo funciona después de la semana vigésima octava. Se recomienda contar cuántas veces se mueve el bebito en el transcurso de medio día (aproximadamente doce horas). Se calcula que diez veces o más es lo común. Si se mueve mucho, ¡quizá vaya a ser futbolista! (Esto no es necesariamente cierto, pero muchos papás estarían fascinados ¿no es cierto?) Si se mueve menos de diez veces en doce horas después de la semana vigésima octava, no se preocupe; pero si no se mueve para nada en ese período de tiempo, llame a su médico.

Muchas mujeres describen los primeros movimientos como una ondulación den-

that, although on the surface the cost of home delivery seems much less, the risk of complications under these circumstances is greater.

Only 7 percent of pregnancies come from women thirty-five and over at the time of delivery.

The baby's presence

On every visit, your doctor will inform you how your baby is doing. Do not hesitate to ask questions if you have any doubts or concerns. The following are natural signs and routine examinations that will help reassure you the development of the baby is fine:

Fetal heartbeat

At seventeen weeks, with the use of a stethoscope, you will be able to hear your baby's heartbeat. However, you should not worry if you don't hear it until much later. For example, if your abdomen has a thick layer of fatty tissue, the heartbeat will not be heard early on. In these cases, or if there is any doubt as to the baby's development, the doctor can perform an ultrasound test.

Fetal movement

One of the greatest joys during pregnancy is when the expectant mother feels her baby move. That's why many mothers worry too much when this doesn't happen right away. Do not be concerned. Generally the baby's movements aren't felt until the fourteenth week, and many others don't feel them until the twenty-second week. A traditional (and not very scientific) way of knowing whether everything is fine with your baby is to count the times it moves; this system works only after the twenty-eighth week. The idea is to count how many times the baby moves in half a day (approximately twelve hours). Ten times or more seems to be the standard. If the baby moves a lot, it may be a soccer player! (This is not necessarily true, but many fathers would be delighted if it were, wouldn't they?) If the baby moves fewer than ten times within twelve hours after the twenty-eighth week, do not be concerned; however, if it does not move at all within that period, call your doctor.

Many women describe those first movements as an undulation or tickling in the stomach. As the baby grows, it starts to kick, and those are movements you will notice

tro del abdomen o un cosquilleo. A medida que crece el bebé, empieza a patear, y son movimientos que usted notará inmediatamente. ¡Algunas madres hasta se despiertan en medio de la noche!

No se preocupe si de pronto no siente que su bebé se mueve. Esto no quiere decir que no se esté moviendo, sólo que lo hace más suavemente. Muchos bebés se arrullan dentro de su vientre con el ir y venir de la madre durante el día, y se despiertan por la noche.

Hipo fetal

Muchas madres sienten pequeños espasmos regulares en su vientre. Esto no es que el bebé esté pateando, sino que—créalo o no—la criatura está teniendo un acceso de hipo. Especialmente durante los últimos meses, hay fetos que tienen hipo diariamente. Pero no se moleste: nada malo le sucede a un bebé con hipo. Ellos, a diferencia de los adultos, pueden resistir los ataques sin inmutarse. Más bien ¡entreténgase y tómelo como un signo de buena salud de su bebé!

Cómo viene el bebé

Ya para el octavo mes las mamás y sus médicos tienen que comenzar a considerar la posición en que está el bebé. La mayoría de los fetos se colocan cabeza abajo entre la trigésima segunda y las trigésima sexta semanas, pero con algunos siempre se estará adivinando hasta el momento final. Si el bebé viene sentado, con sus propias manos el médico podría tratar de cambiarle la posición desde afuera.

Una de las diversiones de las futuras mamás es jugar a adivinar, de acuerdo a los movimientos que sienten, en qué posición se encuentra el bebé: ¿serán los hombros? ¿la cabeza? ¿los pies? En realidad nunca se sabe 100 por ciento en qué posición estará el bebé en el momento en que se inicie el trabajo de parto. El examen semanal con su obstetra en el último mes de embarazo es muy importante.

Ropa para la mamá y el bebé

Ropa de la embarazada

El estar embarazada no requiere que se vista más seriamente o como si estuviera enferma. Sencillamente adapte su forma habitual de vestir a su nueva figura. Para muchas embarazadas, éste es el momento para darse gusto y comprar ropa nueva, pero eso no quiere decir que debe renovar todo el guardarropa.

Tener prendas que se puedan combinar con muchas otras es ideal. Por ejemplo, una de las piezas favoritas de las mamás modernas son los pantalones elásticos, que se

immediately. Some babies even wake their mothers in the middle of the night with the power of their kicks!

Do not worry if suddenly you don't feel your baby move. This doesn't mean it isn't moving, only that it is doing so more gently. Many babies are lulled during the day by their mother's coming and going, and they wake up at night.

Fetal hiccups

Many mothers feel gentle, regular spasms in their abdomens. This is not the baby kicking, but—believe it or not—the infant having an attack of hiccups. Especially during the final months. Some fetuses get hiccups on a daily basis. But don't be upset: Nothing bad will happen to a baby with hiccups. Unlike adults, they can overcome these attacks without a care. What's more, enjoy it and take it as a sign of your baby's good health.

How the baby arrives

Around the eighth month, both mothers and their doctors must begin observing the baby's position. Most fetuses place themselves head down between thirty-two and thirty-six weeks, but some keep you guessing to the very end. If the baby is sitting, the doctor may try to change its position from the outside, with his/her own hands.

One of the amusements mothers-to-be engage in is trying to guess, according to the movements they feel, what position the baby is in: Are these the shoulders? the head? the feet? In fact, there is no way of being 100 percent sure of the position the baby will assume at the time labor begins. The weekly examination with your obstetrician, during the last month of pregnancy, is extremely important.

Clothing for mother and baby

Maternity clothes

Being pregnant does not mean that you must dress more soberly, or as if you were ill. Simply adapt your usual way of dressing to your new figure. For many pregnant women, this is a time to pamper themselves and buy new clothes, but that does not mean your whole wardrobe must be changed.

Having items that can be mixed and matched with many others is ideal. For instance, a favorite article of clothing of modern mothers is stretch pants, which can be

pueden poner debajo de diferentes sacos, blusas y/o vestidos para crear conjuntos nuevos que se vean diferentes cada vez.

En general se recomienda lo siguiente:

- Lleve ropa cómoda que no le apriete y evite elásticos muy tensos. Evite ropa que le apriete en la cintura o que disminuya el flujo de sangre en las piernas. Recuerde que, como sus senos van a crecer con los meses (¡y también la barriga!), necesita vestidos con bastante espacio debajo de los brazos, a la altura del pecho y de la cintura

- Lleve ropa interior de algodón para que su piel respire bien. En general, busque ropas ligeras y frescas de algodón o de fibras naturales (durante el embarazo usted tenderá a tener más calor que de costumbre). Pero si siente frío o se encuentra en la temporada de invierno, no deje de taparse bien y abríguese con capas para poder quitarse una o más prendas si es necesario

- Utilice un buen sostén, y no simplemente uno grande. Debe estar ajustado sin apretar, con tirantes anchos (para que no le marquen los hombros) y confeccionado de telas de fibras naturales que no le causen escozor

- Pregunte ál médico acerca de una faja de maternidad que le sostenga la parte inferior de la espalda

- No se compre muchos pantalones; algunas mujeres los encuentran incómodos durante las últimas semanas del embarazo

- Pídales prestada alguna ropa a las amigas que hayan tenido bebés

- Use ropa que usaba normalmente antes del embarazo si es amplia, o haciéndole mínimas alteraciones, hasta el quinto o sexto mes de embarazo. Sin embargo, para muchas mujeres parte del bienestar psicológico en esta época es el de usar "ropas especiales de embarazada"

- Recuerde, si ha aumentado mucho de peso, que las telas a rayas verticales y los colores oscuros tienden a ayudarla a lucir una figura más esbelta

- No lleve ropa en la que no esté cómoda. Algunas mujeres en los primeros meses de embarazo insisten en continuar usando algunos vestidos que ya no les quedan—porque les gustan mucho—y se forzan hasta que los logran cerrar. Habitualmente el primer lugar que les aprieta es la cintura. Ni es sano, ni estará cómoda, ni se verá bien . . . ¡Y tal vez hasta eche a perder el vestido!

- Use vestidos abotonados por delante. Resultan muy cómodos después del parto para las horas de dar pecho

worn under different jackets, blouses, and/or dresses to create new ensembles that look different every time.

Generally the following are recommended:

- Wear comfortable clothing that isn't tight on you, and avoid tight elastics. Avoid clothes that are tight around the waist or that decrease the blood flow in the legs. Remember that, as your breasts grow over the months (as will your tummy!), you will need dresses with a lot of room under the arms, at the height of the chest and the waist

- Wear cotton underwear so your skin breathes well. Generally, look for light and fresh cotton items or natural-fiber clothes (during the pregnancy, you will be warmer than normal). However, if you feel cold or it is wintertime, do dress warmly with layers that you can remove if necessary

- Wear a good bra, not simply a large one. It must fit snugly, without being tight, with wide straps (so that they don't leave marks on your shoulders) and should be made from natural fibers that won't cause itching

- Ask your doctor about a maternity girdle for back support

- Do not buy a lot of pants; some women find them uncomfortable during the last weeks of the pregnancy

- Borrow clothes from friends who have already had babies

- Use the clothes you wore before the pregnancy if they are wide, or make minimal alterations to them, right up to the fifth or sixth month of pregnancy. However, for many women, part of their own psychological well-being during this period is in the ability to wear "special maternity clothes"

- Remember that, if you have gained a lot of weight, materials with vertical lines and darker colors tend to help give you a slimmer figure

- Don't wear clothing that isn't comfortable. Some women, during the first months of pregnancy, insist on wearing dresses that no longer fit—because they like them a lot—and they struggle until they manage to close them. Usually around the waist is the first place they will feel tight. Squeezing into too small clothes is unhealthy; you won't feel comfortable, and you won't look good. . . . And you may even ruin the dress!

- Wear dresses that button down the front. They will also be very useful for breast-feeding after the birth

- Tenga al menos dos sostenes de los que se abren por adelante, si usted piensa darle el pecho a su bebé. Pero eso sí, no los compre antes de las últimas semanas del embarazo, pues sus senos continuarán creciendo y no querrá que le queden apretados

- Elimine el calzado de tacón demasiado alto. Sus zapatos deben ser de tacón bajo y muy cómodos, aunque no necesariamente deben ser totalmente planos. Usted misma notará que los de tacón bajo le quedan más cómodos. Y después del sexto mes, olvídese de los zapatos deportivos tennis que tienen agujetas y que necesitan amarrarse. ¡Su vientre probablemente no le permitirá doblarse!

Ropa para el bebé

- Pañales. Algunos expertos aconsejan usar pañales de algodón en los primeros meses de vida del bebé, ya que este material es más suave que el de los desechables y permite saber más rápidamente cuándo hay que cambiar al bebé. Naturalmente, el desechable es mucho más cómodo para la madre y más absorbente. El costo puede influenciar su decisión. Hay quien alterna ambos. Se calcula que si usa desechables necesitará en promedio unas seis docenas para una semana. Si se usan pañales de tela, quiza quiera cubrirlos con un par de calzoncitos de hule

- Camisetas (cinco a seis), suéteres (dos a tres), pijamas o jubones (seis a ocho de las que son de cuerpo entero—*stretch suits*—y se desabotonan por delante, y por la parte interior de las piernas y permiten cambiar los pañales con facilidad), batas de dormir (dos a tres), botitas suaves o medias (dos a cuatro); un gorrito de lana para el invierno o ligero para el verano; baberos (dos a cuatro)

- Cobijas (dos a cuatro) para que lo protejan tanto para salir como cuando está en casa

- Ropas de preferencia de telas no inflamables, que son las más seguras

La ropa del bebé se debe lavar separada de la ropa de los adultos del hogar y nunca con detergentes normales, sino con agua y jabón líquido que no contenga sustancias químicas fuertes. Tampoco use blanqueadores. Toda la ropa que entre en contacto directo con la piel del bebé debe ser extremadamente suave, no debe de llevar botones ni costuras sobresalientes y, en lo posible, es preferible si es de fibras naturales.

- Have at least two bras that clasp in front, if you plan to breast-feed your baby. However, do not buy them until the final weeks of pregnancy, as your breasts will continue growing and you will want to get the correct size

- Discard shoes with very high heels. Your shoes should have low heels and be very comfortable, although they need not be completely flat. You yourself will notice that lower heels are more comfortable. And, after the sixth month, forget tennis or jogging shoes that have laces and need to be tied up. Your stomach will probably not allow you to bend over!

Baby clothes

- Diapers. Some experts advise the use of cotton diapers for the first few months of the baby's life. Cotton is softer than disposable diapers and allows you to know more quickly when your baby needs to be changed. Naturally, the throwaway is much more convenient for the mother, and more absorbent. The cost could influence your decision. Some people alternate between the two. Estimates indicate that using disposable diapers requires about six dozen a week. If you are using cloth diapers, you may want to cover them with a pair of rubber pants

- Undershirts (five or six), sweaters (two or three), pajamas or sleepers (six or eight of the one-piece outfits—stretch suits—that unbutton down the front and along the insides of both legs and allow easy changing of diapers), nightgowns (two or three), soft boots or socks (two to four), a woolly cap for winter or a light one for summer, bibs (2 to 4)

- Coverlets (2 to 4) to use either when going out or at home

- Clothes should be made of nonflammable materials, as they are safer

The baby's clothes should be washed separately from the adult clothes in the home and should never be washed with normal detergents. Use water and a liquid soap that doesn't have strong chemicals. Do not use bleach. All the clothes that come into direct contact with the baby's skin must be extremely soft, should not have buttons or rough stitching, and, if possible, should be made of natural fibers.

Otros artículos para el bebé

Usted puede gastarse el dinero que quiera en su bebé, pero los siguientes artículos deben ser los primeros que compre (empezando desde los primeros meses), pues son los básicos para los primeros días después del parto:

- Un asiento de seguridad de bebé para el auto. Algunos hospitales no dejan que se lleve al bebé sin un asiento de seguridad

- Chupones o chupetes (opcional, no son del agrado de todos los padres, aunque muchos los usan para cuando el bebé está llorando y ya comió)

- Mínimo una botella con biberón para darle agua y, quizá un extractor de leche, si decide darle pecho. También se pueden rentar extractores

- Botellas y biberones para la alimentación, si no le da pecho. Se calcula que unas cuatro botellas de cuatro onzas y unas diez botellas de ocho onzas con biberones para recién nacidos es lo ideal. Un esterilizador, si se lo recomienda su médico, y los utensilios necesarios para preparar la fórmula del bebé. Su doctor(a) le recomendará el tipo de fórmula. Probablemente desee comprar la fórmula suficiente para una o dos semanas mínimo

- Un moisés o cuna con su colchoncito duro enfundado en plástico impermeable y ropa de cama (mínimo dos cambios) que sea apropiada para la época del año. Seleccione sobre todo una frazadita suave y calientita. No tiene que comprar almohadas desde ahora, pues al menos durante los primeros meses después del nacimiento no se recomiendan. El evitarlas en este momento no sólo disminuye el riesgo de sofocación, sino que mantiene su columna más recta

- Dos a cuatro toallas muy suaves para secarlo y dos a cuatro toallitas pequeñas para bañarlo

- Una bañaderita portátil

- Un termómetro para medir la temperatura del agua de baño

- Varias vendas de las que tapan el área del cordón umbilical para que la pueda cambiar cada vez que la sienta húmeda. Su médico le dará indicaciones de cómo hacerlo

- Una mesita para el cambio de pañales

- Objetos de aseo: peine y cepillo para bebé, esponja, jabón líquido muy suave, cremita o pomada para las irritaciones en el área del pañal (pregunte a su

Other articles for the baby

You may spend as much money as you like on your baby, but the following are the first articles you should buy (starting the first months after birth), because they are basic necessities as soon as the baby arrives:

- An infant safety seat for the car. Some hospitals will not allow taking the baby home without an infant seat

- Pacifiers (optional, not all parents like to use them, although many use them in the case of babies who cry a lot even after being fed)

- At least one baby bottle with which to give your baby water and, perhaps, a pump to extract milk with, should you decide to breast-feed. Pumps can be rented as well

- Baby bottles with nipples, with which to feed your new child, should you not choose to breast-feed. Estimates show that four 4-ounce bottles and approximately ten 8-ounce bottles with newborn baby nipples is ideal. You will also need a sterilizer, if your doctor recommends one, and the necessary instruments with which to prepare your baby's formula. Your doctor will recommend the type of formula. You will probably want to buy enough formula to last one or two weeks at least

- A crib with a firm mattress, plastic covered, and bedding (at least two changes) appropriate to the season. Select, above all, a soft and warm blanket. You don't need to buy pillows right away as, at least for the first few months after birth, they are not recommended. Avoiding them at this time not only reduces the risk of suffocation, but also keeps the spine straight

- Two to four very soft towels to dry your baby with, and two to four small towels (face towels) to wash it with

- A portable bathtub

- A thermometer to measure the temperature of the bath water

- Several bandages for the umbilical cord area, so that you can change them whenever it feels damp. Your doctor will instruct you on how to do this

- A table for diaper changing

- Grooming articles: comb and brush for the baby, sponge, very gentle liquid soap, cream and ointment for diaper rash (ask your doctor which he or she

médico cuál le recomienda), toallitas húmedas para la limpieza cuando se cambia el pañal, talco o maicena, aceite para la piel y/o Vaselina, bolitas de algodón, de preferencia estériles, seis a ocho alfileres de seguridad (si usa pañales de tela) y tijera de punta redondeada para cortarle las uñas

- Un termómetro para bebé y una botellita con acetaminofén líquido que le ayudará si tiene alguna molestia o calenturita, especialmente cuando le empiecen a aplicar sus vacunas

- Ciertas carriolas y cunas portátiles son convenientes para cuando salen, así como una bolsa para los pañales, las botellas y todo lo que se necesita cuando no se está en casa. Esto es opcional y no lo necesita comprar en este momento

El coche del bebé

❧

Algunas sugerencias:

- Sobre todo, el cochecito debe ser seguro y resistente. Otros detalles a considerar son el precio, la facilidad para armarlo, guardarlo y manejarlo, y la apariencia.

- El precio promedio de un cochecito es de unos $95, aunque los hay también hasta de $20 y, en el otro extremo, de más de $400. Si no se propone tener más niños, considere comprar un coche usado que esté en buenas condiciones (¡Mejor aún si se lo prestan!).

- La base del coche que escoja debe ser ancha, de modo que no se desestabilice en caso de que el bebé se incline hacia afuera.

- Asegúrese de que se mantenga estable cuando lo abra, de que no se doble, y que los frenos sean fáciles de poner y funcionen bien.

- Debe de tener una sombrilla o techo protector.

- Jamás deje a su bebé solo en el coche, ni por unos segundos, aunque esté durmiendo cómodamente.

- Recuerde que si coloca bolsas pesadas colgando del coche, éste se puede virar.

recommends), damp towels with which to wipe the baby when changing diapers, talcum powder or cornstarch, oil and or Vaseline for the skin, cotton balls, preferably sterilized, six to eight safety pins (if using cloth diapers) and a round-tipped pair of scissors with which to trim the nails

- A thermometer for the baby, and a small bottle of liquid acetaminophen, which will be useful in the event of any discomfort or slight fever, especially when you start vaccinations

- Certain carryalls and portable cribs are very useful when going out, as well as a diaper bag that can also accommodate baby bottles and everything else you need when you're not at home. This is optional and you don't need to purchase it right away

The baby carriage

Some suggestions:

- Above all, the baby carriage must be safe and strong. Other details to consider are price, ease of assembly, storage and handling, and appearance.

- The average price of a carriage is around $95, although there are some for as little as $20 and, at the other extreme, some for $400. If you do not intend to have more children, consider buying a used carriage that is in good condition. (Better yet, borrow one!)

- The base of the carriage you choose should be wide, to avoid tipping in the event the baby leans out.

- Make sure it remains stable when you open it up, that it doesn't fold up unexpectedly, and that the brakes are easy to use and work well.

- It should have an awning or protective cover.

- Never leave your baby alone in its carriage, not even for a few seconds, even if he or she is sleeping comfortably.

- Remember that, if you hang heavy shopping bags from the carriage, it could tip over.

Christian Bach

... actriz (*Encadenados, Bajo un mismo rostro*)
y productora de telenovelas (*Cañaveral de pasiones*)

✺

is dos embarazos han sido muy buenos y en ambos he aumentado de peso, pero no más de unas dieciseis libras. Creo que el secreto está en no pensar que porque estamos embarazadas tenemos que aumentar desorbitadamente, que contamos con una excusa para comer todo lo que se nos ocurra y engordar. Tenemos que tener una buena alimentación, pero también seguir con nuestras actividades y no pensar que estamos enfermas. Es maravilloso seguir haciendo el máximo de ejercicio que no nos perjudique. En los embarazos es muy importante la actitud que adopte; no es bueno mantenerse inactiva ni pensando que una está incapacitada o que no puede hacer nada.

Yo soy de la opinión—y esto también lo dice mi madre—que el niño tiene que engordar afuera y no adentro de la barriga de la madre. Tienes que alimentarte bien, pero no como para llegar a tener niños demasiado desarrollados.

El haber comido verduras, proteínas y una buena dieta me ayudó a recuperar la figura rápidamente después del parto. También el dar el pecho a los bebés ayuda a recuperar la figura; yo amamanté a mis dos hijos durante un mes y medio, pues no sólo creo que es importante que el niño reciba de la madre esa sustancia tan saludable, sino también por el lazo íntimo, emocional que se establece entre los dos.

Yo me embaracé con mi hijo mayor, Sebastián, a los quince días de haberme casado con Humberto* y estuve trabajando intensamente hasta los cinco meses, en giras de teatro por el interior del país y haciendo programas de televisión. A partir de ese momento, nos fuimos de luna de miel (¡atrasada!) por todo el Oriente y regesé a México cuando ya tenía siete meses de embarazo. Yo creo que si la embarazada se llena de bonitas experiencias—como las mías en ese viaje, descubriendo otras culturas en Tailandia, China y otros países—eso lo recibe también el bebé, porque el embarazo es un momento sensorial muy importante tanto para la madre como para el niño.

Ni en el viaje ni después me sentí mal, pues cuando regresé seguí haciendo todo tipo de actividades. ¡Creo que el único que tuvo náuseas en el viaje fue Humberto ... Inclusive a los nueve meses de embarazo grabé un comercial de productos lácteos, aunque como me veía un poco gordita no salí de cuerpo entero.

Con Sebastián tuve un parto natural y rápido, pero con el más pequeño, Emiliano—que ahora tiene tres años—se presentó la complicación de que el bebé ya estaba colocado cabeza abajo y yo todavía no tenía contracciones; transcurrió una

Christian Bach

. . . actress (Encadenados, Bajo un mismo rostro)
and soap opera producer (Canaveral de pasiones)

My two pregnancies have been very good ones and for both I gained weight, but not more than sixteen pounds. I think the secret is not to think that, because we are pregnant, we need to gain huge amounts of weight, which gives us the excuse to eat everything we can think of and get fat. We must eat healthily, but also continue with our activities, and not regard ourselves as being sick. It is wonderful to continue doing as much exercise as possible, without harming ourselves. Attitude is very important in pregnancies; it is not good to become inactive or to think of yourself as incapable of doing anything.

My opinion is—and this is something my mother also says—that the child will fatten up outside his mother and not in his mother's tummy. You must eat well, but not so much as to give birth to very developed children.

Eating vegetables, protein, and a good diet helped me recover my figure quickly after giving birth. Breast-feeding babies also helps you get your figure back; I breast-fed both my sons for a month and a half. I not only think it's important for the child to receive this healthy nutrition from his mother, but it is also a way of bonding intimately and emotionally with them.

I became pregnant with my first son, Sebastián, fifteen days after I married Humberto,* and I worked nonstop until the fifth month, on tour across the country with a theater production and shooting television programs. After that, we went on our honeymoon (belated!) all across the Orient, and I returned to Mexico when I was already seven months pregnant. I think that if the expectant mother has good experiences—like the ones I had on that trip, discovering other cultures in Thailand, China, and other countries—the baby also received them, because pregnancy is a very important sensorial moment, as much for the mother as for her baby.

I did not feel ill on the trip, or after it, and continued with all kinds of activities after I returned. I think the only one who felt nauseous on the trip was Humberto . . . ! In addition, when I was nine-months pregnant, I shot a commercial for dairy products, although they didn't show my whole body because I looked a little chubby.

With Sebastián, delivery was natural and quick. However, with the younger one, Emiliano—who is now three years old—a complication arose with the fact that,

semana de esta situación, y nada . . . El médico me provocó contracciones, pero el bebé seguía sin nacer, así que, para evitar cualquier problema más grave (porque parecía que los latidos del corazón se estaban debilitando) me sometí a una cesárea. Mi operación fue muy buena ¡y me sentía tan bien que hasta quería ir a un concierto de Michael Jackson para el que ya tenía boletos!

*El actor y productor mexicano Humberto Zurita es el esposo de Christian Bach.

although the baby's head was already engaged, I still had no contractions; a week went by and still nothing . . . The doctor induced my contractions, and still the baby would not be born. So, in order to avoid more serious problems (it seemed the heartbeats were weakening), I underwent a cesarean section. My surgery went extremely well, and I felt so good that I even wanted to attend a Michael Jackson concert for which I already had the tickets!

*The Mexican actor and producer, Humberto Zurita, is Christian Bach's husband.

Capítulo 7

El papel del padre y
las relaciones sexuales

Un embarazo compartido

Las preocupaciones de papá

Sería injusto decir que las preocupaciones y malestares, así como las alegrías del embarazo, son algo exclusivo de la mujer. La mayoría de los padres sienten como suyos los problemas del embarazo, aunque muchas veces no sepan cómo reaccionar ante ellos.

Afortunadamente ya pasaron los tiempos en que los hombres sólo veían cumplidos sus sentimientos paternos cuando el primer hijo era varón. No es raro encontrar hombres que prefieren que su primer bebé sea hembra, reconociendo que éstas suelen ser mucho más cariñosas y apegadas al padre que a la madre.

En otros casos, el padre decide que él seleccionará el nombre del niño si nace varón, y la madre será la encargada de escoger el nombre femenino. "Mi hijo será pelotero" o "Ya tengo deseos de que el niño nazca, para llevarlo a pescar" son expresiones muy comunes en los futuros padres que, aunque exageradas, demuestran la ilusión que despierta en ellos la idea de tener un hijo. Esta ilusión puede convertirse en

Chapter 7

ℒ

The Role of the Father and Sexual Relations

A shared pregnancy

The father's concerns

It would be unfair to say that the worries and discomforts, like the joys of pregnancy, belong exclusively to the mother. The majority of fathers feel that the problems of the pregnancy are theirs, too, even though they often don't know how to react to them.

Fortunately, the era when men felt they had done their duty as a father if their first-born was a boy is long gone. It's not unusual to find men who prefer their first child to be a girl, recognizing that frequently girls are much more affectionate and closer to their fathers than to their mothers.

In other cases, the father decides that he will choose the child's name if it is a boy, while the mother is left to choose the girl's name. "My son will be a soccer player" or "I can't wait for the boy to be born, so I can take him fishing" are common expressions in fathers-to-be, which, although exaggerated, prove how excited they get at the prospect of having a child. This excitement can become the woman's best friend, by

la mejor aliada de la mujer para tener en su esposo un verdadero apoyo durante los difíciles meses que le esperan.

¿Sabía usted que existen casos de futuros papás que han sufrido de náuseas matutinas, dificultad para dormir, fatiga, antojos y aumento de peso mientras sus esposas han estado embarazadas? Sorprendentemente, cuando pasa el parto, estos síntomas desaparecen.

Aunque los investigadores que se han dedicado a estudiar este fenómeno no aciertan a descifrar sus causas, suponen que se debe a un deseo inconsciente del hombre de identificarse con su mujer y tomar parte en el proceso de embarazo. No es muy común, pero es bueno que lo sepa por si acaso le sucede a su pareja.

La realidad es que la reacción ante la paternidad, como el embarazo en la mujer, se manifiesta de forma diferente en cada hombre. Muchos esposos sienten un deseo irresistible de proteger más a su pareja durante los meses de la gestación. Si ése es el caso de su compañero, no lo rechace, aunque usted sea la mujer más independiente del mundo y se sienta incómoda con el exceso de cuidados. Cuando el niño nazca, seguramente esos cuidados los volcará en él y volverá a comportarse con usted como antes.

Otros esposos están celosos de la atención que su esposa despierta en el resto de la familia. Además, sienten que han dejado de ser lo más importante en su vida, porque ahora ella tiene que dividir sus energías entre su pareja y el bebé que se está formando en su vientre. "Antes me escogías la ropa que me ponía para ir al trabajo, pero ahora sólo tienes tiempo para los preparativos del bebé", es una queja típica de los futuros papás celosos. Esté preparada para manejar los celos de su esposo dedicándole mimos y muestras de cariño; después de todo, hasta este momento él era el motivo de toda su atención, y necesita tiempo para acostumbrarse a que en el futuro tendrá que compartirla con su bebé.

Una preocupación típica de los papás, durante los meses de espera es si será capaz de mantener estable la economía del hogar cuando llegue el nuevo miembro de la familia. Y hay papás que se horrorizan al pensar que su bebé podría nacer con problemas de salud. Algo que también es el principal temor de muchas embarazadas.

En realidad, a su pareja le preocupan las mismas cosas que a usted. La diferencia está en que usted se atreve a hablar de sus preocupaciones y ansiedades mientras que él se las guarda porque teme parecer débil. ¡Hasta en eso tiene que ver el machismo!

Solamente esperar apoyo y comprensión de parte de su esposo sería un error. Usted también debe estar dispuesta a escucharlo y prestarle atención cuando él se decida a contarle lo que está pensando o le preocupa. Piense que, durante el embarazo, él está en desventaja con respecto a usted. Usted sabe que está pasando por un proceso natural de la mujer, y está preparada para colaborar con el médico durante el parto para que su bebé nazca sin problemas. Eso solamente lo puede hacer usted.

enabling her husband to be a real support to her during the difficult months that await them.

Did you know that there have been cases where future fathers have suffered morning sickness, difficulty sleeping, fatigue, cravings, and weight gain while their wives were pregnant? Surprisingly, as soon as the birth is over, these symptoms disappear.

Even though researchers have dedicated themselves to studying this phenomenon, they can't determine its cause. They think it must be due to an unconscious desire on the part of men to identify with their wives and to take part in the pregnancy process. It's not very common, but it's good for you to know about it, in case it happens to your partner.

The reality is that men's reactions to paternity, just like women's reactions regarding their pregnancies, manifest themselves in different ways in each individual. Many husbands feel an irresistible desire to protect their wives more during the months of pregnancy. If this is the case with your partner, don't reject it, even though you may be the most independent woman in the world and even if excessive protectiveness makes you uncomfortable. When the baby is born, those inclinations will leave him, and he will go back to treating you the way he did before.

Other husbands get jealous of the attention that their wife is getting from the rest of the family. They now feel that they've ceased to be the most important person in her life, since she has to divide her energy between her partner and the baby that is growing in her womb. "Before, you used to help choose the clothing *I* wore to work, but now you've only got time to get things ready for the *baby*," is a common complaint of jealous fathers-to-be. Be prepared to deal with your husband's jealousy, showing him proof of your love and attention. After all, up until this moment, he was the object of all your attention, and he needs time to get used to the fact that, in the future, he will have to share this attention with his child.

A typical concern of fathers during the months of pregnancy is whether or not they will be able to maintain the financial situation at home when the new member of the family arrives. And there are fathers who are horrified just to think that their children could be born with health problems, something that is also the main fear among many pregnant women.

In reality, your partner is concerned about the same things you are. The difference is that you dare to discuss your worries and anxieties while he keeps them inside because he's afraid of looking weak. Machismo comes into play even here!

Expecting only support and understanding from your husband would be a mistake for you. You should also be prepared to listen to him and pay attention to him when he decides to tell you what's on his mind, or what's bothering him. Consider that, during the pregnancy, he is at a disadvantage with respect to you. You know that you're going through a natural process for a woman, and you are prepared to work with your doctor during the birth so that your baby is born without problems. You're the only one who can do that.

El parto es una situación que está fuera del control de su esposo; él tiene que conformarse con el papel de espectador y no puede ayudarla ni siquiera con un pujo. ¿Le parece poco? Hasta este momento, él había sido el protagonista indiscutible en el hogar, el que resolvía todas las situaciones difíciles, y por primera vez se presenta una situación en la que él no puede actuar y no está en sus manos la solución.

Ese es el motivo por el que muchos hombres se refugian cada vez más en su trabajo cuando el embarazo de sus esposas está llegando a su etapa final. Aunque en apariencia se muestran indiferentes con lo que está por llegar, en realidad están tratando de desentenderse de un problema que se escapa de sus manos. Dedicando toda su atención a su trabajo o a un pasatiempo cualquiera evitan preocuparse, por ejemplo, de la posibilidad de una complicación durante el parto.

Conocer que estas reacciones son típicas y muy comunes en los futuros papás le ayudará a aceptar a su esposo tal como es, sin exigirle que actúe de una manera diferente o aún peor, calificarlo como un mal padre. Recuerde que en su caso, como dice el refrán, "La procesión va por dentro". Es importante que el futuro papá no se sienta como un espectador exclusivamente, sino como una parte importante del embarazo. Una idea excelente es pedirle que la acompañe a un programa de ejercicios prenatales; él podrá aprender la rutina de ejercicios y ayudarla a hacerlos en casa, y más tarde guiarla en el momento del parto indicándole el tipo de respiración que debe practicar y cómo relajarse entre las contracciones.

Mitos durante el embarazo

✺

- Si el vientre de la mujer es puntiagudo es niño, si es redondeado es niña.

- Si se mueve mucho el bebé es niño, si es más calmado, es niña.

- Hay que comer por dos.

- Los primeros bebés siempre llegan tarde.

- Un susto puede hacer que dé a luz de inmediato.

- Si la madre recibe un susto el bebé nace con una mancha.

- Si baila durante su embarazo dará a luz antes de tiempo.

- Hay más nacimientos cuando hay luna llena.

- Si su mamá tuvo un parto fácil, el suyo lo será también.

The delivery is a situation that is out of your husband's control. He has to be content with the role of spectator and can't even help you with so much as a push. Does that seem like a little thing? Up until now, he had been the indisputable hero of the household, the one who resolved all the difficult situations. Now, for the first time, a situation arises in which he can't take action and in which the solution doesn't lie in his hands.

This is why many men take more and more refuge in their work when their wife's pregnancy reaches its final stage. Even though they appear to be indifferent to what is about to arrive, they are actually trying to avoid a problem that's out of their hands. By placing all their attention on their work, or a hobby, they avoid worrying about any complications during the delivery.

Knowing that these reactions are typical and very common in fathers-to-be will help you accept your husband the way he is, without demanding that he act differently or, even worse, labeling him a bad father. Remember that, in your case, it's what's in his heart that counts. It's important for the father-to-be not to feel like a mere spectator, but like an integral part of the pregnancy. An excellent idea is to ask him to go with you to a prenatal exercise program. He can learn the exercise routine and help you do it at home, and later, he can help you at the moment of the delivery, indicating the type of breathing you should do and how to relax between the contractions.

Myths during pregnancy

- If the woman's womb is pointed, it's a boy; if it's round, it's a girl.

- If the baby moves a lot it's a boy; if it's calmer, it's a girl.

- You have to eat for two.

- Firstborns always arrive late.

- A scare can induce birth immediately.

- If the mother has a scare, the baby will be born with a birthmark.

- If you dance during pregnancy, you will give birth ahead of schedule.

- More births take place during the full moon.

- If your mother had an easy birth, you will too.

- Si tiene muchas agruras durante el embarazo, el bebé nace con mucho pelo.

- Es de mala suerte comprar cosas para el bebé antes de que nazca.

- Si se unta aceite en el vientre dos veces al día, no salen estrías (las rayas por estiramiento de la piel).

- Las relaciones sexuales durante el embarazo lastiman al bebé.

Cómo lidiar con una embarazada

Usted nunca se imaginó que su esposa cambiaría tanto con el embarazo. Antes estaba siempre dispuesta a acompañarlo a donde usted quisiera, siempre estaba de buen humor y su vida sexual era excelente. Como es una mujer sana, usted no recuerda haberla visto enferma, excepto con una gripe sin importancia.

Ahora todo ha cambiado. Ya no puede llevarle el café a la cama por las mañanas porque simplemente el olor le provoca náuseas. Con frecuencia se muestra fatigada y rechaza los alimentos que antes le encantaban. Sin embargo, a las once de la noche lo despierta para que le encargue una pizza de pimientos, ella que antes no soportaba el sabor del ají. Si usted le responde con alguna aspereza ella se echa a llorar como si le hubiera ofendido a su madre, y si comienza a acariciarla en la cama como hacía antes, de buenas a primeras le da la espalda y comienza a roncar.

Desde que se casaron, ambos planearon tener varios hijos. Pero ahora, tal y como se presentan las cosas, usted ha llegado a pensar que éste va a ser el primero y el último.

¡Vamos, que no es para tanto! Después de todo, usted no es el único hombre del mundo que ha pasado por esto y la población del planeta sigue aumentando cada vez más.

Lo primero que tiene que hacer es armarse de una gran dosis de paciencia, porque el embarazo apenas está comenzando. Pero, para su consuelo, déjeme decirle que las náuseas y vómitos cesarán a partir de los cuatro meses más o menos; ésa es la buena noticia. ¿La mala? ¡Que entonces aparecerán otras molestias! No importa. Para entonces, ya usted habrá aprendido a lidiar con una esposa embarazada.

Estos son algunos consejos que van a poder ayudarlo.

- Demuéstrele a su esposa constantemente cuánto la quiere, pero no la cuide como si estuviera enferma. Aunque su estado es muy especial, el embarazo no es una enfermedad

- Déle a entender que le sigue gustando y que la encuentra bella y atractiva aunque su cintura esté desapareciendo día a día. Algunas mujeres sufren en

- If you experience a lot of stomach acidity during pregnancy, the baby will be born with a lot of hair.

- It's bad luck to buy things for the baby before it's born.

- If you rub oil on your belly twice a day, you won't get stretch marks (lines due to stretching of the skin).

- Sexual relations during pregnancy will harm the baby.

How to cope with a pregnant woman

You never imagined that your wife would change so much during pregnancy. Before, she was always willing to make love with you wherever you wanted; she was always in a good mood; your sex life was excellent. Since she is a healthy woman, you don't recall having seen her sick, except for an insignificant cold.

Now everything has changed. You can't have coffee in bed in the morning because the smell of it makes her nauseous. She often seems tired and she rejects foods she used to love. Nevertheless, she wakes you up at one A.M. and asks you to order her a pizza with chili peppers, even though she used to hate the taste of chili. If you react in a negative way, she bursts into tears, as though you had just insulted her mother. And if you start to caress her in bed the way you used to, from one moment to the next, she rolls over and starts snoring.

Ever since you got married, both of you planned to have several children. But now, given the way things are, you've reached the conclusion that this will be the first and last one.

Come on now, it's not that bad! After all, you're not the only man in the world who has gone through this, and the population on this planet keeps growing.

The first thing you have to do is arm yourself with a great deal of patience, because the pregnancy is just beginning. But, to reassure you, let me tell you that the nausea and vomiting stop around the fourth month. That's the good news. What about the bad news? Later, other discomforts will appear. Don't worry about them. By then, you will have learned to cope with a pregnant woman.

Here are some suggestions that will help you.

- Show your wife how much you love her all the time, but don't hover over her as if she were sick. Although her condition is very special, pregnancy is not an illness

- Make her understand that you still like her, and that you still find her beautiful and attractive, even though her waistline is disappearing every day. Some

silencio la pérdida de su figura, porque temen que dejarán de ser atractivas para su esposo

- Seguramente su esposa está siguiendo la dieta que le recomendó su médico. No la torture comiendo dulces y golosinas en su presencia, cuando sabe que ella no puede hacerlo

- Si ella no está dispuesta a llevar la misma vida sexual que antes porque se siente fatigada y sin ánimos, no la force. Sustituya las relaciones sexuales completas por otras caricias, hasta que transcurran las primeras semanas del embarazo. Por lo general ella volverá a sentir los mismos deseos de antes transcurrido ese primer período

- Posiblemente usted es como la mayoría de los hombres, que odian ir de compras. Pero debe hacer un esfuerzo y acompañarla una que otra vez a comprar los artículos del bebé. Eso le demostrará que a usted le interesa todo lo concerniente a su futuro hijo

- No fume en donde se encuentra su esposa porque eso significa que su bebé está expuesto al humo del tabaco también, que es igual que como si fumara su esposa. Si no puede abandonar el hábito de fumar, hágalo cuando ella no esté presente

- Si tiene que hacer arreglos en la casa para preparar la habitación del bebé, trate de tener todo listo en el séptimo mes del embarazo. Los partos prematuros son más comunes de lo que usted se imagina

- Acompáñela a su rutina de ejercicios prenatales o dígale que se los enseñe para guiarla cuando los practique en casa

- Lea libros sobre el desarrollo prenatal del bebé. El estar informado permite que disfrute más el crecimiento de su bebé cada semana y que lo comparta con su esposa

- Averigüe en el hospital donde atenderán a su esposa si puede estar presente en el momento del parto. Esto le servirá de gran apoyo moral a ella y para usted será una experiencia única. Muchos padres graban en vídeo el nacimiento de su hijo para conservar ese gran momento

women suffer the loss of their figure in silence, because they are afraid of not being attractive to their husbands anymore

- Your wife is probably following the diet recommended by her doctor. Don't torture her by eating sweets and goodies in her presence when you know she can't join you

- If she isn't willing to carry on the same sex life you had before, because she feels tired and lacks desire, don't force her. Substitute full sexual relations with other caresses, until after the first few weeks of the pregnancy. Generally speaking, she will then start to feel the same desire as before once this initial period is over

- You might be like the majority of husbands who hate going shopping. But you should make an effort to go with her every so often to buy things for the baby. Your involvement will show her that you are interested in everything that concerns your future child

- Don't smoke around your wife because your baby will also be exposed to the tobacco smoke by-products just as if your wife smoked. If you can't quit smoking, do it when your wife's not around

- If you have to do home repairs in order to prepare the baby's room, try to have everything ready by the seventh month of pregnancy. Premature births are more common than you might imagine

- Go with her to her prenatal exercise class, or ask her to teach you the routine so that you can assist her when she does it at home

- Read books on prenatal child development. Being informed allows you to enjoy your baby's growth more and more each week, and to share it with your wife

- Find out from the hospital whether or not you can be in the room during delivery. This will be a great source of moral support for her, and it will be a unique experience for you. Many fathers videotape the delivery of their child so they can preserve that very special moment

Mito: Si baila durante su embarazo dará a luz antes de tiempo

℘

A menos de que haya complicaciones que requieran que limite sus actividades físicas significativamente, si le gusta bailar, disfrútelo. Quiero que noten que en esta oración no especifican qué tipo de baile. No es lo mismo bailar salsa, cumbia, disco, rock o "las calmaditas". En general se recomienda que la mujer embarazada evite el cansarse excesivamente. Evite el bailar por períodos prolongados sin descansar (esto también depende de su condición física y sus actividades antes de embarazarse). Se recomienda evitar que el pulso se eleve por arriba de 140 latidos por minuto. Tome suficientes líquidos para evitar la deshidratación y para que la temperatura de su cuerpo no suba por arriba de lo normal.

Es posible que a medida que avanza su embarazo tenga que descansar más entre las piezas o que baile más de las calmaditas y menos de las muy movidas.

Compartir el parto

Nadie mejor que su esposa sabrá el momento en que tendrá que ir al hospital. De modo que si usted ve que se rompe la fuente y todavía se toma su tiempo para ducharse, recoger sus cosas y luego ponerse en marcha, no se desespere. Normalmente todavía pasarán algunas horas hasta que su bebé decida nacer.

Algunos hospitales permiten que el esposo acompañe a la embarazada mientras transcurre el trabajo de parto. Si ése es su deseo, seguramente habrá hecho los arreglos pertinentes con el hospital. Si no es así, usted deberá aguardar el momento en una sala de espera hasta que se produzca el nacimiento.

En el caso de que haya decidido permanecer junto a ella hasta que nazca su bebé, siga estos consejos:

- Manténgala entretenida para que no piense en las contracciones

- Manténgase en silencio y disminuya la intensidad de las luces para que descanse, si es lo que ella desea

- Acompáñela a dar un paseo por la sala, si ella prefiere caminar

- Asegúrese de que esté tomando líquidos para evitar que se deshidrate

- Cuando vayan aumentando las contracciones, ayúdela a medir el tiempo en que transcurren y oriéntela con el tipo de respiración que tiene que practicar

Myth: If you dance during pregnancy, you will deliver ahead of schedule

Unless you have had complications that require you to limit your physical activity significantly, if you like dancing, enjoy it! I'd like to point out the fact that this sentence does not specify what kind of dancing. Dancing salsa, cumbia, disco, rock, or slow dances is not the same. Pregnant women should avoid getting overtired. Avoid dancing for long periods without resting (this will also depend on your physical condition and your level of activity prior to pregnancy). You should avoid increasing your pulse rate over 140 beats per minute. Drink enough liquid to prevent dehydration and to keep your body temperature from rising above normal levels.

It's possible that you may have to rest more between dances as your pregnancy progresses, or that you dance more slow dances and fewer of the really fast ones.

Sharing the birth

No one will know better than your wife when it's time to go to the hospital. So, if you know that her water has broken and she's still taking her time having a shower, gathering her things, and then getting going, don't despair. Normally, there are still several hours to go before your baby decides to be born.

Some hospitals allow the husband to accompany the pregnant woman during labor. If that is your wish, you will probably have to make the appropriate arrangements with the hospital. If this is not the case, you should wait in a waiting room until the baby is born.

Should you decide to stay with her until your baby is born, follow this advice:

- Keep her entertained so that she doesn't think about the contractions

- Stay quiet and lower the lights so that she can rest, if that's what she chooses to do

- Take a walk with her around the room, if she prefers to walk around

- Make sure she is drinking liquids to prevent dehydration

- When the contractions start to increase, help her to measure the time between them and assist her in doing the correct type of breathing

- Recuérdele que descanse entre una contracción y otra

- Ofrézcale su mano o su brazo para que se apoye

- Colabore con las instrucciones del personal médico

- Cuando esté transcurriendo el parto, anime a su esposa a pujar cuando lo requiera y a respirar del modo en que le hayan enseñado

- Una vez nacido el bebé, cárguelo y comparta la felicidad del momento con su esposa

> Un 79 por ciento de los papás se encuentran en la sala de parto cuando nace su hijo.

Alguien nuevo en el hogar

Antes de que el bebé llegara a la casa, usted y su esposa eran quienes imponían los horarios. Ahora ustedes tendrán que adaptarse al horario del bebé.

Durante las primeras semanas de vida, el bebé se despertará varias veces en el transcurso de la noche para comer. Ésta es su oportunidad de jugar un papel más activo en el cuidado de su hijo, algo que era más difícil cuando él estaba en el vientre de la mamá.

La crianza de un hijo debe ser asunto de ambos padres, no de la madre solamente. Aprenda a cambiar pañales y a mantener aseado y seco al bebé; ésta será una buena forma de ayudar a su esposa para que descanse y reponga sus energías si está dando el pecho. Si el bebé se está alimentando con fórmula, también puede aprender a darle el biberón, turnándose para que todo el trabajo no recaiga sobre ella. Además, el contacto frecuente con su hijo le servirá para conocerlo más rápidamente y aprender a distinguir sus distintos tipos de llanto: porque tiene hambre, porque está mojado y requiere cambio de pañal, o simplemente porque quiere que lo carguen y lo arrullen.

Cuando se familiarice con los cuidados que requiere su bebé, comprenderá por qué su esposa no puede dedicarle a usted el tiempo que antes le dedicaba. Sin embargo, esto no significa que no puedan encontrar una manera de mantener a salvo su intimidad. Se trata de planificar y aprovechar los momentos en que el bebé duerme, que serán bastante frecuentes en los primeros meses, para que usted y su esposa puedan reencontrarse.

Y, si tienen algún familiar dispuesto a quedarse con el bebé de vez en cuando, aprovechen para salir solos a dar un paseo o visitar algún lugar adonde solían ir antes. La

- Remind her to rest between contractions

- Offer her your hand or your arm to hold on to

- Follow the instructions of the medical personnel

- When the delivery is in process, encourage your wife to push when she needs to and to breathe in the way she was taught

- Once the baby is born, hold him or her and share the joy of the moment with your wife

> Seventy-nine percent of fathers are present in the delivery room when their babies are born.

Someone new at home

Before the baby arrived, you and your wife were the ones who set the schedule. Now you'll have to adapt to the baby's schedule.

During the first few weeks of life, the baby will wake up several times during the night to be fed. This is your chance to play an important role in the caring of your child, something that was more difficult when the baby was in its mother's womb.

Raising a child should be both parents' job, not just the mother's. Learn to change diapers and to keep the baby clean and dry. This will be a good way to help your wife to rest and recover her energy if she is breast-feeding. If the baby is on formula, you might also learn to give him the bottle, taking turns so as to not leave the entire task to her. Besides, frequent contact with your son or daughter will help you get to know each other faster and help you distinguish the different types of cries: the ones due to hunger, or the ones signaling a diaper change, or the ones when baby wants to be picked up and comforted.

Once you are familiar with how to care for your baby, you will understand why your wife can't devote the same time to you as she did before. Nevertheless, this doesn't mean that you can't find a way to maintain your sense of intimacy. It requires planning and the taking advantage of those moments when the baby is asleep, which will be quite frequent during the first few months. In this way, you and your wife can renew your relationship with each other.

And, if you have a family member who is willing to stay with the baby now and then, take advantage of that in order to go out for a walk together or to go to a place you used to visit before. The baby's arrival doesn't have to create an emotional divide be-

llegada del bebé al hogar no tiene por qué crear una división emocional entre ustedes, sino por el contrario; debe servir para estrechar aún más los lazos que los unen desde que decidieron compartir sus vidas.

Algunos estudios médicos reportan que existe un ligero aumento en la incidencia de infertilidad en hombres que usan pantalones o calzoncillos muy ajustados.

Mito: Las relaciones sexuales durante el embarazo lastiman al bebé

Cuando no hay algún problema o complicación durante el embarazo, las relaciones sexuales no tienen que evitarse. Se recomienda abstenerse en ciertos períodos del embarazo cuando hay peligro de aborto o de un parto prematuro. El bebito está protegido por el líquido amniótico en el que está flotando. En algunos casos cuando se acerca la fecha del parto en el noveno mes, su médico podría recomendarle el usar un condón para disminuir el riesgo de infección en caso de que se reviente la fuente.

Mi consejo acerca de estas recomendaciones es: escuche, aprenda lo que es cierto, ríase de lo que sea gracioso y olvídese de lo demás.

El sexo y la embarazada

No le crea a quien le diga que las relaciones sexuales durante el embarazo son perjudiciales, ya que, excepto en ciertos casos especiales en los que existe algún problema con el embarazo, la abstención no es necesaria. Es más, se sabe que las contracciones que realizan los músculos de la pelvis durante el acto sexual son ejercicios que los fortalecen. Lo que sí puede cambiar son algunas de las posiciones, ya que hay que evitar posiciones que sean incómodas para la embarazada o que le presionen el vientre.

Naturalmente, en mujeres con embarazos complicados, con dolores vaginales, con amenaza de aborto o con abortos previos recurrentes, la situación es diferente. En estos casos el médico podría recomendar la interrupción de las relaciones sexuales durante el delicado período del primer trimestre.

tween the two of you. On the contrary, it should serve to further strengthen those ties between you.

Some medical studies report that there is a slight increase in infertility in men who wear briefs or tight underwear.

Myth: Sexual relations during pregnancy hurt the baby

When there is no problem or complication during pregnancy, sexual relations don't have to be avoided. Abstinence is recommended during certain periods of the pregnancy when there is a risk of abortion or a premature delivery. The baby is protected by the amniotic fluid in which it is floating. In some cases, in the ninth month, as the delivery date approaches, your doctor may recommend the use of a condom to decrease the risk of infection should the water break.

My advice to you is: Listen to all these suggestions, find out which ones are true, laugh at the ones that are ridiculous, and forget about the rest.

Sex and the pregnant woman

Don't believe anyone who tells you that sexual relations during pregnancy are harmful. Except in certain special cases where there is some problem with the pregnancy, abstinence is unnecessary. Moreover, we know that the contractions experienced by the pelvic muscles during the sexual act are exercises that strengthen them. What you can change are some of the positions you use, since certain positions that are uncomfortable for the pregnant woman, or that put pressure on her womb, are to be avoided.

Naturally, the situation is different with women who experience complications during pregnancy, including vaginal pain, or who run a risk of miscarriage, or have had a series of previous miscarriages. In these cases, the doctor might recommend a period of abstinence from sexual relations during the delicate period of the first trimester.

Hay casos, sin embargo, en los que la abstinencia viene por otras razones. Hay hombres que, por temor a dañar a su compañera (aunque este temor sea infundado) en este delicado período, prefieren limitarse a caricias y juegos eróticos, sin ejercer la penetración, mientras que también algunas mujeres están tan concentradas en su maternidad (o se sienten tan molestas físicamente) que deciden pasar por alto el sexo en esos meses. En este caso, sea de quien sea la decisión, debe respetarse.

El 41 por ciento de los preservativos o condones en Estados Unidos se utilizan por hombres y mujeres entre los 35 y los 45 años de edad.

Sexualidad durante el embarazo

Su comportamiento sexual durante el embarazo puede ser realmente desconcertante para su esposo. Por eso es muy conveniente que ambos sepan por qué usted actúa diferente, si hasta este momento han tenido una vida sexual totalmente satisfactoria. Es posible que usted reaccione de maneras diferentes al estímulo sexual en cada etapa del embarazo.

Generalmente, durante el primer trimestre, las embarazadas rehuyen a tener contacto sexual porque se sienten incómodas con los malestares propios de su estado. Es imposible que usted tenga deseos de hacer el amor si no se le quitan las náuseas. Ni siquiera permitirá que su esposo le acaricie los senos si le duelen. Sin embargo, esta actitud irá cambiando cuando esos primeros malestares vayan pasando. Usted descubrirá lo placentero que resulta disfrutar del sexo por sí mismo y no como función reproductiva, cuando no tenga que preocuparse por usar anticonceptivos.

Haga a un lado el temor de que la penetración pueda hacerle daño a su bebé. Él está feliz de la vida, muy protegido dentro del saco amniótico, y no se percatará de nada a no ser por las leves contracciones pélvicas propias del orgasmo. Estas servirán de anticipo a las contracciones uterinas del parto y notará que, cuando cesan, el bebé se moverá repetidamente, como si le hubiesen servido de estímulo. Pero no acelerarán el trabajo de parto si su embarazo no ha llegado a término.

Algunas veces, sobre todo en el último trimestre, pudiera sentir algunos calambres y dolores de espalda cuando termine el acto sexual. No tiene por qué asustarse porque eso es algo normal y se debe a la congestión venosa que existe en su pelvis a estas alturas del embarazo. Le sorprenderá asimismo la facilidad con que podrá disfrutar de orgasmos repetidos, algo que tal vez no le sucedía antes. Esto sucede porque los cambios hormonales que ha experimentado su cuerpo le han sensibilizado extremadamente la región vulvar y le han incrementado el flujo sanguíneo en la pelvis.

Es muy importante que le comunique a su esposo su estado de ánimo y no le

There are cases, however, in which abstinence occurs for other reasons. There are men who, for fear of hurting their partner (even though this fear is unfounded), prefer to limit themselves to caresses and erotic games without penetration, during this stage. There are also some women who are so concentrated on being mothers (or who feel so much physical discomfort) that decide to give up sex altogether during those months. In this case, that decision should be respected, no matter whose it is.

> Forty-one percent of condoms in the United States are used by men and women between the ages of thirty-five and forty-five.

Sexuality during pregnancy

Your sexual behavior during pregnancy might really be disconcerting to your husband. That is why it is useful for both of you to know why you are reacting differently, if, up until that time, you have had a completely satisfactory sex life. It's possible that you may react differently to sexual stimuli during each stage of the pregnancy.

In general, during the first trimester, pregnant women refuse sexual contact because they feel uncomfortable with their condition. It's impossible for you to feel like making love if you are nauseous all the time. You won't even let your husband caress your breasts if they are very tender. However, this attitude will change as those initial discomforts pass. You will discover how pleasurable it is to enjoy sex for its own sake and not as a reproductive function—you won't have to worry about using contraceptives.

Forget about the fear that penetration might harm the baby. He or she is having the time of his/her life, protected inside the amniotic sac. The baby won't notice anything except the mild pelvic contractions of orgasm. These will serve as precursors to the uterine contractions of birth; you will notice that, when these contractions stop, the baby will move around repeatedly, as if they had stimulated him or her as well. But don't worry, an orgasm will not rush delivery if your pregnancy is not at term yet.

Sometimes, especially during the third trimester, you might feel some cramps and back pain after having sexual intercourse. There is nothing to fear, because this is normal and is due to the congestion of the veins in the pelvic area during this stage of your pregnancy. You will also be surprised at how easy it is to enjoy multiple orgasms, something that might not have happened before. This takes place because the hormonal changes your body has undergone causes increased sensitivity in the vulvar region and increases the blood flow to the pelvis.

oculte si se siente incómoda durante las relaciones sexuales. Después de todo, sólo será por unos meses, y durante ese tiempo podrían sustituirlas por otras formas de mostrar afecto y cariño.

La actitud de su pareja

Es muy probable que cuando su figura comience a mostrar los signos del embarazo, su esposo no se exprese en la intimidad con el mismo ímpetu y ardor que acostumbraba. Pero antes de hacer una tragedia de esto, piense que posiblemente actúa así porque teme lastimar al bebé. Efectivamente, muchos hombres piensan que pueden dañar a la criatura durante la penetración, lo cual es absolutamente falso a no ser que la embarazada tenga una predisposición natural a los abortos.

Pero si usted le ayuda a entender, y colabora con él tratando de modificar las posiciones en que acostumbraban a tener relaciones antes, él se sentirá más confiado. Cada pareja encontrará la posición que le sea más cómoda y la modificará según las etapas del embarazo: las más usadas son la penetración de costado o de espaldas, con el hombre encima de la mujer apoyándose en sus manos para no descansar su peso sobre el vientre de ella y con la mujer encima, pero evitando una penetracion profunda o violenta, que podría causarle dolor a la mujer.

Cuando esté en el último período del embarazo, posiblemente sus senos comenzarán a secretar el calostro cada vez que su esposo se los estimule. Si a él le molesta, la solución está en no tocárselos hasta que vuelvan a la normalidad. Pero para la mayoría de los hombres esto no es un problema.

No se cohiba de que su esposo la vea desnuda. Posiblemente cuando usted se ve ante el espejo piensa que se ve horrible, con esa barriga enorme y el ombligo salido. Sin embargo, generalmente a los hombres les gusta y les excita ver la nueva forma que ha tomado la figura de su mujer durante el embarazo. Si el cuerpo de una mujer embarazada no fuera hermoso, ¿usted cree que tantas estrellas de Hollywood se hubieran prestado a fotografiarse así?

Lo que se debe y lo que no se debe hacer

- El sexo oral está permitido durante el embarazo. Sólo que en este período usted tendrá un aumento de sus secreciones vaginales que podría molestar a su pareja

- Si el médico no le dice lo contrario, no le causarán ningún daño los espasmos pélvicos provocados por el orgasmo. Si no se siente animada para un contacto sexual con penetración, pueden lograr su satisfacción sexual e intimidad con caricias manuales mutuas

It's very important to communicate with your partner if you feel uncomfortable during sex. After all, this will last only a few months and, during this time, you can substitute other ways of showing love and affection.

Your partner's attitude

It's highly probable that, once your figure begins to show signs of the pregnancy, your husband will not express himself in intimate situations with the same impetuous passion you're used to. But before you blow this out of proportion, consider that he might be acting this way out of fear of hurting the baby. Actually, many men think they might hurt the baby during penetration, something that is absolutely false unless the pregnant woman has a natural predisposition toward miscarriages.

But if you help him understand, and work with him by trying to modify the positions in which you were previously used to making love, he will feel more confident. Each couple will find the position that is most comfortable for them; and will modify it at different stages during the pregnancy. The most common positions are with both people lying on their side with vaginal entry from the side or rear in the spoon position; with the man on top of the woman, supporting himself with his hands so as to not rest his weight on her womb; and with the woman on top, but avoiding deep or violent penetration which could be painful for her.

When you are in the final stages of pregnancy, your breasts may start to secrete colostrum each time that your husband stimulates them manually. If this bothers him, the answer would be not to touch them until they return to normal. But for the majority of men this is not a problem.

Don't be embarrassed to be naked with your husband. It may be that, when you see yourself in the mirror, you think you look horrible, with that enormous stomach and your belly button sticking out. However, men generally like it, and it excites them to see the new shape of their wife's body during the pregnancy. If a pregnant woman's body weren't beautiful, why do you think that so many Hollywood stars have allowed their photographs to be taken (and published!) while they were pregnant?

What you should and shouldn't do

- Oral sex is allowed during pregnancy. However, during this time, you will experience an increase in vaginal secretions—which might bother your partner

- If the doctor does not advise you to the contrary, the pelvic spasms brought on by orgasm will not cause any harm. If you don't feel like having sexual contact with penetration, you can achieve sexual satisfaction and intimacy through mutual manual stimulation

- Si sospecha que su pareja pudiera trasmitirle alguna infección o enfermedad venérea, pídale que use un condón cada vez que tengan contacto íntimo. Es la única manera (aunque no 100 por ciento segura) de que puede protegerse a sí misma y a su bebé

- Durante el segundo y tercer trimestre del embarazo suele desparecer el dolor en los senos. Pero estos mantienen una enorme sensibilidad que usted tiene todo el derecho a disfrutar cuando su pareja la acaricie, y que le proporcionará mucho placer

- Debe evitar la penetración vaginal después de tener penetración anal; esto podría provocarle una infección seria

- Use su instinto y su sentido común al escoger las posiciones para tener relaciones sexuales. Proteja ante todo su área abdominal

Victoria Ruffo . . .

actriz (*La fiera, Simplemente María, Pobre niña rica*)

🦋

Durante los primeros meses de mi embarazo con mi primer hijo, José Eduardo, sentía tantos ascos y mareos que se me irritaba el carácter. No pocas veces sentía que me iba a morir . . . ¡pero nunca renegando de mi estado! Por el contrario, el pensar que en poco tiempo tendría entre mis brazos ese pedacito de carne, para cuidarlo y protegerlo, me ponía más feliz e ilusionada que nunca. Además, me daban muchísimo sueño. Aparte de mis ocho horas normales me las ingeniaba para, durante el día, tomarme mis siestecitas de media hora o una hora.

Normalmente mi presión arterial es baja, pero a raíz del embarazo, me daban unos bajones de locura. Y, claro, me asustaba muchísimo. Mi único antojo eran las tortas de aguacate. Subí diez kilos, que no son demasiados y que, por ser tan delgada, me sentaron de maravilla. Donde sí resentí más las inconveniencias del embarazo fue en el plano mental. Me angustiaba muchísimo el pensar cómo iba a enfrentar la responsabilidad de educar, bañar, darle de comer a mi hijo. "Y si me quedo sin trabajo . . . ¿qué vamos a comer? ¿dónde vamos a vivir?", me preguntaba.

Tomé mi curso profiláctico, pero estaba tan asustada en esos momentos que no me sirvió de mucho, porque la teoría tiene que ver mucho con la práctica. Para mi segundo embarazo, las situaciones y malestares no mejoraron mayormente.

Pero lo peor fue que hubo que recurrir a la cesárea. Como a mí nunca me habían operado de nada, no sólo le tenía miedo, sino un verdadero pavor, el pensar

- If you suspect that your partner might give you a sexually transmitted disease, ask him to use a condom each time you have intimate contact. This is the only way (although not 100 percent guaranteed) in which you can protect yourself and your baby

- During the second and third trimester of the pregnancy, breast pain gradually disappears. But your breasts are still highly sensitized, something that you have every right to enjoy when your partner caresses you, and which you may find quite pleasurable

- You should avoid vaginal penetration after engaging in anal penetration. This could cause a serious infection

- Follow your instincts and common sense in choosing positions in which to have sex. Above all, protect your abdominal area

Victoria Ruffo

. . . actress. (La fiera, Simplemente María, Pobre niña rica)

During the first months of my pregnancy with my first son, Jose Eduardo, I felt a lot of nausea, dizziness, and irritability. On more than one occasion I felt I would die . . . but I never felt that I didn't want to be pregnant! On the contrary, the thought that I would soon have that little piece of flesh in my arms, that I could care for and protect, made me happier and more expectant than ever. Also, I felt very sleepy. Aside from the normal eight hours, I would find ways to take naps all day long, half hour or even an hour.

Normally, my blood pressure is low, but due to the pregnancy, it would drop something crazy. And, of course, this frightened me a lot. My only craving was for avocados. I gained ten kilos, which is not too much and, because I'm so skinny, they looked great on me. Mentally is where I really felt the discomforts of pregnancy the most. I would become very anxious, thinking about how I would face my responsibility of educating, bathing, feeding my child. "What if I can't get anymore work . . . what will we eat? Where will we live?", I'd ask myself.

I took my preparatory course, but, at the time, I was so scared that it didn't help very much, because theory has a lot to do with practice. The situation and discomfort didn't improve very much during my second pregnancy.

But the worst thing was that I had to undergo a cesarean. Since I'd never had

que pudiera resultar tan estrecha que la cesárea fuera la única vía para poder dar a luz.

Luego de todas estas cosas, creo que soy la menos indicada para darle consejos a una mamá primeriza. Pero sí puedo decirle que asuma el embarazo como la mayor y más hermosa satisfacción que pueda tener una mujer.

surgery, I was not only scared, but truly terrified, to think that I was so narrow that the only way I could give birth was by means of a cesarean section.

After all of these things, I think I am the least likely to give a first timer any advice. But I can tell her to face her pregnancy as the greatest and most beautifully satisfying event a woman can have.

Capítulo 8

॰ॐ

El primer trimestre

Los signos y síntomas que mencionamos son diferentes en cada mujer y aún en la misma mujer pueden ser diferentes en diferentes momentos.

Primer mes: Cambios en la mamá

Físicos

En esta etapa inicial, a pocos días de la concepción, la embarazada apenas se dá cuenta de que lo está. Casi siempre el primer mes de embarazo pasa inadvertido; sin embargo, es el período en que se inicia la gestación. En este momento el ser que se está formando se conoce como embrión, y no es hasta el tercer mes que se le denomina feto. Los cambios que puede experimentar durante el primer mes son:

- Posible aparición de manchas en la piel

- Aumento en la sensibilidad de los senos

- Cambios en la coloración de las encías (que se tornan rojizas)

ॐ

The First Trimester

The signs and symptoms we have mentioned vary with each woman. In fact, the same woman may feel differently at different times.

The first month: Changes in the mother

Physical

In the initial phase, during the first few days following conception, the pregnant woman rarely, if ever, realizes she is pregnant. The first month almost always passes unnoticed; however, this is the stage in which gestation begins. At this point, the being that is forming is known as an embryo. It isn't until the third month that it is called a fetus. The following changes may take place in the first month:

- Possible appearance of dark patches on the skin

- Increase in breast tenderness

- Changes in the color of the gums (which turn red)

Ya desde el primer mes, si confirma que está embarazada, la futura mamá debe empezar a tomar algunas medidas de precaución, como la de dejar de ingerir bebidas alcohólicas, dejar de fumar y no tomar ninguna medicina (aunque se venda sin receta) sin consultar a su médico.

Fisiológicos

- Mareos, fatiga

- Sangrados vaginales ligeros

- Posibles náuseas o vómitos en la mañana debido a trastornos del aparato digestivo

- Agruras y/o acidez y ardor estomacal

- Aversión por algunos alimentos

- Pérdida del apetito

- Posible aumento en la cantidad de saliva

- Calambres

Psicológicos

- Tensión debida a preocupaciones en relación con el embarazo

- Cambios súbitos en el estado de ánimo, irritabilidad

- Falta de fuerza de voluntad, abandono físico

- Dudas, incertidumbre

- Tendencia al aislamiento

- Dificultad para concentrarse y para mantener su atención, ensimismamiento

- Ansiedad

- Depresión sin motivo aparente

- Sentimientos ambivalentes, confusión entre alegría y duda

- Preocupación por el futuro económico inmediato al parto

- Sentimiento de soledad

- Alegría y entusiasmo por el acontecimiento del embarazo

So, starting with the first month, once she knows she is pregnant, the future mother must start to take certain precautions, such as ceasing to drink alcoholic beverages, quitting smoking, and not taking any medicine (even if it is sold without a prescription) without consulting her doctor.

Physiological

- Dizziness, fatigue
- Light vaginal bleeding
- Possible nausea or vomiting in the morning, due to disturbances of the digestive system
- Heartburn or a burning sensation in the stomach area
- Aversion to certain foods
- Loss of appetite
- Possible increase in the amount of saliva
- Cramps

Psychological

- Tension due to worries related to the pregnancy
- Sudden changes in mood, irritability
- Lack of willpower, physical lethargy
- Doubts, uncertainty
- A tendency to become isolated
- Difficulty concentrating and remaining concentrated, self-absorption
- Anxiety
- Depression for no apparent reason
- Ambivalent feelings, confusion between joy and doubt
- Worry about one's financial future following the birth
- Feelings of loneliness
- Joy and enthusiasm at the news of the pregnancy

Mitos basados en la magia y el folklore
ℜ

- Si la embarazada duerme de día, el niño nace con los párpados abultados.

- Si la embarazada mastica chicle, se le endurece el paladar al niño y se le ponen gruesas las encías. Eso no le permitirá al bebé tomar el seno de la madre y morirá de hambre.

- Si la embarazada come tamales pegados a la olla, el niño se pega y no puede salir en el momento del parto.

- Si la embarazada ve ahorcados en la televisión o el cine, el niño se enrollará en el cordón umbilical.

- Las relaciones sexuales se aconsejan después del primer trimestre con el fin de que el niño crezca bien, ya que si esta fuente de energía le falta, será débil y enfermizo. Pero cuando el vientre ya es redondo, se prohíben las relaciones sexuales porque el niño saldrá sucio a la hora del parto, como si estuviera bañado en atole de maíz o se le pegará al vientre y el parto será prolongado y doloroso.

Segundo mes: Cambios en la mamá

Físicos

Durante el segundo mes de gestación, por lo general, se acude al medico para verificar la sospecha (ante la ausencia de la menstruación y ciertos malestares ligeros) de un embarazo. Los siguientes cambios son típicos:

- Hinchazón ligera en las manos, los pies y/o la cara

- Endurecimiento y aumento de volumen de los senos y los pezones

- Ligero aumento de peso. En muchos casos éste se debe a una reacción de ansiedad. A las mujeres que tienen exceso de peso antes del embarazo, se les recomienda que tengan cuidado para que no aumenten demasiado; a las que pesan menos de lo normal, se les recomienda procurar aumentar de peso al principio del embarazo, sobre todo a las que sufren de vómitos y náuseas. El peso que se pierde por estos motivos se recupera rápidamente

- Ensanchamiento de las caderas por expansión de la pelvis

Myths based on magic and folklore
❧

- If a pregnant woman sleeps during the day, her child will be born with protruding eyelids.

- If a pregnant woman chews gum, the baby's palate will harden and his gums will become thick. This will not allow the baby to breast-feed and he will die of starvation.

- If a pregnant woman eats tamales that have stuck to the pan, the child will stick to her womb and not be able to come out at the time of delivery.

- If a pregnant woman sees people being hanged, the child will become entangled in its umbilical cord.

- Sexual intercourse is advised after the first trimester, so that the child will grow properly; if he is lacking that source of energy, he will be weak and sickly. But when the womb is already rounded, sexual intercourse is forbidden because the child will emerge soiled upon delivery, as though he had been bathed in cornstarch, or he will become stuck to the womb and the birth will be long and painful.

The second month: Changes in the mother

Physical

During the second month of gestation, generally speaking, you visit the doctor to verify your suspicions (following the absence of menstruation and certain mild discomforts) that you're pregnant. The following changes are typical:

- Mild swelling of the hands, feet, and/or face

- Hardening and increase in the size of the breasts and nipples

- Slight increase in weight. In many cases this is due to anxiety. Women who are overweight before the pregnancy are advised to be careful not to gain too much more; those who are below their normal weight are advised to try to gain weight at the beginning of the pregnancy, especially if they suffer from vomiting and nausea. The weight lost due to those factors is quickly regained

- Broadening of the hips due to pelvic expansion

- Cambios de coloración en el pezón y la areola que se vuelven más oscuros. Las glándulas de las areolas se vuelven más prominentes

- Ligera irritación de las encías, acompañada de inflamación

- Las uñas de las manos se vuelven más suaves y quebradizas

- Cambios en el color de la piel (más oscura) en algunos lugares del cuerpo (la línea del ombligo al pubis, o en el rostro)

Fisiológicos

- Dificultad para dormir, insomnio. En los primeros meses del embarazo, con frecuencia usted siente ganas irresistibles de dormir, aunque luego, en el período final, la dificultad para conciliar el sueño constituye un problema bastante común. Los movimientos del feto en su vientre pueden provocar insomnio; cuando esto sucede, el cambiar de postura puede ayudar

- La compresión de la vejiga por el aumento del útero y el peso del feto. Esto crea presión que incrementa la frecuencia de las ganas de orinar

- Hinchazón de los pies. Las venas se ven prominentes

- Irritación de la piel, sensación de escozor en todo el cuerpo

- Déficit de minerales. Esto podría contribuir a descalcificación de los huesos, anemia y decoloración de la piel. Su médico le asesorará en la dieta y los suplementos vitamínicos y de minerales que debe de tomar

- Acidez, especialmente por la mañana

- Estreñimiento

- Gases, indigestión

- Dolores musculares y articulares

- Dolores de cabeza, migraña

- Dolor de espalda y cintura. En la medida en que el embarazo avanza, la postura de su cuerpo cambia por el peso y el volumen del vientre

- Antojos. Estos pueden aparecer a lo largo del curso del primer trimestre y pueden durar todo el embarazo

- Podría notar exceso de producción de saliva. Por regla general, este síntoma desaparece en el segundo trimestre, pero puede persistir durante todo el embarazo

- Change in color of the nipple and the areola. These areas may turn darker, and the areola glands may appear more prominent

- Light irritation of the gums, accompanied by inflammation

- Softer and more brittle fingernails

- Darkening of skin color on some areas of the body, perhaps in the form of a line between the belly button and the pubic area, or on the face

Physiological

- Difficulty sleeping, insomnia. During the first months of pregnancy, you feel an irresistible urge to sleep, although soon, during the final stages, difficulty sleeping will be a very common problem. The movements of the fetus in the womb may cause insomnia; when this occurs, a change in position may help

- Compression of the bladder due to the increase in size of the uterus and the weight of the fetus. This creates pressure that increases the desire to urinate frequently

- Swelling of the feet. Veins may look more prominent

- Irritation of the skin and an itchy sensation throughout the body

- Mineral deficiency. This could contribute to the lack of calcium in the bones, to anemia, and to skin discoloration. Your doctor will evaluate your diet and advise you on which vitamins and minerals to take

- Acidity, especially in the morning

- Constipation

- Gas, indigestion

- Muscle and joint pains

- Headaches, migraine

- Pain in the back and waist. As the pregnancy progresses, your body's posture will change to compensate for the weight and volume of the uterus

- Cravings. These might appear during the first trimester and may last throughout the pregnancy

- You may notice an excess in the production of saliva. Generally, this symptom disappears in the second trimester, but it could last throughout the pregnancy

- Náusea y vómitos en la mañana. Generalmente las náuseas aparecen hacia la tercera semana y desaparecen alrededor del cuarto mes. Se producen, más frecuentemente por la mañana en ayunas, y desaparecen después del desayuno. Si persisten, debe consultar a su médico para que sea él o ella quien determine si pueden tener otra causa

Evitando las náuseas*

❧

Por la mañana

- Si las náuseas se presentan por la mañana, antes de levantarse, desayune en la cama y quédese acostada.

- Coma pan tostado o galletas de soda.

- Beba un té caliente, por ejemplo de manzanilla o anís.

Durante el día

- Reparta las tres comidas principales del día en pequeñas cantidades cada una y coma varias veces al día.

- Evite los alimentos grasosos o difíciles de digerir.

- Si los alimentos sólidos le dan más problemas que los líquidos, beba muchos líquidos cuando tenga náuseas y coma sólidos cuando no las tenga.

- Tome sólo líquidos en una comida y sólo sólidos en otra.

- Tome sorbos de agua carbonada (gaseosa). Seleccione una que no tenga cafeína.

- Ralle jenjibre, un remedio natural para la náusea, en las verduras u otros alimentos.

- Chupe un limón fresco recién cortado. Esto puede causar agruras.

- Evite las cosas que le causan náusea, como ciertos olores, ciertos movimientos o ciertos ruidos.

- Evite el sobrecalentamiento y el sudar excesivamente, esto puede contribuir a la náusea.

Por la noche

- Prepare una cena ligera y sencilla. Evite comer cantidades grandes y alimentos difíciles de digerir (grasosos, condimentados).

- Nausea and vomiting in the morning. Nausea generally appears at the third week and disappears around the fourth month. It occurs more frequently in the morning or during periods of fasting, and disappears after breakfast. If it persists, you should consult your doctor so that he or she can determine if there is another cause

Preventing nausea*

In the morning

- If nausea occurs in the morning, have breakfast in bed before getting up, and remain lying down.

- Eat toast or soda crackers.

- Drink hot tea, such as chamomile or licorice.

During the day

- Divide your typical three meals into smaller amounts and eat several small meals throughout the day.

- Avoid greasy foods or foods that are difficult to digest.

- If solid food causes more problems than liquid, drink lots of fluids when you experience nausea and eat solid food when you don't feel nauseous.

- Consume only liquids at one meal and then only solid food at another.

- Drink sips of carbonated soda. Choose one that doesn't contain caffeine.

- Grate ginger, a natural remedy for nausea, over vegetables or other foods.

- Suck on a freshly cut lemon. This might cause heartburn.

- Avoid things that induce nausea, such as certain odors, movements, or sounds.

- Avoid getting overheated and sweating profusely, which could contribute to nausea.

At night

- Make dinner simple and light. Avoid eating large amounts and foods that are difficult to digest (greasy, seasoned food).

> • **Tome sus vitaminas con el alimento por la noche si este es el momento en el que tiene menos náusea. Algunos médicos recomiendan tomar más vitamina B6 (unos 50 microgramos extra) para disminuir la náusea.**
>
> *No tome ninguna medicina para la náusea que no le haya recetado su doctor.

Psicológicos

- Preocupación por la pérdida de la figura. Es inevitable que el embarazo cambie radicalmente su aspecto físico; sin embargo, usted debe recordar que estos cambios físicos y psicológicos son perfectamente normales y transitorios y que, por lo tanto, no es necesario convertir esto en una tragedia. Trate de aceptar, disfrutar y adaptarse a su nueva condición. El estar tranquila le ayudará tanto a su salud física y mental como a la salud de su futuro bebé.

- Irritabilidad

- Llanto incontrolable sin motivo, seguido de risa y júbilo

- Preocupación por los distintos cambios físicos o psicológicos que le están sucediendo

- Pesadillas (casi siempre asociadas con el bebé y el parto)

- Necesidad de atención durante este período. Usted, sin darse cuenta, se vuelve muy suceptible y exige que se le mime y se le atienda en todo momento

- Temores, expectativas, quizá se vuelva despistada

- Dificultad para mantener su atención y su concentración en los quehaceres diarios

- Creación de fantasías con la imagen del hijo que espera; establece diálogos silenciosos con su futuro hijo

Tercer mes: Cambios en la mamá

Físicos

- Aumento de peso

- Aumento de la cavidad uterina al distenderse los ligamentos del útero

- Take your vitamins with food at night, if this is the time when you feel least nauseous. Some doctors recommend taking more vitamin B[6] (around 50 micrograms extra) in order to lessen nausea.

*Don't take any medicine for nausea that has not been prescribed by your doctor.

Psychological

- Anxiety about the loss of your figure. It is inevitable that pregnancy will radically alter your physical shape; however, you should remember that these physical and psychological changes are perfectly normal and temporary, and that, for the time being, you don't have to turn this into a tragedy. Try to accept, enjoy, and adapt to your new condition. Remaining calm will help not only your physical and mental health, but also the health of your baby

- Irritability

- Uncontrollable, unprovoked crying, followed by laughter and joy

- Concern over the different physical and psychological changes that are occurring

- Nightmares (almost always associated with the baby and the delivery)

- The need for attention during this period. Without realizing it, you have become very vulnerable and are demanding to be spoiled and taken care of all the time

- Fears, expectations, possible absentmindedness

- Difficulty in focusing your attention and your concentration on daily chores

- Creating fantasies with the image of the child you are expecting; silent conversations with your future child

The third month: Changes in the mother

Physical

- Weight gain

- Increase in the uterine cavity upon stretching of uterine ligaments

- Ensachamiento de los pómulos faciales, la nariz y la boca

- Continúa el aumento en el tamaño de los senos

- Hinchazón en las manos y los pies

- Aumento en el tamaño del abdomen

- Aparición de estrías (cuarteaduras) en la piel

Fisiológicos

- Dolores de cabeza. A veces debidos a cambios en la presión arterial.

- Posible aparición de infección urinaria

- Posible pérdida de apetito sexual. Con algunas excepciones, la pareja puede tener relaciones sexuales durante el embarazo. Sin embargo, existen toda una serie de barreras psicológicas que pueden inhibirlas. Una de ellas es creer que las contracciones uterinas que se producen con el orgasmo puedan provocar un aborto o parto prematuro. A menos que por algún problema especial en su caso, su médico le recomiende que se abstenga de tener relaciones sexuales, no es necesario hacerlo. Obviamente que tampoco tiene que hacerlo si no lo desea

- Alteración del sueño

Psicológicos:

- Estados emocionales de expectativas, temor y preocupaciones por el bienestar físico del bebé

- Interés por informarse sobre el parto y hacer planes para el postparto

- Sentimientos alegría en la presencia de niños pequeños

- Deseo de comunicarse de manera más directa con el bebé (ya sea a través de caricias en la barriga o iniciando un diálogo cariñoso de usted hacia él o ella)

- Broadening of the cheekbones, nose, and mouth

- Continuing increase in the size of the breasts

- Swelling of the hands and feet

- Increase in the size of the abdomen

- Appearance of stretch marks on the skin

Physiological

- Headaches. Sometimes these are due to changes in arterial pressure

- Possible urinary infections

- Possible loss of sex drive. With some exceptions, a couple may have sexual intercourse during pregnancy. However, there are a host of psychological barriers that could be inhibiting. One of them is believing that the uterine contractions produced during orgasm can cause a miscarriage or a premature birth. Unless your doctor has asked you to refrain from sexual intercourse because of a particular problem in your case, there is no need to do so. Obviously, you don't have to have sex if you don't feel like it

- Change in sleep patterns

Psychological

- Emotional states, including hopes, fears, and concern for the physical well-being of the baby

- Interest in learning about giving birth and making postpartum plans

- Joyful feelings when in the presence of small children

- A desire to communicate in a more direct way with your baby—caressing your belly, talking lovingly to him or her

Mito: Hay más nacimientos cuando hay luna llena

🍓

También dicen que los locos salen cuando hay luna llena. Los estudios científicos no respaldan 100 por ciento ninguna de las dos teorías. Algunas personas dicen que cuando baja la presión barométrica—como cuando hay luna llena, una tormenta de nieve o un huracán—la fuerza de gravedad hace que se rompa la fuente y por eso se da a luz con mayor frecuencia en esos días.

Quizá también aumente la concepción en los días de luna llena. Esto no tendría que ver con las fuerzas de la gravedad. . . . La luna llena se ha relacionado con lo romántico. . . . Las dejo que lleguen a sus propias conclusiones.

Cómo se ha desarrollado el bebé

Alrededor de veintiún días después de la última menstruación, el huevo fertilizado se adhiere a las paredes del útero. Las primeras ocho semanas se le conoce como embrión, después se le llama feto. En el primer mes mide entre un cuarto y media pulgada y tiene una hendidura o canal que se convertirá en el sistema nervioso. Tiene unas prominencias que serán las futuras vértebras, costillas y músculos del tronco. El aparato digestivo del bebé empieza a formarse.

A principios del primer trimestre se van desarrollando los órganos internos, entre ellos el corazón y el aparato cardiovascular (por lo que es una etapa vulnerable para las malformaciones cardíacas). En un extremo aparece un abultamiento que será la cabeza (ahora con un cerebro rudimentario). A partir de pequeños muñoncitos, se van desarrollando y alargando lentamente los brazos y las piernas, y el cráneo transparente permite ver el cerebro.

Alrededor de la sexta semana aparecen, en la línea media de la espalda, veinticinco cubitos que representan las futuras vértebras (que pronto aumentan en número hasta convertirse en cuarenta y una). En su cabeza (que ya comienza a separarse un poco del cuello) se notan ahora los pabellones de las orejas, la barbilla y el cuello. Al final del primer trimestre se dibujan los labios y se notan los dientes de "leche" en las encías. En este momento, los orificios de la nariz están totalmente formados.

Cerca de la octava semana el embrión mide una pulgada y un octavo. La cabeza y el tronco se enderezan. Y los dedos de las manos aparecen con membranas interdigitales y los deditos de los pies comienzan a alargarse. Es importante recordar que durante todo este tiempo del desarrollo embrionario (especialmente hasta la octava semana, más o menos) cualquier accidente, trauma o infección que usted sufra puede

Myth: Births increase during the full moon

℘

It is also said that lunatics emerge during the full moon. Scientific studies do not support either theory 100 percent. Some people say that when the barometric pressure is lowered—such as during the full moon, a snowstorm, or a hurricane—the force of gravity causes one's water to break, which is why there are more births on those days.

Perhaps conception increases on those days as well. Yet this would have nothing to do with the force of gravity. . . . The full moon also has been associated with romance. . . . I'll let you draw your own conclusions.

The baby's development

Around twenty-one days after the last menstruation, the fertilized egg adheres to the walls of the uterus. For the first eight weeks it is known as an embryo; then it is called a fetus. In the first month, it measures about one-quarter to one-half inches and has a cleft, or canal, that will subsequently become the nervous system. It has protrusions that will later develop into vertebras, ribs, and muscles in the torso. The baby's digestive system is beginning to form.

In the beginning of the first trimester the internal organs start to develop, among them the heart and the cardiovascular system (which makes this a delicate stage for cardiac malformations). At one end, a knob that will become the head (now containing a rudimentary brain) appears. Beginning with small stumps, the arms and legs slowly start to develop and stretch out, and the transparent skull allows us to see the baby's brain.

Around the sixth week, twenty-five little cubes appear in a line down the middle of the spine. These are the future vertebrae (increasing quickly in number until they reach forty-one). On its head, which now begins to separate a little from the neck, you can see the curves of the ears, chin, and neck. At the end of the first trimester, the lips take shape, and tooth sockets and buds are forming in the jawbones. By this time, the nostrils have completely formed.

By the eighth week, the embryo measures one and one-eighth inches. The head and torso have straightened out, the fingers on the hands appear with interdigital membranes, and the toes also begin to elongate. It is IMPORTANT to remember that during this entire time (especially until the eighth week, more or less)—while the embryo is developing—any accident, trauma, or infection that you suffer could cause permanent damage to your baby's central nervous system, as well as any of its future organs.

causar daños permanentes en el sistema nervioso central, así como en cualquier otro órgano del cuerpo del futuro niño.

A partir de la semana novena el desarrollo del feto está dirigido al crecimiento y maduración de tejidos y órganos que comenzaron a formarse en la etapa embrionaria. El feto tiene ahora de una pulgada y un cuarto de longitud y pesa cerca de media onza. Aparecen las primeras señales de diferenciación sexual—es decir, la determinación de si el bebé será niña o niño—y el sistema digestivo ya es capaz de producir movimientos y contracciones.

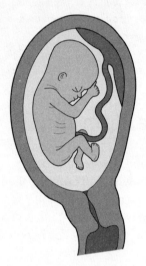

Tercer mes

Cerca del final del primer trimestre, la cabeza del bebé ocupa un tercio del total de su cuerpo y sus huesos se endurecen, al igual que las uñas y el cráneo. Aunque no lo sienta todavía, a estas alturas el feto se está moviendo.

Lo que mantiene protegido al embrión inicialmente y luego al feto, es el saco amniótico, una membrana que contiene el líquido amniótico en donde flota el feto. El cordón umbilical une al bebé con la placenta, el órgano que está adherido al útero, permitiendo el intercambio entre la sangre materna y el bebé. Este es su sistema de sustento. La placenta nutre al feto, le proporciona alimentación, los anticuerpos contra enfermedades y el oxígeno; remueve los productos de desecho además de producir ciertas hormonas que permiten que el embarazo continue. A los nueve meses, la placenta pesa aproximadamente una libra y media.

Starting with the ninth week, the development of the fetus is focused on the growth and maturity of the tissues and organs that started to form during the embryonic stage. Now the fetus measures one and one-quarter inches in length, and weighs around one-half ounce. The first signs of sexual differentiation appear—that is, the factors determining whether it will be a boy or a girl—and the digestive system is now capable of producing movement and contractions.

Around the end of the first trimester, the baby's head occupies a third of the total body and the bones begin to harden, as do fingernails and skull. Although you don't feel it yet, by this stage the fetus is already moving.

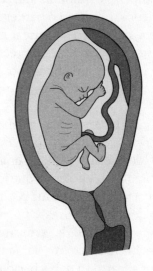

The embryo, and subsequently the fetus, is protected throughout the pregnancy by the amniotic sac, a membrane filled with amniotic fluid that the baby floats in. The umbilical cord connects the baby to the placenta, the organ that is attached to the uterus and that allows an exchange be-

Third month

tween the mother's bloodstream and the baby's. It is the fetus's life-support system. The placenta nourishes the fetus, giving it food, antibodies against disease, and oxygen, and taking away its waste products, in addition to producing certain hormones that allow the pregnancy to continue. By the ninth month, the placenta will weigh about one and a half pounds.

Angélica Rivera

. . . actriz (*La dueña*)

❧

Cuando nació mi primera hija, Angélica Sofía, pesó 3 kilos 300 gramos y midió 51 centímetros. Embarazada, se me antojaban pastelitos y postres, pero evitaba comerlos, no para no perder la figura, sino porque pensaba que no le iban a hacer bien al bebé. Si para buscar mi realización como mujer, trayendo un hijo al mundo, no me importó hacer un receso en mi carrera (que estaba en un punto sumamente positivo) ¡mucho menos me iba a importar perder la figura! En los primeros meses me dió muchísimo sueño y, para que el bebé naciera sano, dejé de fumar.

Entre mis amigas no faltó quien me sugiriera que me hiciera un ultrasonido para conocer el sexo del bebé, pero ni mi esposo ni yo accedimos. Siempre creímos que el hecho de que el bebé fuera una sorpresa hacía que la alegría del nacimiento fuera más completa. A pesar de que los médicos hicieron todos los esfuerzos porque naciera por parto natural, no fue posible y hubo que recurrir a la cesárea. Cuando tuve a mi chiquita en mis brazos fue muy grande la emoción que sentí. No tuve problema para amamantarla yo misma y eso me hace tener fé en que se va a criar sana y fuerte. El embarazo me aumentó sólo nueve kilos, de los que en el primer mes posterior al parto ya había bajado la mayoría.

Angélica Rivera

. . . actress (*La dueña*)

🙰

My first daughter, Angélica Sofía, weighed 3 kilos 300 grams and measured 51 centimeters at birth. While pregnant, I had cravings for pastries and desserts, but avoided eating them, not so that I would not lose my figure, but because I thought they would not be good for the baby. If I was not concerned about interrupting my career (which was, at the time, at a peak) in order to fulfill my womanhood and bring a child into the world, much less did I care about losing my figure! The first few months I felt very sleepy and, in order to have a healthy baby, I quit smoking.

Many of my friends suggested I have an ultrasound to find out the baby's sex, but neither my husband nor I agreed to it. We always believed that the fact that the baby would be a surprise made the joy of the birth more complete. Even though the doctors did everything they could so that I would have a natural childbirth, it was not possible, and it was necessary to perform a cesarean section. When I held my little girl in my arms, I was overcome with emotion. I had no problem breastfeeding her myself and that makes me confident that she will grow up healthy and strong. I only gained nine kilos, which I lost almost completely within the first month after giving birth.

&

El segundo trimestre

No todos los signos o síntomas mencionados aparecen en todas las mujeres y algunos aparecen en diferentes momentos en la misma mujer.

Cuarto mes: Cambios en la mamá

Físicos

- El abdomen sigue creciendo, al igual que los senos

- Las piernas se inflaman y las venas en el abdomen y las piernas (o várices en las piernas si se tienen) se hacen más visibles a medida que aumenta el peso

- Las facciones del rostro cambian ligeramente

- El peso del vientre inclina la columna hacia adelante, arqueándola

- Cambia la textura del cabello, el cual se hace mucho más seco

Chapter 9

The Second Trimester

Please remember that not all the signs or symptoms that I mention appear in all women. Some appear at different times even in the same woman.

The fourth month: Changes in the mother

Physical

- The abdomen keeps on growing, as do the breasts
- The legs swell and the veins of the abdomen and legs (or the varicose veins, if you have them, in the legs) become more noticeable as your weight increases
- Facial features change slightly
- The weight of the abdomen tilts the spine forward, arching it
- Texture of the hair changes, becoming a lot drier

Fisiológicos

- Aumenta la cantidad de sangre y líquidos del organismo

- El volumen del líquido amniótico aumenta

- Usted puede desarrollar deficiencia de hierro, calcio, magnesio y zinc (que su médico le ayudará a prevenir asesorándola en la dieta y con las vitaminas y minerales prenatales que le recomendará en forma de pastillas)

- Podría notar ligera falta de aire

- Podría notar hinchazón por retención de líquidos

- Algunas mujeres desarrollan alergia a ciertas cosas en el medio ambiente, a ciertas plantas, a ciertos animales y/o al polvo, etc.

- Podría notar una secreción de un líquido blanco, lechoso y espeso de los senos

- Podría aparecer irritación de la piel en el rostro, los brazos y las piernas

- Generalmente las náuseas y los vómitos desaparecen o disminuyen en esta etapa

- Podría notar incremento en el sueño o somnolencia durante el día

- Aumenta el riesgo de que se eleve el azúcar en la sangre, causando diabetes

- Podría sufrir de cistitis, ardor cuando se orina (esto generalmente sugiere una infección en la vejiga)

- Podría padecer de congestión frecuente en la nariz o en los oídos. Podría tener sangrado por la nariz

- Podría notar un poco de sangrado de sus encías cuando se cepilla los dientes

- Podría desarrollar hemorroides, en algunos casos con sangrado después de la evacuación

- Podría experimentar constipación y distensión abdominal por gases

Psicológicos

- Es posible que sienta hostilidad encubierta o inconsciente hacia aquellas personas cercanas a usted que no responden a la necesidad de atención que reclama en todo momento

Physiological

- The amount of blood and fluids in the body increases

- The volume of amniotic fluid increases

- You may develop an iron, calcium, magnesium, or zinc deficiency (which your doctor will help to prevent by counseling you on your diet and by prescribing prenatal vitamins and minerals in pill form)

- You may notice a slight shortness of breath

- You may notice swelling as a result of fluid retention

- Some women develop allergies to certain things in the environment, to certain plants, to certain animals and/or dust, etc.

- You could notice a thick, white, milky secretion from your breasts

- Irritation may develop on the skin of the face, arms, and legs

- Nausea and vomiting usually disappear or decrease

- You may feel increasingly sleepy or drowsy during the day

- There is an increased risk of sugar levels rising in the blood, which could cause diabetes

- You may experience cystitis, a burning sensation when urinating (this usually suggests a bladder infection)

- You may have frequent nasal or ear congestion, and possible nosebleeds

- You could notice light bleeding from your gums when you brush your teeth

- You may develop hemorrhoids, in some cases with bleeding after a bowel movement

- You could experience constipation and abdominal distension caused by gas

Psychological

- You may feel unconscious hostility toward those close to you who don't respond to your constant need for attention. (You may feel irritable and display this symptom within the first three months)

- Puede tener irritabilidad y los síntomas mencionados en el primer trimestre. Algunas mujeres se frustran si aún no pueden usar ropa de maternidad porque no han subido suficiente de peso pero su ropa normal ya no les queda, les aprieta

- Se vuelve comunicativa, extrovertida, busca el contacto con la naturaleza (playa, parques, lagos, etc.), y la compañía de otras embarazadas y madres

Mito: Si su mamá tuvo un parto fácil, el suyo lo será también

Si bien es cierto que la herencia juega un papel importante en el tamaño de la pelvis, ciertas características físicas y mentales pueden contribuir al grado de dificultad en el parto. Pero hay muchos otros factores que determinan qué tan fácil o difícil es: la posición y el tamaño del bebé, la alimentación de la madre, ciertos hábitos de la madre como el fumar, el ejercicio, etc.

Quinto mes: Cambios en la mamá

Físicos

- Estrías en la piel del vientre y los brazos
- Aumento rápido de peso
- Inclinación marcada de la columna y los hombros
- Continúa la inflamación de las extremidades, en especial de los pies y las manos
- Dolores de espalda y de columna
- Várices inflamadas
- Dolores en todo el cuerpo como resultado de las malas posiciones adoptadas al dormir
- Percepción de los movimientos fetales

- Some women feel frustrated that they cannot wear maternity clothes because they still haven't gained enough weight, while their regular clothes don't fit any more—they are too tight

- You become extroverted, gregarious. You seek contact with nature (the beach, parks, lakes, etc.), and the company of other pregnant women and mothers

---

Myth: If your mother experienced an easy delivery, yours will also be easy

❧

It's true that inheritance plays an important role in the size of the pelvis and certain other physical and mental characteristics that may contribute to the degree of difficulty of the delivery. However, there are many other factors that determine how easy or difficult it will be: the baby's position and size, the mother's nutrition, certain habits the mother may have such as smoking, exercising, etc.

The fifth month: Changes in the mother

Physical

- Stretch marks on the skin of the abdomen and arms

- Rapid increase in weight

- Noticeable tilting of spine and shoulders

- Continued swelling of limbs, especially feet and hands

- Aching of the back and the spine

- Swollen varicose veins

- Body aches due to bad posture while sleeping

- Detection of fetal movements

Fisiológicos

- Aumento en la secreción del flujo vaginal, que es espeso y blanco
- Sudoración
- Adormecimiento de brazos y piernas
- Cambios bruscos de temperatura en el cuerpo
- Dolores de cabeza y de pelvis
- Pulso más rápido, a veces con palpitaciones

Psicológicos

- Impaciencia e irritabilidad, pero los cambios en el estado de ánimo son menos marcados
- Ansiedad
- Preocupación por el desarrollo normal del bebé y el embarazo
- Adaptación a los cambios fisiológicos que están ocurriendo en su cuerpo
- Entusiasmo y motivación hacia el embarazo y el bebé
- Consciencia de la necesidad de hacer ejercicios, caminar, nadar, cuclillas, etc.

- **Un 53 por ciento de los hombres que han sido presidentes norteamericanos han sido los hijos mayores de sus familias. De los primeros veintitrés astronautas norteamericanos, veintiuno han sido hijos mayores.**

Sexto mes: Cambios en la mamá

Físicos

- Continúa el aumento de peso y el ensanchamiento de las caderas
- Dolor en los senos por aumento de tamaño
- Persisten las manchas y las estrías en la piel

Physiological

- Increase in vaginal discharge, which is thick and white
- Sweating
- Numbness in the arms and legs
- Sudden changes in body temperature
- Aching of the head and pelvis
- Increased pulse rate, sometimes accompanied by palpitations

Psychological

- Impatience and irritability, but mood swings are less intense
- Anxiety
- Concern over the baby's normal development and the pregnancy
- Adaptation to the physiological changes happening in your body
- Excitement and motivation about the pregnancy and the baby
- Awareness of the need to exercise, walk, swim, squat, etc.

> Fifty-two percent of the men who have been U.S. presidents were the firstborn sons in their family. Twenty-one of the first twenty-three U.S. astronauts were the eldest son of the family.

The sixth month: Changes in the mother

Physical

- Weight increase continues as does the widening of the hips
- Breasts are tender, resulting from an increase in size
- Blotches and stretch marks on the skin continue

- Sangran las encías

- Dolores de espalda y columna provocados por el peso del vientre e inclinación de la columna (ciática)

Fisiológicos

- Presión arterial variable

- Escozor en todo el cuerpo

- Indigestión acompañada de distensión por gases

- Congestión nasal y en los oídos

- Sed constante, necesidad de consumir mucho líquido

- Estreñimiento

- Dolor en las articulaciones, manos, brazos y rodillas (sin embargo, no se recomienda que las embarazadas tomen aspirinas, sobre todo durante los últimos tres meses antes de la llegada del bebé)

- Fatiga

Psicológicos

- Se le olvidan las cosas fácilmente, dificultad para concentrarse, apatía

- Ansiedad, que provoca necesidad de comer ciertos alimentos (antojos), lo que podría producir aumento de peso

- Sueña mucho con el futuro bebé, el parto y el hogar. En ocasiones puede haber pesadillas relacionadas con el parto y el feto

El embarazo en cifras

🦋

- Los Estados Unidos tienen el doble de embarazos juveniles que otras naciones industrializadas del mundo. Más del 80 por ciento de los embarazos de niñas menores de edad no fueron planeados.

- Gums bleed
- Back and spine ache due to the weight of the abdomen and the tilting of the spine (sciatica)

Physiological

- Fluctuating blood pressure
- Itching all over the body
- Indigestion accompanied by distention due to gas
- Nasal and ear congestion
- Constant thirst, a need to consume large quantities of fluids
- Constipation
- Aching joints, hands, arms, and knees (however, it is not recommended that pregnant women take aspirin, especially during the last three months before the baby's arrival)
- Fatigue

Psychological

- Forgetfulness, difficulty concentrating, apathy
- Anxiety, which provokes the need to eat certain foods (cravings), which in turn may produce weight gain
- Frequent dreams about the coming baby, the delivery, the home. Occasionally, you may have nightmares related to the delivery and the fetus

Statistics on pregnancy
✌

- The United States has twice as many teenage pregnancies as any other industrialized nation in the world. More than 80 percent of these pregnancies in minors are unplanned.

- Tres de cada cinco mujeres adultas y cuatro de cada cinco adolescentes no tienen la menor idea de cuando están más propensas a salir embarazadas. La mayoría de estas mujeres no sabe que las mayores posibilidades del embarazo se producen cuando el acto sexual tiene lugar catorce días después del primer día de la menstruación (cuando se tiene un ciclo menstrual regular de cada veintiocho días).

- Las mujeres de la raza negra tienen un 25 por ciento más de probabilidades que las de raza blanca de tener un parto múltiple.

- Toda mujer tiene un 2 por ciento de probabilidades de tener gemelos . . . o más.

Cómo se ha desarrollado el bebé

En el tercer y el cuarto mes del embarazo el feto mide de cuatro a siete pulgadas y pesa unas ocho onzas. El rostro está definido: están casi completamente formados los ojos, la boca, la nariz y las orejas. Los párpados se contraen, pero están aún cerrados. La boca se abre y se cierra. El cuello se mueve en todas direcciones.

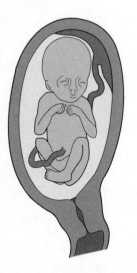

Cuarto mes

Se han alargado las extremidades superiores e inferiores y ya la función gastrointestinal está desarrollada, permitiéndole al feto tragar líquido amniótico (que es el líquido que lo rodea y lo protege). El hígado, el páncreas y las glándulas salivales funcionan activamente, mientras que la médula espinal está completamente estructurada.

Al comienzo del quinto mes, empiezan a aparecer el pelo, las cejas, las uñas de los pies y un vello muy fino que cubre su cuerpo. El futuro bebé hace muecas, frunce el ceño y hace guiños con los ojos. La madre comienza a percibir los movimientos del feto en su vientre; siente como golpecitos muy suaves que dá el feto con sus pies y manos. Esta es una etapa en que el corazón late a ciento cuarenta pulsaciones por minuto. A partir de ahora, la criatura alterna el sueño con períodos de vigilia.

Entre los cinco y los siete meses de embarazo, el feto pesa entre una y tres libras y

- Three of every five adult women, and four of every five teenagers, have no idea as to when they are most likely to get pregnant. The majority of these women do not know that the highest risk of getting pregnant is when sexual intercourse takes place fourteen days after the first day of menstruation (when the menstrual cycle is a regular twenty-eight day cycle).

- Black women are 25 percent more prone to multiple births than white women.

- Every woman has a 2 percent chance of giving birth to twins . . . or more (multiple births).

The baby's development

In the third and fourth months of pregnancy, the fetus grows from approximately four to seven inches and from one to eight ounces. The face is defined: Eyes, mouth, nose, and ears are almost completely formed. The eyelids are contracted, but still closed. The mouth opens and closes. The neck moves in all directions.

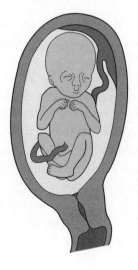

Fourth month

Arms and legs have lengthened and the gastrointestinal system is developed, allowing the fetus to swallow the amniotic fluid (which is the liquid that surrounds and protects it). The liver, pancreas, and salivary glands are actively functioning, while the spinal cord is completely structured.

At the beginning of the fifth month, hair, eyebrows, and the nails of the toes begin to appear, and a very fine down covers the body. The future baby grimaces, frowns, and blinks. The mother begins to notice fetal movements within her abdomen; she feels the gentle tapping the fetus makes with its hands and feet. In this phase, the heart rate is at one hundred and forty beats per minute. From now on, the infant alternates between sleep and waking periods.

Between the fifth and seventh month of pregnancy, the fetus grows in weight from one to three pounds and, in length, from nine to seventeen inches. In its body, which is

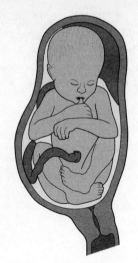

Sexto mes

mide entre nueve y diecisiete pulgadas. En su cuerpo, que ya está más proporcionado, comienzan a funcionar las glándulas sebáceas, las cuales segregan una sustancia aceitosa que forma una capa protectora (vernix caseosa) para cubrir la piel del feto hasta el momento del nacimiento. Esta fina capa sustituye el vello fino que cubría su cuerpo.

Las rodillas se mantienen pegadas al vientre y los brazos doblados sobre el pecho, aunque sus movimientos, en general, son más vigorosos. Están definidas la nariz y los orificios nasales; los párpados se separan y se abren parcialmente los ojos. Crecen las orejas y el cuello se estira; se chupa uno de sus dedos. Esta es la etapa en que la madre puede comenzar a percibir el hipo de su bebé) como un latido en la parte baja del vientre.

Como resultado del desarrollo de los sentidos, el feto es capaz de oír al final de este trimestre. No sólo escucha constantemente los sonidos que provienen del corazón y los demás órganos de su madre, sino también los latidos de su propio corazón y los ruidos y sonidos del mundo exterior. Unos son agradables y tranquilizadores como las voces de sus padres, y otros lo alteran como son los ruidos fuertes, agudos y estrepitosos. También el feto es sensible a la luz y reacciona cuando la madre recibe la luz solar en el vientre.

Aunque el feto ya tiene todos sus órganos bastante desarrollados (entre los 5 y los 6 meses), si naciera en ese momento correría el riesgo de morir en pocas horas, pues su sistema respiratorio aún está inmaduro.

now more proportioned, the sebaceous glands begin to function, secreting an oily substance (vernix caseosa), which forms a protective layer that blankets the fetal skin until the moment of birth. This fine layer replaces the fine down that previously covered its body.

The knees remain stuck to the abdomen and the arms folded on the chest, although, generally, their movements are more vigorous. The nose and nasal orifices are well defined; the eyelids separate and the eyes open partially. The ears grow and the neck stretches; the fetus begins to suck a finger. This is the

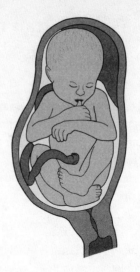

Sixth month

phase when the mother may experience her baby's hiccups, which feel somewhat like a heartbeat in her lower abdomen.

As a result of the development of the senses, the fetus is capable of hearing toward the end of this trimester. Not only does it constantly hear the sounds coming from its mother's heart and other organs, but also its own heartbeat and the noises and sounds of the outside world. Some outside sounds are pleasant and comforting, like its parents' voices. Others are startling, such as all loud, sharp, or boisterous noises. The fetus is also sensitive to light and reacts when its mother's abdomen is exposed to the sun.

Even though the fetus already has all of its organs in a fairly developed stage (between the fifth and sixth month), it would run the risk of dying within hours if it were born at this time, because its respiratory system is still immature.

Natalia Esperón . . .

actriz *(Agujetas color de rosa)*

❧

En mi embarazo se me antojaba mucho comer tamales verdes, mole y todo lo que fuera comida típica mexicana. Aumenté dieciocho kilos, pero luego de cumplir la cuarentena posterior al embarazo me encargué de eliminarlos con dietas y rutinas de ejercicios.

A pesar de que mucha gente nos decía que por no ser el ultrasonido un método 100 por ciento seguro para conocer el sexo del bebé nos podíamos exponer a una decepción, nos arriesgamos. ¡Y acertamos: fue una niña! Se llama Natalia, igual que yo, y nació pesando 2 kilos 500 gramos, con una estatura de 50 centímetros. Siento que el ser mamá a una edad tan joven (tengo veintiún años) representa una ventaja, puesto que me va a permitir llevarme mejor con mi hija.

Lo peor de mi embarazo fue la cesárea a la que me tuvieron que someter. Llegué muy asustada, porque no faltaba quien me dijera que era un momento espantoso, en el que una se sentía morir. Sin embargo, la atención de los médicos fue tan buena que casi ni lo sentí. Además, que cuando tú ves a tu chiquito con los ojos bien abiertos, moviendo sus pies y sus manitas, se te olvida todo. . . .

Entre los primeros recuerdos que me deja este primer embarazo—pues hemos pensado tener dos o tres bebés más, pero no antes de tres años—está el hecho de ver a mi esposo platicándome para calmar mis nervios y, luego, enterarme de que fue él quien cortó el cordón umbilical.

Natalia Esperón

. . . actress (*Agujetas color de rosa*)

✂

During my pregnancy, I got strong cravings to eat green tamales, mole, and everything that was typical Mexican food. I gained eighteen kilos, but after the postpartum quarantine, I made sure I lost all the weight with diets and exercise routines.

Although a lot of people told us that ultrasound was not a 100 percent sure way of knowing the baby's sex and we could be disappointed, we took a chance. And we won: it was a girl! Her name is Natalia, like mine, and she weighed 2 kilos 500 grams and was 50 centimeters long at birth. I feel that being a mother at such a young age (I'm twenty-one) is an advantage, because it will allow me to have a better relationship with my daughter.

The worst thing about my pregnancy was the cesarean section I had to undergo. I was very scared when I arrived, because there never fails to be somebody telling you it's a terrible moment, and that one felt one would die. However, the doctors were excellent, and I hardly felt anything. Moreover, when you see your little one all wide-eyed and moving its feet and hands, you forget everything. . . .

Among the most vivid memories this first pregnancy left me—since we have thought of having two or three babies more but will wait for three years—is seeing my husband chatting to calm me down and later to find out that he was the one who cut the umbilical cord.

Capítulo 10

✿

El tercer trimestre

Séptimo mes: Cambios en la mamá

Físicos

- Subida de peso, debido al aumento del volumen del líquido en el cuerpo
- Desequilibrio en la postura, inclinación hacia adelante o hacia los lados (izquierda-derecha) de los hombros y las caderas
- Incomodidad en la parte baja del vientre y dolor de espalda
- Persistente dilatación de las várices (venas)

Fisiológicos

- Ligera falta de aire; la respiración se vuelve entrecortada y puede producir frecuentes ahogos
- Más actividad fetal

ᘐᕮ

The Third Trimester

The seventh month: Changes in the mother

Physical

- Weight gain due to the increased volume of fluids in the body

- Further imbalance in the posture. The shoulders and hips tilt toward the front or the sides

- Discomfort in the lower abdomen and backache

- Continued dilation of varicose veins

Physiological

- Slight shortness of breath. Breathing becomes irregular and may produce a frequent feeling of suffocation

- Increased fetal activity

- Aumento en la cantidad de flujo vaginal

- Estreñimiento, indigestión y distensión por gases

- Hemorroides

- Acumulación de líquido en las extremidades (durante el día en las partes más bajas del cuerpo)

- Cambio en la coloración de la orina debido a la presencia de glucosa (azúcar) o infecciones. *Esto no es normal y requiere tratamiento*

Psicológicos

- Preparaciones psicológicas para el parto

- Mezcla de etapas de temor y de alegría

- "Fantasías pre-natales", que duran aún más tiempo

- Imagina al bebé y al parto (el bebé jugando con usted, etc.) y se presta poca atención al entorno social y familiar

- Necesidad de contacto físico-amoroso, caricias, abrazos, etc.

Octavo mes: Cambios en la mamá

Físicos

- Continuación de algunas de las molestias que aparecieron anteriormente, muchas de ellas debidas a la "sobrecarga", y también las alteraciones físicas en el aparato motor, es decir, los huesos, los músculos y las articulaciones. El dolor de espaldas es más severo

- Sensación de tirantez en las ingles y la pelvis

- Pesadez en el área púbica. Algunas posiciones resultan dolorosas

- Aumento en el tamaño del útero que comprime el diafragma (el músculo que separa al tórax del abdomen), produciendo dolores abdominales; el ombligo puede volverse prominente

- Sensación de falta de aire, aunque la frecuencia respiratoria no varía

- Increase in the amount of vaginal discharge

- Constipation, indigestion, and distention due to gas

- Hemorrhoids

- Accumulation of fluids in the limbs (during the daytime, in the legs and feet)

- Change in the color of the urine due to the presence of glucose (sugar) or of infections. *This is not normal and requires treatment*

Psychological

- Psychological preparations for the delivery

- Mixed feelings of fear and joy

- "Pre-natal fantasies," which last longer. You imagine your baby and the delivery while paying less attention to the social and family environment

- Need for loving physical contact, hugs, caresses, etc.

The eighth month: Changes in the mother

Physical

- Continuation of some of the discomforts that appeared earlier, many of them due to your weight and to physical changes in your motor system, meaning your bones, muscles, and joints. The backache worsens

- Feeling of tautness in the groin and pelvic area

- Heaviness in the pubic area. Some positions prove painful

- Increase in the size of the uterus, which constricts the diaphragm (the muscle that separates the thorax from the abdomen), causing abdominal pain and possible protrusion of your navel

- Sensation of shortness of breath, even though your breathing rate does not vary

Mito: Si tiene muchas agruras durante el embarazo, el bebé nace con mucho pelo

Las agruras se deben al reflujo del ácido del estómago al esófago. El esófago es el tubo que conecta a la boca con el estómago. Normalmente un músculo pequeño entre el esófago y el estómago no deja que el ácido suba al esófago. Las hormonas como la progesterona disminuyen la fuerza de ese músculo durante el embarazo. Además el crecimiento de la matriz empuja a otros órganos en el abdomen, incluyendo al estómago. Esto también puede contribuir a las agruras. Suceden con mayor frecuencia en el segundo y tercer trimestre del embarazo.

Ahora . . . la relación entre las agruras y el pelo en el bebé no tiene una base científica. He tenido pacientes que no han padecido de agruras que tienen bebitos con mucho pelo al nacimiento y otras que tuvieron unas agruras terribles y cuyos bebitos nacieron calvitos. Tampoco tiene relación la cantidad de pelo con los picantes o el chile. Aunque hay quien se unta chile en el cuero cabelludo "para que salga más pelo", el chile se digiere en el estómago y cuando le llega al bebé en la matriz ni se reconoce como chile.

Por cierto, no estoy sugiriendo ni recomendando que use chile en el cuero cabelludo.

Fisiológicos

- Mucho sueño

- Posibles mareos, dolores de cabeza y sensación de desmayo

- Flujo continuo vaginal y abundante

- Continúan la indigestión, las agruras y el estreñimiento

- Ritmo cardíaco variado, hasta llegar a un aumento de su frecuencia de diez latidos más por minuto (ligera taquicardia)

- Aumento en el flujo sanguíneo del útero

- Más actividad fetal

- Mayor retención de líquidos, especialmente en las piernas, al final del día

Myth: If you experience a lot of heartburn during pregnancy, the baby will be born with a lot of hair

❧

Heartburn is caused by the reflux of stomach acid to the esophagus. The esophagus is the connecting tube between the mouth and the stomach. A tiny muscle between the esophagus and the stomach normally keeps the acid from flowing back into the esophagus. Hormones such as progesterone diminish the strength of this muscle during pregnancy, allowing the acid flow. In addition, the growing womb pushes other organs within the abdomen, including the stomach. This, too, may cause heartburn. This condition is more frequent in the second and third trimesters of pregnancy.

Now . . . the association between heartburn and hair on the baby has no scientific basis. I have had patients who have not suffered heartburn and have given birth to babies with a lot of hair, others who suffered from intense heartburn who gave birth to babies who were bald. Neither is the amount of hair associated with spicy food or chilis. Even though there are people who believe that putting chili on their scalp will grow more hair, in reality it is digested in the stomach. By the time chili eaten by a mother-to-be reaches the baby in the womb, it is unrecognizable as chili.

By the way, I am not suggesting nor recommending that chili be used on the scalp.

Physiological

- Extreme sleepiness

- Possible dizziness, headaches, or feeling of faintness

- Continued and heavier vaginal discharge

- Continued indigestion, heartburn, and constipation

- Varied heart rate, possibly reaching as much as ten heartbeats per minute over your normal count (slight tachycardia)

- Increase in the blood flow to the uterus

- Increased fetal activity

- Increased retention of fluids, especially in the legs, particularly at the end of the day

Psicológicos

- Aumentan los temores a un parto largo y con complicaciones
- Los deseos de que el embarazo llegue a su término aumentan

Noveno mes: Cambios en la mamá

Físicos

- Flujo vaginal más abundante y continuado, con mucosidad y a veces manchado con sangre
- Dolores de senos, de espalda y de pelvis, cada vez más agudos en la medida en que se acerca el momento del parto
- Dilatación de las várices en las piernas

Fisiológicos

- Dolores y alarma de "trabajo de parto falso" ya que las contracciones se vuelven más intensas y algunas son dolorosas
- Contracciones irregulares, rápidas
- Diarreas, en muchos casos incontrolables
- Ruptura de las menbranas, de la "fuente" (lo cual significa que el parto es inminente)
- Estreñimiento
- Agruras, acidez, distensión abdominal por gases
- Hemorroides
- Mareos, sensación de desmayo y/o dolores de cabeza
- Congestión nasal, con sangrado ocasional y congestión en los oídos
- Enrojecimiento de las encías con sangrado ocasional
- Calambres en las piernas
- Dificultad para dormir
- Aumento en la frecuencia para orinar

Psychological

- Increased fear of a long labor with complications
- The increased wish to see the end of the pregnancy

The ninth month: Changes in the mother

Physical

- Continued and increased vaginal discharge, with mucus and, occasionally, blood spotting
- Soreness of the breasts, back, and pelvis, increasing in severity as the moment of labor and delivery approaches
- Dilated varicose veins in the legs

Physiological

- Pain and alarm at the possibility of "false labor" due to contractions becoming more intense and, sometimes, painful
- Quick, irregular contractions
- Diarrhea, in many cases uncontrollable
- Rupture of the membranes, your "water breaks." (This means labor is imminent)
- Constipation
- Heartburn, acidity in the stomach, abdominal distention due to gas
- Hemorrhoids
- Dizziness, feeling faint, and/or headaches
- Nasal congestion with occasional nosebleed and ear congestion
- Redness of the gums, occasionally with bleeding
- Leg cramps
- Difficulty sleeping
- Increased frequency of urination

Psicológicos

- Entusiasmo y alegría por un lado y sensación de temor al mismo tiempo

- Ansiedad y distorsión de la percepción del tiempo

- Alivio de saber que ya el proceso del embarazo ha llegado a su final

- Alegría por lo que vendrá

¿Cuántos bebés nacen en cada mes?

✿

Según Tom Heymann, en su libro *El censo no oficial de los Estados Unidos,* hay meses más prolíficos que otros. De acuerdo al índice de natalidad, el orden descendente es el siguiente:

1. Septiembre
2. Marzo
3. Mayo
4. Enero y agosto
5. Febrero
6. Julio y diciembre
7. Junio
8. Abril
9. Noviembre
10. Octubre

Cómo se ha desarrollado el bebé

En el último trimestre, el feto fundamentalmente crece y aumenta de tamaño, ya que su cuerpo y sus órganos de los sentidos (oído, vista, olfato, gusto y tacto) están completos y sólo les hace falta madurar.

Entre los seis y siete meses mide entre once y diecisiete pulgadas y puede pesar entre una libra y media y tres libras. Los ojos están totalmente abiertos, pero las pupilas están cubiertas todavía por una membrana. El sistema nervioso ha madurado considerablemente.

Los pulmones cumplen con la función respiratoria y el feto puede inspirar y exhalar, controlando rítmicamente la respiración y la temperatura de su cuerpo. La médula ósea comienza a producir glóbulos rojos, y el sistema gastrointestinal empieza a producir ciertas substancias. Aparece el meconio, que son las primeras heces fecales del feto.

En esta etapa el feto posee casi la totalidad de sus neuronas. Las neuronas establecen relaciones entre los centros nerviosos, que a estas alturas ya son complejos. Los re-

Psychological

- Enthusiasm and joy on the one hand, feelings of fear on the other
- Anxiety and distortions in the perception of time
- Relief to know the pregnancy is reaching term
- The joy of anticipation

How many babies are born in each month?

🕉

According to Tom Heymann's book *Unofficial Census in the United States,* more babies are born in the United States during some months than others. The following is the ranking, from most to least:

1. September
2. March
3. May
4. January and August
5. February
6. July and December
7. June
8. April
9. November
10. October

The baby's development

During the final three months, the fetus basically grows in size, since its body and the organs of its senses (hearing, sight, smell, taste, and touch) are fully developed and must simply mature.

Between the sixth and seventh months, it measures between eleven and seventeen inches and can weigh anywhere from one and one-half to three pounds. The eyes are completely open, but the pupils are still covered by a membrane. The nervous system has matured considerably.

The lungs function for breathing and the fetus can inhale and exhale, rhythmically controlling the breathing and temperature of its body. The bone marrow begins producing red blood cells and the gastrointestinal system starts producing certain substances. Meconium appears, which is, essentially, the first feces produced by the fetus.

In this phase the fetus possesses almost all of its neurons. The neurons establish relationships between the nerve centers, which by this time are already complex. The infant's reflexes—moving of arms and legs and turning over—have matured and

flejos de la criatura—que mueve brazos y piernas y gira sobre sí mismo—han madurado y la fuerza de sus músculos es mayor. El feto sietemesino está listo para nacer, pero su estado aún es delicado, y no tiene ni el peso ni la energía suficientes para enfrentarse al mundo exterior.

Entre los siete y los ocho meses su peso es de dos libras y media a seis libras y mide entre catorce y dieciocho pulgadas. El estómago, los intestinos y los riñones funcionan como lo harán en el futuro y todos los órganos más importantes están listos.

Se aprecian ya las circunvoluciones del cerebro. Al final del tercer trimestre, la membrana que cubría las pupilas desaparece, por lo que los ojos pueden responder a la intensidad de la luz. El feto en este período adopta la posición cefálica (la cabeza hacia abajo). Esto no siempre sucede así; algunos toman otras posiciones como son de nalgas, de pie, con la cara hacia el frente, etc. La posición cefálica es la más adecuada pues facilita la entrada del feto al canal del parto.

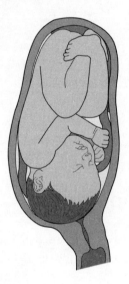

Octavo a Noveno mes

Entre los ocho y nueve meses el feto ya mide entre dieciséis y veintidós pulgadas y pesa entre cuatro y diez libras. El futuro niño está totalmente formado: cierra las manos, tiene el sentido del gusto y muestra un tórax prominente. En el caso de los varones, los testículos han bajado al escroto. Como ha aumentado de peso y tamaño, el bebé se mueve con menos frecuencia, pero sí con más fuerza, y hacia finales de mes, ya está listo para nacer.

En el noveno mes el bebé adopta la posición para el parto. El cordón umbilical y la matriz, junto con el cuerpo del bebé forman una sola masa compacta. En este momento, el feto ocupa prácticamente toda la barriga de la madre. Está relajado; su respiración es más suave y pausada y aún responde a las vibraciones, la luz y el sonido, lo cual es una señal positiva.

En este mes se harán varias pruebas como un ultrasonido para medir la respuesta motora del feto, la cantidad de líquido amniótico disponible y la frecuencia de los latidos de su corazón.

muscle strength is greater. The seven-month-old fetus is ready for birth, but its condition is still fragile and it doesn't have sufficient weight or energy to face the outside world.

Between seven and eight months, its weight is about two and one-half to six pounds and it measures fourteen to eighteen inches. The stomach, intestines, and kidneys function as they will in the future, and all of the most important organs are ready.

Cerebral activity is apparent. At the end of the third trimester, the membrane that covered the pupils disappears, and allows the eyes to respond to intense light. In this phase, the fetus should adopt the cephalic (head down) position. This does not always occur; some adopt other positions such as breech, feet first, face forward, etc. The cephalic position is the most appropriate, making it easy for the fetus to enter the birth canal.

Between eight and nine months, the fetus now measures approximately sixteen to twenty-two inches and weighs four to ten pounds. The future child is completely formed; he or she makes fists, has a sense of taste, and shows a protruding thorax. In the case of boys, testicles have come down from the scrotum. As it has increased in size and weight, the baby moves less frequently but with more strength and, toward the end of the month, is ready to be born.

In the ninth month, the baby adopts the delivery position. The umbilical cord and the womb, along with the baby's body, form

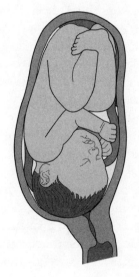

Eighth to Ninth month

one compact mass. At this moment, the fetus occupies his mother's abdomen almost entirely. It is relaxed; breathing is gentler and slower. It continues to respond to vibrations, light, and sound, which is a positive sign.

Several tests will be done during this month, such as an ultrasound to measure the fetus's motor response, the amount of available amniotic fluid, and the frequency of its heartbeats.

Alejandra Ávalos . . .

actriz *(El padre Gallo, Morir dos veces)* y cantante

❧

En mi embarazo, sin saber por qué, me volví adicta al limón, cuando antes no me agradaba demasiado. Tuve una de achaques que no veas: se me antojaba mucho la comida típica mexicana, especialmente la de mucho picante. Me agarraba una sed bárbara, me daban muchas ganas de ir al baño, me dolía la cabeza con frecuencia, sufría de insomnio, caía en la depresión . . . ¡Me ponía insoportable!

Mi hija Valentina nació por una operación cesárea. Se decidió que fuera de esta manera el alumbramiento ya que mi cavidad pélvica resultó muy estrecha y la bebé venía boca arriba. Les pedí a los médicos que me bloquearan para no sentir el dolor, porque quería concentrarme en la música de Mozart, que escogí exprofeso para ese día. Mientras, pensaba que el formar dentro de mi seno a un ser que llevaba mi sangre y mi carne era lo más parecido a un milagro. El primer llanto de mi hija es algo que voy a recordar toda la vida y el que mi marido tuviera la entereza de cortar el cordón umbilical me llenó de una emoción difícil de explicar. Con el embarazo subí trece kilos, bajé siete con el parto y hasta la fecha, seis meses después, no he podido eliminar el resto.

El que mi madre me amamantara, o tal vez porque se me dió la posibilidad, me decidí a amamantar a Valentina. Es muy tragona y le tengo que dar de comer cada dos horas y media. Esto cansa mucho, sobre todo cuando hay que hacerlo en la noche, o en la primeras horas del día. Pero me recompensa, además de verla satisfecha, el ver cómo mi marido le saca el airecito o le cambia el pañal. Por ahora, queremos dedicarnos de lleno a Valentina, puesto que a esta edad los niños resultan tan indefensos que requieren muchísimos cuidados. Mi consejo a las primerizas, sobre todo a las mamás latinas, es que durante su embarazo se acerquen más a su madre. Ella siempre va a saber lo que hay hacer.

Alejandra Ávalos

. . . actress *(El padre Gallo, Morir dos veces)* and singer

🎙

Without knowing why, I became addicted to lemon during my pregnancy, which is something that I hadn't liked very much before that. You won't believe all the things that happened to me: I craved typical Mexican foods, especially the ones with very hot spices. I would become terribly thirsty, I needed to go to the bathroom all the time, I had headaches, insomnia, I would fall into depressions . . . I became unbearable!

My daughter, Valentina, was born by a cesarean section. This decision was made because my pelvic cavity turned out to be very narrow and the baby presented itself face forward. I asked the doctors to give me a saddle block so I wouldn't feel any pain, because I wanted to concentrate on the music of Mozart, which I specifically chose for that day. In the meantime, I thought that creating in my womb a being that had my blood and my flesh was the closest thing to a miracle. My daughter's first cry is something I will remember my whole life, and that my husband was brave enough to cut the umbilical cord filled me with emotions which are hard to explain. I gained thirteen kilos with this pregnancy, lost seven with the delivery, and so far, six months later, I have not been able to shed the rest.

The fact that my mother breast-fed me, or maybe because I was given the opportunity, I decided to breast-feed Valentina. She's a glutton and I have to feed her every two and a half hours. This is very exhausting, especially when it has to be done at night, or early morning. But my reward, aside from seeing her satisfied, is watching my husband burp her and change her diaper. For the time being we want to devote ourselves entirely to Valentina because, at this age, children are so defenseless that they require a lot of care. My advice to first timers, especially Latino mothers, is to get close to your mothers during your pregnancy. She will always know what to do.

Capítulo 11

El gran momento

Consejos generales para sus últimas semanas de embarazo

- Cada vez que pueda, eleve los pies (así evitará que se le hinchen los tobillos y las várices)

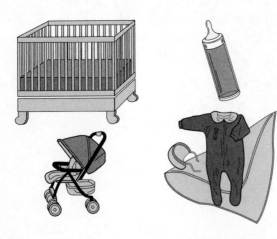

- No deje de ir al médico una vez por semana

- Trate de no acostarse de espaldas, pues podría causarle malestar o falta de aire

- Compre los sostenes diseñados para amamantar a su bebé, si piensa hacerlo. Le serán más cómodos

- Compre todo lo que le falta del ajuar básico del bebé

Chapter 11

The Big Event

General advice for your last weeks of pregnancy

- Whenever you can, raise your feet (this way you will avoid swelling in the ankles, and varicose veins)

- Go to the doctor once a week

- Try not to lie on your back, since this could cause you discomfort or shortness of breath

- Buy brassieres that are designed for nursing, if you plan to nurse your baby. These will be the most comfortable

- Buy everything you need for the baby's basic needs

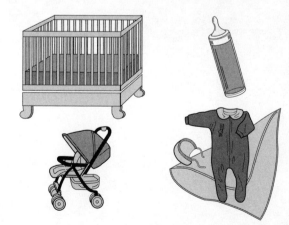

- Tenga hecha la maleta que se va a llevar al hospital en el momento de dar a luz

- Mantenga la despensa de la casa lo suficientemente llena con comidas fáciles de preparar para que cuando regrese del hospital no tenga que ocuparse de eso

- Pídale al médico que le coordine una visita a la sala de partos y al área de maternidad del hospital donde va a dar a luz

- Descanse y relájese lo más posible. Es común que tenga dificultad para dormir en esta etapa y que se sienta especialmente cansada

- Procure evitar, dentro de lo que le sea posible hacer cosas que la impacienten o le desagraden. Tome las cosas con calma y dedíquese a hacer cosas que le agraden relacionadas al bebé (como tejerle alguna ropita), a leer cosas ligeras y agradables, o a practicar sus ejercicios del parto, etc.

El parto

Se ha dividido en tres etapas:

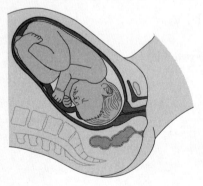

- Primera etapa: El preparto o trabajo de parto, que incluye desde el inicio de las contracciones regulares y efectivas que hacen que el cuello de la matriz empiece a adelgazarse y abrirse hasta que se logra la dilatación completa que permite la salida del bebé por la vagina (el canal del parto)

- Pack the suitcase you will be taking to the hospital when you deliver

- Keep the pantry stocked with foods that are easy to prepare so that you won't have to worry about that when you come home from the hospital

- Ask your doctor to arrange a visit to the birthing center or maternity ward of the hospital where you will deliver

- Rest and relax as much as possible. It's common for you to have difficulty sleeping during this period, and to feel especially tired

- Try to avoid as much as possible doing things that make you impatient or upset. Stay calm and devote yourself to doing things, related to the baby, that please you (like knitting some clothes for him or her), reading light and pleasant material, or practicing your birthing exercises, etc.

The delivery

This is divided into three stages:

- First stage: The prebirth, or labor, which includes everything from the initial regular contractions that make the cervix begin to stretch and open up until the cervix is completely dilated, thus allowing space for the baby to exit through the vagina (the birth canal).

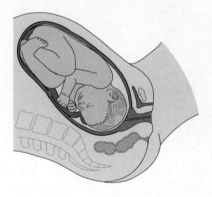

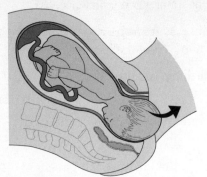

- Segunda etapa: El parto mismo, que es la culminación con la salida del bebé y su nacimiento.

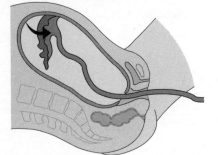

- Tercera etapa: La salida de la placenta después del nacimiento del bebé.

¿Y cómo se va a llamar el bebé?

Estos son algunos nombres para niños y niñas muy populares en los últimos años. Algunos son hermosos nombres de la tradición hispanoamericana:

NIÑAS		NIÑOS	
Aurora	Alejandra	Alejandro	Juan Carlos
Marilú	Sandra	Enrique	Sebastián
Mónica	Bettina	Luis Miguel	Miguel
Rebeca	Isabella	Emmanuel	Rodrigo
Verónica	Victoria	José	Paco
Marisa	Patricia	Andrés	Gabriel

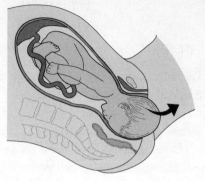

- Second stage: The birth itself, which culminates in the emergence of the baby and his or her birth.

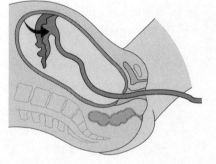

- Third stage: The emergence of the placenta after the baby is born.

What are we going to name the baby?

℘

These are some beautiful names for boys and girls that follow our Hispanic-American tradition and have been quite popular in recent years.

GIRLS		BOYS	
Aurora	Alejandra	Alejandro	Juan Carlos
Marilú	Sandra	Enrique	Sebastián
Mónica	Bettina	Luis Miguel	Miguel
Rebeca	Isabella	Emmanuel	Rodrigo
Verónica	Victoria	José	Paco
Marisa	Patricia	Andrés	Gabriel

Primera etapa del parto

El preparto

Las contracciones espaciadas y sin dolor que usted ha sentido en los últimos meses se harán cada vez ligeramente más dolorosas al final del noveno mes (se le parecerán bastante a los retortijones típicos de la menstruación). Pero éstas no son más que falsas alarmas, y usted debe aprender a distinguirlas de las contracciones "de verdad".

Éstas son las que señalan la inminencia del parto y son el resultado de los movimientos abruptos de los músculos del útero que se contraen con el objeto de abrir su cuello en preparación para la salida del bebé por el canal de nacimiento. Es conveniente que usted mida el lapso de tiempo entre las contracciones para comprobar cuándo se van haciendo más frecuentes. Las características principales de las contracciones de trabajo de parto verdaderas son las siguientes:

- Son dolorosas y van aumentando en intensidad a medida que pasa el tiempo, pero este dolor desaparece entre una y otra

- Suceden a un ritmo determinado; es decir, primero se presentan alrededor de cada media hora y, a medida que se acerca el parto, se hacen más seguidas y en intervalos regulares

- No se interrumpen (como las "falsas alarmas") una vez que se presentan

- Al principio cada una dura unos quince segundos, pero después se hacen más largas, pero no más que cincuenta o sesenta segundos

Nadie, ni el médico más experimentado, le puede decir el día exacto de su parto. Esto significa que usted debe estar preparada desde varios días antes de la fecha aproximada que le han dado. Y cuando decimos "preparada", significa ¡lista para correr al hospital en cualquier momento!, sin tener que arreglar nada en ese instante ni esperar por nada.

Seguramente usted habrá escuchado en el radio o la televisión acerca de casos extraordinarios de mujeres que dan a luz en el taxi o la ambulancia que las lleva al hospital, pero estos casos son las excepciones. Los primeros síntomas generalmente se presentan con varias horas de anticipación al momento final de la llegada del bebé. Sin embargo, siempre existe la posibilidad de que tenga un parto más rápido de lo que espera. Si está sola en casa, avísele enseguida a alguien que conozca para que la lleven al hospital o, si prefiere, llame a un taxi o a una ambulancia.

Aunque las contracciones estén todavía bastante espaciadas, salga con bastante tiempo de su casa especialmente si vive lejos del hospital o si está sola en casa y se siente más segura en el ambiente hospitalario.

First stage of the delivery

Prebirth (early phase)

The intermittent and painless contractions you have been feeling during the last months will gradually become more and more painful until the end of the ninth month (they will closely resemble typical menstrual cramps). But these are only false alarms, and you should learn to distinguish them from "real" contractions.

These are the ones that signal the imminent birth and are the result of abrupt movements in the uterine muscles, which are contracting in order to open the cervix in preparation for the baby's exit through the birth canal. You should measure the interval between contractions so as to be able to tell when they are occurring with greater frequency. The main characteristics of real labor contractions include the following:

- They are painful and increase in intensity over time, but this pain disappears between each contraction

- They come according to a fixed rhythm, that is, at first they occur about every half hour, and as the delivery draws nearer, they occur more frequently and at regular intervals

- They are not interrupted (like the "false alarms") once they start

- In the beginning each one lasts some fifteen seconds but, later, they last longer, but no more than fifty to sixty seconds

No one, not even the most experienced physician, can tell you the exact day that the baby is due. This means that you should be prepared several days ahead of the approximate date they have given you. And when we say "prepared," we mean ready to rush to the hospital at any time, without having to get things together or wait for anything.

You have probably heard, on radio or television, of extraordinary cases of women who deliver in a taxi, or in the ambulance on the way to the hospital, but these cases are the exceptions. The first symptoms generally appear several hours ahead of the baby's arrival. However, there's always the possibility that you will deliver faster than you expected. If you are home alone, call someone you know immediately so he or she can take you to the hospital, or, if you prefer, call a taxi or an ambulance.

Even if there is a long time between contractions, leave your house in plenty of time, especially if you live far from the hospital or if you are home alone and would feel more secure in a hospital environment.

Don't panic. Remember that first-time mothers usually take longer to deliver.

No se deje llevar por el pánico: recuerde que las primerizas generalmente se demoran más en dar a luz. ¡Por favor que no se le ocurra conducir su auto usted sola! Y si las contracciones son muy frecuentes, no pierda el tiempo tratando de localizar a su médico. Le pueden llamar del hospital a donde va a dar a luz recién llegue usted.

Hay tres indicaciones básicas que le harán saber, sin lugar a duda, que el parto ya entró en su primera etapa. Cualquiera de estas tres cosas le puede suceder:

Contracciones del útero (vea lo mencionado arriba)

En cada contracción, el útero se recoge y se endurece; en ese movimiento constrictor su objetivo es acortar y estirar el cuello para abrirlo de forma que el bebé pueda salir. Después de la contracción, se relaja otra vez. Se queda tranquilo durante un tiempo determinado, hasta que decide volver a estirarse más y se produce otra contracción.

Las contracciones finales son las más intensas, pueden durar hasta un minuto entero y pueden presentarse cada dos o tres minutos. Generalmente en esta etapa la dilatación del cuello de la matriz alcanza la apertura necesaria para que el bebito pueda salir. La naturaleza, en su infinita sabiduría, logra que estas contracciones sirvan también como una especie de masaje estimulante del bebé, cuyos órganos y sistemas van preparándose así para el difícil pasaje al ambiente exterior.

Ruptura de la fuente (ruptura de las membranas amnióticas)

Esto se refiere a cuando se rompe la finísima membrana donde se encuentra el bebé rodeado del líquido amniótico. La misión del líquido ha sido la de proteger y mantener calientito y nutrido al feto durante nueve meses. Por lo general, este saco se rompe de manera espontánea sin que la mamá sienta dolor.

La ruptura es evidente cuando brota en chorro, ya que sale cerca de un litro de líquido caliente, de un olor muy especial, que le bañará las piernas. Pero también puede gotear saliendo lentamente y puede confundirse con las secreciones vaginales que usted habrá notado en las semanas finales del embarazo.

No hay un momento determinado para que ocurra la ruptura de la fuente. Puede suceder antes de que empiecen o durante las primeras contracciones, o puede demorarse de tal manera que el médico se vea forzado a provocarla artificialmente.

Pérdida del tapón

El cuello del útero ha estado cubierto hasta este momento por una especie de "tapón", que es una mucosidad que protege el interior del útero (donde se encuentra la criatura) del mundo exterior y de posibles contaminaciones. Al comenzar la dilatación, esta mucosidad espesa y con trazas de sangre (debida a la ruptura de algunos vasos capilares) se suelta y sale por la vagina sin que usted sienta dolor.

Please don't think of driving yourself alone! And, if the contractions are very frequent, don't waste time trying to find your doctor. They can call him from the hospital as soon as you get there.

There are three basic signs that will let you know, without a doubt, that the birth has entered the first stage. Any of the following could occur:

Uterine contractions (see discussion above)

With each contraction, the uterus constricts and hardens. The goal of this constricting movement is to stretch the cervix in order to open it enough to allow the baby to exit. After the contraction, it relaxes again. It remains at rest for a fixed length of time until it decides to stretch itself again and produces another contraction.

The final contractions are the most intense, can last up to a whole minute, and can occur every two or three minutes. Usually in this stage, the cervix dilates the necessary amount to allow the baby to exit. Nature in its infinite wisdom, manages to have these contractions serve, also, as a type of stimulating massage for the baby, whose organs and bodily systems are getting ready for the difficult passage into the outside world.

Breaking of the water (rupture of the amniotic membranes)

This refers to the breaking of the superfine membrane containing the amniotic fluid in which the baby has been floating. This fluid's mission has been to protect and keep the fetus warm for nine months. In general, this sac breaks all at once, without causing the mother any pain. However, it can also break and trickle slowly.

The rupture is evident when it is a sudden gush, because about a liter of warm liquid emerges, with a particular odor, wetting your legs. But it can also trickle more slowly, looking similar to the vaginal secretions you have been noticing during the final months of pregnancy.

There is no fixed time for the water to break. It can occur before or during the first contractions, or can be delayed to such a point that the doctor is forced to break it artificially.

Loss of the mucous plug

The cervix has been covered until now by a type of "plug," which is made of mucus and protects the interior of the womb (where the baby is) from the outside world and from any possible contamination. Once dilation begins, this thick layer of mucus, which contains traces of blood (due to the rupturing of several capillaries) comes loose and exits through the vagina, without the mother experiencing any pain.

Cuando esto acontece, es la señal de que el parto comenzará, por lo general, en unas horas. Sin embargo, a veces pueden pasar días después de la pérdida del tapón antes de que se presente el parto. O podría desprendense el tapón cuando ya se está en franco trabajo de parto. Cualquiera que sea el caso, se recomienda que le avise a su médico cuando se desprenda el tapón.

La llegada al hospital

En cuanto usted se presente al hospital con contracciones, le harán un tacto vaginal para determinar si el cuello del útero muestra dilatación, ya que esto indica un parto inminente. La llevarán a la sala de preparto o a la sala de parto si la dilatación está muy avanzada. Siempre existe la posibilidad de que se trate de una "falsa alarma"; en cuyo caso, después de examinarla, le dirán que regrese a casa hasta que las contracciones se vuelvan más regulares y prolongadas.

En general, las contracciones rítmicas y dolorosas indican que ha comenzado la dilatación del cuello del útero. El cérvix debe de dilatarse diez centímetros (cuatro pulgadas) para que el bebé pueda pasar a través de él a la vagina.

En cuanto a la duración del parto, su intensidad y dificultad, no existe una regla general infalible. Depende de muchos factores—de si es su primer parto o no, de cuánto se ha preparado para el parto, de su estado de salud, de su capacidad de soportar dolor y de relajarse (hay mujeres que experimentan muy poco dolor); de qué tan efectivas son las contracciones, etc.

Habitualmente, se calcula que si se es primeriza, el trabajo de parto será un poco más prolongado con un promedio de catorce horas de comienzo a fin.

Sala de preparto o de trabajo de parto

En la sala de preparto, las enfermeras especializadas la prepararán para el parto. Dependiendo del hospital, le darán una lavativa o enema; harán una limpieza desinfectante del área genital, e iniciarán un suero en la vena. Periódicamente, su médico le hará un examen pélvico para evaluar el grado de dilatación del cuello de la matriz. Otros exámenes incluirán monitores externos e internos para evaluar las contracciones y el ritmo cardíaco del feto.

Hay mujeres que se levantan, caminan y conversan con otras parturientas durante este período de dilatación, mientras que otras se sienten tan molestas que prefieren quedarse acostadas.

En esa sala podrá contar con la presencia de su esposo o de algún otro familiar o acompañante, dependiendo de las regulaciones de su centro hospitalario. Por eso conviene que se familiarice con los procedimientos del hospital en donde va a dar a luz para saber qué esperar cuando llegue el momento.

When this occurs, it signals that the birth is imminent, usually within a few hours. Sometimes, though, days can go by after the mucous plug is lost and before the birth takes place. Or the plug could come loose when the contractions are well established. In any case, it is advisable to tell your doctor when the plug breaks loose.

Arriving at the hospital

As soon as you arrive at the hospital with contractions, they will perform a vaginal exam, to determine whether the cervix is dilated, since this is an indication of imminent birth. They will take you to the predelivery room or to the delivery room if the dilation is very advanced. There is always the possibility that this is a "false alarm," in which case, after examining you, they will tell you to go back home until the contractions become longer and occur at more regular intervals.

Rhythmic and painful contractions usually indicate that the cervix has begun to dilate. The cervix has to dilate to ten centimeters (four inches) for the baby to be able to pass through it into the vagina.

As to the duration, intensity, and difficulty of the birth, there is no infallible general rule. It depends on many factors—whether or not this is your first delivery, how much you have prepared for the delivery, your health, your ability to stand pain and to relax (there are women who experience very little pain), how effective the contractions are, etc.

Usually, if this is a first delivery, labor will be a little longer, lasting on average about fourteen hours from start to finish.

Predelivery or labor room

In the predelivery room, special nurses will prepare you for birth. Depending on the hospital, they will give you an enema; disinfect, and wash the genital area, and begin to administer the intravenous solution. Periodically, your doctor will give you a pelvic exam to evaluate the degree of dilation of the cervix. Other exams include external and internal monitors to evaluate the contractions and the baby's heartbeat.

There are women who get up, walk, and chat with other mothers-to-be during this period, while others are so uncomfortable, due to the contractions, that they prefer to remain lying down.

You can count on the presence of your husband, family member, or friend in the room with you, depending, of course, on the regulations of your hospital. Therefore, becoming familiar with the procedures of the hospital where you are going to give birth, in order to know what to expect when the time comes, is a good idea.

Final del preparto

Usted se dará cuenta que su período inicial de dilatación está llegando a su final—y que, por lo tanto, se acerca el nacimiento del niño—cuando las contracciones se hagan más frecuentes e intensas. Esta etapa culminante, que es la más dolorosa, puede durar desde media hora a dos horas, y en ellas las contracciones llegan a tener una duración de un minuto y un ritmo de cada dos minutos.

La dilatación del cuello del útero se completa cuando se alcanzan diez centímetros. Es importante que haga lo posible por mantenerse relajada en el final de esta primera etapa y que saque fuerzas de la flaqueza para seguir. Ya le queda poco para terminar los largos meses de espera. Recuerde todo lo que ha aprendido en sus clases de relajación y respiración y aplíquelo.

Segunda etapa: El parto

Sala de parto

Cuando la dilatación haya llegado a su término, la trasladarán en una camilla a la sala de parto. Esto depende del hospital; algunos usan sólo una sala para las dos etapas. Usted misma probablemente se va a dar cuenta de que ya se ha dilatado lo suficiente cuando sienta necesidad de pujar—aunque algunas veces la mujer se siente con necesidad a pujar aún cuando todavía no se ha alcanzado la dilatación adecuada.

A partir de ahora, aunque las contracciones no cesarán, su participación más activa le permitirá desentenderse, en cierta forma, del dolor. La etapa final del embarazo—la de expulsión del bebé—puede durar una hora o a veces más para las mujeres que nunca antes han tenido hijos: las que no son primerizas ya tienen el cuerpo más adaptado y logran la explusión en un promedio de treinta a cuarenta y cinco minutos.

Pujos y contracciones

En las clases que ha tomado en los meses anteriores, le habrán enseñado cómo pujar efectivamente para acelerar el parto. Aunque molesto, el esfuerzo no tiene ciencia alguna; se trata de los mismos pujos que se hacen cuando se va al baño, es decir, forzando los músculos abdominales. Es MUY importante que usted sepa cómo combinar estos pujos con las contracciones, las cuales no se han detenido.

Para ayudarle en esta coordinación de respiración profunda/contracción/pujo/relajación habrá a su alrededor el personal calificado que le dirá específicamente el momento en que debe de pujar con todas sus fuerzas. Concéntrese en las instrucciones y haga lo que le indican en el momento en que se lo indican, pues esto también le servirá para controlar la molestia física.

Final stages of labor

You will notice that the beginning stages of dilation are coming to an end—and that, as a result, your baby's birth is drawing near—when the contractions become more frequent and intense. This final stage is the most painful one. It can last from half an hour up to two hours and, during that time, the contractions can last for one minute at a time and come every two minutes.

The dilation of the cervix is complete when it reaches ten centimeters. It is important that you do everything you can to remain relaxed at the end of this first stage, and that you summon the strength to continue. You don't have far to go for those long months of waiting to come to an end! Remember everything you've learned in your relaxation and breathing classes and apply it.

Second stage of the delivery: The birth

Delivery room (active phase)

When the dilation has reached its peak, they may move you, on a stretcher or gurney, to the delivery room. This depends on the hospital; some have labor and deliver in the same room. You will know that you have probably dilated enough when you feel the need to push—although some women may feel the need to push even before they have managed to dilate sufficiently.

Starting now, even though the contractions won't stop, your active participation will allow you to ignore the pain, in a manner of speaking. The final stage of your pregnancy—pushing the baby out—can last for an hour or maybe more for women who have never had children; those who are not first timers already have bodies that are more suited to the task, and manage to push the baby out in anywhere from thirty to forty-five-minutes, on average.

Pushing and contractions

In the classes you've been attending for several months, they've shown you how to push more effectively, so as to make the delivery go faster. Even though it's uncomfortable, there's no special technique required; it's the same pushing that you do when you go to the bathroom—that is, forcing the abdominal muscles. It's VERY important that you know how to combine these pushes with the contractions, which won't stop.

In order to help you coordinate the deep breathing/contraction/pushing process, you will be assisted by qualified personnel who will let you know the exact moment when you should push with all your might. Concentrate on their instructions and do what they tell you when they tell you to do it. This will also help to minimize any physical discomfort.

El inspirar profundamente antes de cada contracción (eso es algo que su propio cuerpo le dirá segundos antes de que llegue) y aguantar el aire le servirá para pujar con más fuerza. Anímese pensando que mientras mejor puje, más rápido será el parto. Eso sí, puje siempre de acuerdo al ritmo de las contracciones, tomándose tiempo para relajarse y descansar entre cada una de ellas.

Respire hondo también en esos intervalos; eso permitirá que sus músculos se relajen, la calmará y hará posible que sus pulmones y los del bebé se oxigenen mejor. Mientras tanto, en el intervalo la enfermera controlará el latido cardíaco del bebé por medio de un estetoscopio especial.

Recuerde: USTED es la protagonista de esta película. Si bien hasta ahora el papel de su médico ha sido básico y luego del nacimiento el bebé será quien se robe toda la atención, en el momento del parto usted es la estrella absoluta. El médico y la enfermera o la comadrona le señalarán cuándo pujar. Su esposo también puede apoyarla moralmente o ayudarla con las respiraciones en estos momentos. Pero la que puja con todas sus fuerzas, es usted.

Posiciones para pujar durante el parto

❧

Acuclillada

Sentada (i.e., apoyada en un cojín o en una silla especial)

De pie

Acostada sobre el costado

Acostada sobre la espalda con las piernas extendidas (ésta puede ser la menos eficiente de todas)

La salida del bebé

Mientras usted está pujando durante las últimas contracciones, en su interior el cuerpo del bebé sabe que ha llegado el gran momento. Está vuelto un nudito, con sus extremidades encogidas y pegadas al pecho y el vientre y la cabecita ligeramente doblada hacia adelante.

El bebé se adaptará al ritmo de las contracciones y de los pujos maternos, que han abierto el canal de nacimiento (la vagina), ya estará lo suficientemente dilatado para que pase su cabeza. Aunque no hay mucho espacio de todos modos, el bebé se las arregla.

El bebé realiza en su vientre una serie de movimientos adaptativos para sortear las dificultades de las estrechez por donde debe salir. Primero pone la cabeza en forma oblicua y después, instintivamente, la endereza en el momento justo antes de la salida.

Breathing deeply before each contraction (your body will tell you seconds before it occurs) and holding your breath will allow you to push with more force. You will be encouraged by thinking that the more you push, the quicker the delivery will be. However, always push along with the rhythm of the contractions, taking time to relax and rest between each one.

Also, breathe deeply during those intervals; this will allow your muscles to relax—and you as well—and will enable both your lungs and the baby's to receive more oxygen. In the meantime, the nurse will monitor your baby's heartbeat by means of a special stethoscope.

Remember: *YOU are the heroine of this movie.* Even though your doctor has played a large role up until now, and, following the birth, the baby will steal the show—at the moment of birth, you are the undisputed star. The doctor and the nurse, or the midwife, will indicate when you should push. Your husband can help you with moral support, and help remind you to breathe during those moments. But the one who needs to push, with all her might, is you.

Pushing positions during delivery

❧

Squatting

Sitting (i.e., propped up with a cushion or on a special chair)

Standing

Lying on your side

Flat on your back with legs extended (this may be the least efficient of all)

The baby's arrival

While you are pushing during the last contractions, deep inside its body the baby will know that the big moment is here. He or she is all rolled up into a ball, with his or her extremities folded inward up against the chest and the wall of the uterus, and his or her little head slightly bending forward.

The baby will adapt to the rhythm of the contractions and the maternal pushing, which has opened the birth canal (the vagina), and is sufficiently dilated to accommodate the head. Even though there really isn't a lot of room, the baby will manage.

The baby will make a series of adjusting movements within the womb, which will help sort out the difficulties of passing through the narrow canal. First, he or she places the head at an oblique angle and then, instinctively, straightens it out immediately prior to exiting. At that point—this is when the doctor can see your baby's head for the first

En ese momento—es cuando el doctor(a) o partero(a) puede ver la cabeza del niño por primera vez—toda el área entre la vagina y el ano, se ha extendido al máximo.

La mano experta del médico tomará delicadamente la cabeza de la criatura, acomodándola suavemente para que pueda salir con más facilidad. Es posible que ya sus fuerzas, a estas alturas, se hayan agotado, por lo que el personal médico tal vez la ayude a la expulsión presionándole el fondo del útero.

Es común, aún cuando la madre se haya dilatado satisfactoriamente, que el médico haga una pequeña incisión en la vulva, que se conoce como episiotomía. Se practica después de aplicar anestesia local. Esto permite que la cabeza del bebé salga más fácilmente y disminuye los riesgos de que haya una rasgadura en esa área. La episiotomía no es necesaria en todos los casos. Le convendría conversar con su médico al respecto, antes del parto, durante alguna de sus visitas rutinarias a su oficina.

Una vez que la cabeza está afuera, el resto del bebé se desliza con más facilidad, siempre ayudado por el médico, quien rotará ligeramente el cuerpecito para situar a los hombros paralelamente a la abertura vulvar, aprovechando así este espacio más amplio para hacer la salida más rápida.

Mito: Es de mala suerte comprar cosas para el bebé antes de que nazca

❧

Obviamente esto es una superstición de tiempos en los que el embarazo y el parto eran más peligrosos. Algunos grupos religiosos aún siguen este concepto. No tiene una base científica, use su sentido común.

Los primeros minutos

El llanto indica que el niño respira solito por primera vez. Por eso tanto la madre, como el padre, como todo el personal presente se alegra cuando se escucha ese primer llanto del bebé.

A continuación, se corta el cordón umbilical y se usa una bombita para extraer cualquier líquido o mucosidad de la boca y de la nariz del recién nacido. Se practica una limpieza superficial y se coloca en los brazos de la madre.

Con la salida del niño, se terminan las contracciones, excepto por una última contracción menos dolorosa, al cabo de unos minutos, para expulsar la placenta y los restos del saco amniótico. Si es necesario, el médico remueve cualquier resto de placenta que haya quedado en el útero para evitar una hemorragia posterior. La sangre que haya

time—the entire area between the vaginal and anal regions has stretched to its maximum.

The doctor's expert hand will reach out and delicately take the baby's head, moving it slowly so that it moves out more easily. It's possible that, by now, your strength is spent, which is why the medical personnel might help the baby come out by pushing on the base of your uterus.

It is common, even if the mother has dilated in a satisfactory manner, for the doctor to make a small incision, called an episiotomy, in the vulva. This is done following the application of a local anesthetic. This allows the baby's head to come out more easily and decreases the risk of tearing in this area. Episiotomies are not necessary in all cases. It would be wise for you to talk to your doctor about this, before the delivery, during one of your routine office visits.

Once the head has emerged, it will be much easier for the rest of the baby to come out, with the doctor still assisting by lightly rotating the baby's body in order to place the shoulders parallel to the vulvar opening. This creates a larger space in order to speed the exiting process.

Myth: It's bad luck to buy things for the baby before it is born

Obviously, this is a superstition dating from the time when pregnancy and birth was much more dangerous. Some religious groups still adhere to this notion. There is no scientific basis for it, so use your common sense.

The first minutes

A cry will signal that the baby is breathing on its own for the first time. That is why the mother, the father, and everyone present, will be overjoyed to hear the baby's first cry.

Following this, the umbilical cord will be severed and suction will be used to extract any liquid or mucus from the mouth and nose of the newborn. The baby is washed and placed in the arms of her mother.

Once the baby has exited the contractions cease, except for one last, less painful one, which follows several minutes later, in order to expel the placenta and the rest of the amniotic sac. If necessary, the doctor will remove any remaining parts of the placenta that have stayed inside the uterus, in order to prevent subsequent hemorrhaging.

quedado en la matriz se expulsa naturalmente. Después de esto, la recién parida es sometida a otra serie de procedimientos:

- Recibe una inyección que estimula la contracción del útero para evitar una hemorragia

- Se le dan los puntos en la episiotomía (si se hizo el corte)

- Se lava y desinfecta toda el área púbica y anal

- Se le mide el pulso, la presión arterial y la temperatura

- Se le continúa vigilando durante un tiempo para asegurarse de que todo está estable y finalmente se le traslada a su habitación

Modalidades del parto

Parto con anestesia

Hay diferentes tipos de anestesia. Este tema debe de platicarse con su médico durante sus visitas en la oficina. Aunque nunca se puede garantizar qué va a decidir usted en el momento del parto, si tiene mucho dolor puede pedir anestesia. Es importante que usted entienda los riesgos y las ventajas de la anestesia y que su doctor(a) sepa qué preferencias tiene.

Medicamentos que alivian el dolor (pertenecen a dos grupos)
🌿

- **Analgésicos.** Alivian el dolor sin causar una pérdida total de la sensación. La persona que recibe los analgésicos no está inconsciente.

- **Anestésicos.** Causan una pérdida total de la sensación. Pueden ser locales (que alivian el dolor en una área pequeña del cuerpo mientras la paciente se queda despierta) o generales (que causan la pérdida de conocimiento).

Analgésicos

Los analgésicos incluyen medicamentos como la Meperidina (conocida como Demerol) que se aplica por vía intravenosa o intramuscular (en la cadera). Algunas mu-

Any remaining blood is also expelled from the uterus. After that, the mother is subjected to another series of procedures:

- She receives an injection that stimulates the contraction of the uterus in order to prevent hemorrhaging

- The episiotomy is stitched together (if an incision was made)

- The pubic and anal areas are washed and disinfected

- Her pulse, blood pressure, and temperature are taken

- The medical staff continues to monitor her for a while to ensure that everything is stable, after which she is moved to her room

Methods of delivery

Delivery with anesthesia

There are different types of anesthesia. You should discuss them with your doctor during your office visits. Even though you can never guarantee what you might decide at the time of the delivery, if you feel a great deal of pain you can request anesthesia. It is important that you understand the risks and advantages of anesthesia and that your doctor is well aware of your preferences.

Pain relieving medications fall into two categories
ॐ

- Analgesics. They relieve pain without causing total loss of sensation. The person is not unconscious while receiving analgesics.

- Anesthetics. They cause total loss of sensation. They can be local anesthetics (removing the pain from specific areas of the body while the patient remains awake) or general anesthetics (causing loss of consciousness).

Analgesics

Analgesics include medications like Meperidine (known as Demerol), which can be given intravenously or intramuscularly (a shot in the buttock). Some women may expe-

jeres experimentan náusea, vómitos, depresión, o una pequeña baja en la presión arterial. Hay un medicamento que se puede dar para contrarrestar los efectos secundarios. Dependiendo de la dosis y cuándo se la aplicó, en ocasiones el bebé nace soñoliento.

Anestésicos

Hay dos clases principales de anestésicos: los bloqueos regionales de los nervios y la anestesia general.

Los bloqueos regionales de los nervios causan la pérdida de sensación en el área del nervio (o de los nervios en) donde se inyectan. La ventaja es que la mamá está consciente durante todo el proceso. La desventaja es que los bloqueos pueden causar un trabajo de parto dilatado o pueden disminuir el impulso de pujar durante un parto vaginal. Hay tres tipos principales de bloqueos regionales de los nervios: del pudendo, epidural y espinal.

- *Bloqueo del pudendo*: Se usa inmediatamente antes del nacimiento como inyección en el área del perineo o vaginal. Se utiliza cuando se requiere el uso de fórceps o para efectuar o reparar una episiotomía. No elimina el dolor totalmente, pero puede ser útil y las complicaciones, si se presentan, son mínimas.

- *Bloqueo epidural*: Causa pérdida de sensación de la cintura para abajo sin paralizar las piernas. Se da el anestésico (e.i., Lidocaina), por un tubo delgado que se ha insertado en la espalda durante el trabajo del parto, cuando se requiere. Se aplica en un espacio que hay entre el hueso y la médula espinal, la cual se encuentra protegida por las vértebas que forman la columna. Las ventajas de esta clase de bloqueo incluyen la habilidad del personal médico de aumentar, disminuír o parar el bloqueo, dependiendo del nivel de dolor y la etapa del parto. También permite que la mamá esté consciente durante todo el parto y sea capaz de pujar y participar activamente. Entre las desventajas, puede causar una baja en la presión arterial de la madre y en el latido cardíaco del bebé. Se requiere del monitoreo del feto.

- *Bloqueo espinal*: Es una variación del bloqueo epidural, causa pérdida de sensación en el área de la pelvis únicamente. A diferencia del epidural, el espinal se inyecta en una sola dosis momentos antes del nacimiento. El anestésico entra en el líquido que rodea a la médula espinal. Los efectos desaparecen más pronto y los efectos secundarios se ven con menos frecuencia. Este se utiliza cuando se requiere del uso de fórceps para el nacimiento del bebé.

rience nausea, vomiting, depression, or a mild drop in blood pressure. There is a medication that can be given to counteract these side effects. Depending on the dose and the time when it is given, occasionally the baby may be sleepy at birth.

Anesthetics

There are two main types of *Anesthetics*: regional nerve blocks and general anesthesia.

Regional nerve blocks cause a loss of sensation in the area of the nerve (or nerves) that are injected. The advantage is that the woman is awake throughout the whole process. The disadvantage is that nerve blocks may cause delayed labor or may decrease the urge to push during a vaginal delivery.

There are three main types of regional nerve blocks: pudendal, epidural, and spinal.

- *Pudendal Block*: Used shortly before delivery as an injection into the perineal or vaginal area. It is especially useful when forceps are used or to do and/or repair an episiotomy. It does not totally eliminate pain, but it can be helpful, and any complications, should they arise, are minimal.

- *Epidural Block*: It causes loss of feeling below the waist without paralyzing the legs. The anesthetic (i.e. Lidocaine) is given on an as-needed basis through a fine tube, which has been inserted through a needle in the back during labor and delivery. It is given in a space between the bone and the spinal cord, which is protected by the vertebrae that form the spine. Advantages include the ability to increase, decrease, or stop the block depending on the pain and the stage of labor. It also leaves the mother conscious during the whole process, enabling her to push and actively participate. Among its disadvantages, it can cause a drop in blood pressure in the mother and of the heartbeat in the baby. Fetal monitoring is required.

- *Spinal Block*: A variation of the epidural block, it causes loss of feeling in the area of the pelvis only. Unlike the epidural, the spinal is injected as a single dose just prior to delivery. It goes into the fluid that surrounds the spinal cord. It is shorter-acting, and side effects are seen less frequently. This is utilized when forceps are required to deliver the baby.

General anesthesia produces loss of consciousness. It was in widespread use many years ago. Nowadays, it is avoided unless an emergency cesarean must be per-

La anestesia general produce una pérdida del conocimiento. Era el método más usado hace muchos años. Actualmente se evita a menos de que se tenga que hacer una cesárea de emergencia, en casos de hemorragia o en casos en que la posición del bebé sea de nalgas en vez de salir con la cabecita primero. La anestesia general requiere de intubación. Generalmente se evita la anestesia general por el riesgo de complicaciones tanto para la mamá como para el bebé. La mayor desventaja para el bebé es que está sedado. Una complicación rara, pero grave, de esta anestesia en la madre es la posible aspiración de comida o ácido del estómago a los pulmones (causando pulmonía por aspiración). Obviamente en manos experimentadas la posibilidad de complicaciones es mucho menor.

Parto por cesárea

Esta operación, que antiguamente tenía tantos riesgos que solamente se realizaba en casos extremos, es hoy en día mucho más segura tanto para el bebé como para la madre. Las técnicas modernas, incluyendo el corte transversal en la parte baja y más delgada del útero y los antibióticos, han hecho que la recuperación sea más fácil y con menos complicaciones. Se requiere del parto por cesárea cuando el parto no progresa como debiera. Algunas de las causas son:

- El bebé es demasiado grande para salir por el canal vaginal

- Las contracciones uterinas no son suficientes para avanzar la salida del bebé, a pesar de usar la hormona oxitocina por vía intravenosa. La oxitocina es la hormona que el cuerpo normalmente produce con este objeto

- El bebito se encuentra en una posición anormal que no le permitirá salir por vía vaginal. Idealmente (y en la inmensa mayoría de los casos), los niños vienen al mundo con sus extremidades pegadas al tronco y al vientre y con la cabeza doblada hacia adelante y apuntando hacia la salida del canal vaginal. Pero es posible que tenga una presentación anormal. Por ejemplo atravesado o sentado (de nalgas o de pies). En estos casos existe el riesgo de que el cordón umbilical salga antes que el bebé, poniendo en peligro su vida

- Hay alguna anormalidad en el útero o la vagina de la mamá que obstruye el paso impidiendo la salida del bebé

- Se desarrolla preeclampsia o eclampsia en la mamá

- Hay anormalidades en la placenta. Por ejemplo, si se encuentra en el área del cuello de la matriz o cerca del cuello (conocido como placenta previa, ya que puede sangrar antes de que salga el bebé), o en casos cuando la placenta se

formed, in cases of hemorrhage, or in cases of breech birth, where the baby is in a seated position instead of facing head down. General anesthesia requires intubation. It is generally avoided due to the risk of complications for the mother as well as the baby. The main disadvantage for the baby is that he/she is sedated at birth. A rare, but serious, complication of this anesthesia in the mother is possible aspiration of food or acid from the stomach to the lungs (causing aspiration pneumonia). Obviously, the possibility of complications is greatly reduced in the hands of qualified professionals.

Cesarean section

This operation, which used to be quite risky and was done only in extreme cases, is now much safer than it used to be, both for the baby as well as the mother. Modern techniques include a transversal incision in the lower and most delicate part of the uterus, and antibiotics have facilitated the recovery as well as minimized complications. Cesarean sections are required in situations when the birth is not progressing as it should. Some of these are:

- The baby is too large to exit through the mother's birth canal

- The uterine contractions are not enough to advance the exit of the baby, in spite of the intravenous use of oxytocin. Oxytocin is a hormone normally produced by the body for this purpose

- The baby is in an abnormal position that doesn't allow it to exit through the vaginal canal. Ideally (and in the vast majority of cases), children are born with their extremities up against their torso and the wall of the uterus, and with the head bent down in front and pointing toward the vaginal canal. But it is possible for a baby to be in an abnormal position. For example, in a horizontal position, or seated, either on the buttocks, or the legs. In these cases, there is a risk of the umbilical cord exiting before the baby, which would place its life in danger

- There is an abnormality in the mother's uterus or the vagina that obstructs the passageway, preventing the baby's exit

- The mother develops preeclampsia or eclampsia

- There are abnormalities in the placenta. For example, if there is anything found in or around the cervical area (known as placenta previa, which can bleed before the baby exits), or in cases when the placenta breaks loose before the baby is born (premature detachment of the placenta)

desprende antes de que el bebé haya nacido (desprendimiento prematuro de placenta)

- La madre tiene una infección vaginal causada por herpes en el momento del parto, que podría pasarle al bebé si nace por vía vaginal; o si tiene diabetes descontrolada; o si tiene un problema con las plaquetas (que tienen que ver con la coagulación de la sangre)

- La fecha estimada de parto pasa de dos semanas y hay evidencia de sufrimiento fetal

- En ciertas circunstancias cuando la mujer ha tenido cesáreas previas, el médico recomienda que se realice otra. Sin embargo el haber tenido una cesárea previa en sí no es una indicación automática para una cesárea

No siempre se realiza la cesárea de emergencia. A veces, debído a la causa por la cual se necesita, se determina la fecha con anterioridad. Siempre que sea posible, se trata de hacerlo entre la trigésima y sexta y la cuadrigésima semanas de embarazo para darle la mayor oportunidad al bebito de desarrollarse y madurar dentro del útero.

Si la cesárea es electiva, la madre podrá someterse a la cesárea bajo anestesia general o de elegir la epidural. La cesárea de emergencia, generalmente se hace bajo anestesia general.

Aunque la recuperación de un parto vaginal es más rápida y sencilla que la de una cesárea, no debe de preocuparle la cicatriz ya que podrá volver a usar bikini sin que se le vea. El corte se hace en forma paralela inmediatamente por arriba del pubis. A veces incluso se cubre cuando crece el vello en esa área nuevamente.

Si su esposo quiere presenciar el nacimiento de su hijo, la cesárea no es un motivo para que no lo haga. Muchos hospitales permiten que el padre esté presente durante la operación, e incluso lo preparan de antemano con clases especiales para que no se impresione con lo que verá.

A pesar de que la cesárea no deja de ser una operación, su recuperación es relativamente sencilla y no impide que le dé pecho a su bebé. Habitualmente el suero se retira al día siguiente y la mamá empieza a comer en veinticuatro horas, aunque su estancia en el hospital se prolonga dos o tres días más.

Parto inducido

Esto se refiere a estimular o provocar el inicio del trabajo del parto, ya sea rompiendo las membranas del líquido amniótico (reventando la fuente) y/o dando oxitocina en el suero por la vena. Esta hormona es la que normalmente produce el cuerpo en mayor cantidad cuando el embarazo está a término para que el útero se contraiga.

- The mother has a vaginal infection caused by an outbreak of herpes at the time of birth, which could be passed on to the baby if there is a vaginal birth; or if she has uncontrolled diabetes, or if she has a problem with her platelets (which relate to coagulation of the blood)

- Two weeks have passed following the estimated date of delivery, and there is evidence of fetal suffering

- In certain circumstances when the mother has had previous cesarean sections, the doctor recommends another be performed. Having had a prior cesarean section is not an automatic indication to do another cesarean section, however

Cesarean sections are not always performed on an emergency basis. Sometimes, depending on the reason for the procedure, the date can be determined beforehand. Whenever possible, it is done between the thirty-sixth and the fortieth week of pregnancy, in order to give the baby the maximum time possible to develop and mature inside the uterus.

If a cesarean section is elected, the mother can have it performed under general anesthesia, or she may choose to get an epidural. Emergency cesareans are normally performed under general anesthesia.

Even though recovery from a vaginal birth is quicker and easier than that following a cesarean section, you shouldn't be concerned about the scar. It will be invisible, even when you wear a bikini. The incision is made immediately above, and parallel to, the pubic area. Frequently the incision is covered over once the hair in this area grows back.

If your husband wants to be present for the birth of his baby, a cesarean section is no reason for him not to do so. Many hospitals allow the father to be present during the operation, and even prepare him beforehand with special classes so that he isn't shocked by what he sees.

In spite of the fact that a cesarean section is a surgery, your recovery is relatively easy, and won't prevent you from breast-feeding your baby. Normally, the intravenous solution is removed the next day and you can start to breast-feed within twenty-four hours, even if your stay at the hospital lasts two or three days longer.

Induced delivery

This refers to the stimulation or inducement of the beginning stages of labor, either by rupturing the membranes of the amniotic sac (breaking the water), and/or by giving oxytocin intravenously. This hormone is normally produced by the body in larger amounts when the pregnancy reaches its term, in order to allow the uterus to contract.

Si su fecha estimada de parto se atrasa por más de dos semanas, o si se le rompe la fuente, o si la mamá presenta algún otro problema (como preeclampsia, etc.), o hay evidencia de que el feto está sufriendo, el médico puede decidir inducir el parto. En estos casos, si no se toman medidas para acelerar el parto, la vida del bebé y/o de su madre podrían peligrar.

Existen circunstancias en que se provoca el parto para la conveniencia de la mamá y/o del médico. La comunidad médica en general no aprueba la última razón como una decisión recomendada.

Parto con fórceps o extracción con ventosa obstétrica

A veces la cabeza del bebé "se traba" durante el parto, y no continúa descendiendo normalmente. Si esto ocurre cuando el bebé está muy arriba en el canal del parto, se necesitará hacer una cesárea. Pero si esto ocurre cuando el bebé ha bajado más en el canal, el médico podría usar un fórceps o una a Ventosa obstétrica para ayudarlo a nacer. El fórceps es un instrumento quirúrgico que se parece a una especie de cucharillas (que semejan a las que se usan para servir ensaladas) que se colocan alrededor de la cabeza del bebé para extraerla suavemente, después de lo cual el cuerpo sale en forma normal. La extracción con ventosa obstétrica utiliza una ventosa de plástico que se adhiere, a la cabeza del bebé y suavemente jala al bebé por el canal vaginal o por medio de succión; es el método preferido en Europa.

Algunas mujeres le temen a los fórceps porque han escuchado historias acerca de bebés que sufrieron complicaciones o deformaciones por su uso. Hace varios años los fórceps se usaban cuando el niño todavía no estaba lo suficientemente bajo en el canal vaginal. En esos casos había que jalar al bebé con mucha fuerza, lo cual podía provocar algunas veces lesiones cerebrales en el feto.

Sin embargo, en manos experimentadas, cuando hay dilatación completa del cuello de la matriz y una vez que la cabeza está bien visible (no más de dos pulgadas de la vagina), el bebé no corre peligro alguno. La madre también puede ayudar al médico, dejando de pujar mientras él o ella manipula los fórceps o la ventosa obstétrica para evitar complicaciones.

El parto más largo de la historia

&a

El intervalo más largo que se conoce en el parto de dos gemelos sucedió en Roma, Italia. La señora Danny Petrungaro dió a luz a su hija Diana el 22 de diciembre de 1987, y Mónica, la hermana gemela de Diana, nació treinta y seis días después por cesárea.

If more than two weeks have passed beyond your estimated delivery date, or if your water has broken, or if you show other problems (like preeclampsia, etc.), or if there is evidence that the fetus is suffering, your doctor may decide to induce labor and delivery. In these cases, if steps are not taken to speed up the birth, your baby's life, and/or your own, could be endangered.

There are circumstances in which the birth is induced for the convenience of the mother and/or the doctor. The medical community in general does not endorse this last option.

Delivery using forceps or vacuum extraction

Sometimes the baby's head "gets stuck" during the birth process, and does not continue to descend in a normal manner. If this occurs when the baby is high in the birth canal, a cesarean will be performed. But if it occurs when the baby has progressed lower into the canal, the doctor might use forceps or a vacuum extractor to assist with the birth. A forceps is a surgical device resembling large spoons (similar to salad tongs) that is placed around the baby's head in order to extract it gently, after which the body exits in a normal manner. Vacuum extraction utilizes a plastic cup that is attached to the baby's head and gently pulls the baby through the birth canal by suction. This is the method of choice in Europe.

Some women are afraid of forceps because they've heard stories about babies who suffered complications or deformities resulting from their use. Years ago, forceps were used when the baby had not yet descended low enough in the birth canal. In those cases, the baby had to be pulled with considerable force, a procedure which could, in some cases, cause brain injuries in the fetus.

However, in professional hands, if there is complete dilation of the cervix, and if the head is clearly visible (no more than two inches from the vagina), the baby is in no danger whatsoever. The mother can help the doctor as well, avoiding complications by ceasing to push while he or she manipulates the forceps or the vacuum extractor.

Longest delivery in history

℘

The longest delivery known took place in Rome, Italy. It involved twins. Mrs. Danny Petrungaro gave birth naturally to her daughter Diana on December 22, 1987, and to Monica, Diana's twin sister, thirty-six days later—via cesarean section.

Problemas durante el parto

Laceración uterina

La laceración en el cuello del útero ocurre ocasionalmente durante el parto, y cuando sucede el médico suele advertirla de inmediato. Su síntoma característico es el sangrado excesivo y su tratamiento consiste en una sutura, cuando el daño sobrepasa los dos centímetros. El médico aplica anestesia antes de coser, si no lo ha hecho al comenzar el parto.

Sufrimiento fetal

Esta complicación se presenta cuando el feto no recibe suficiente oxígeno. Las causas incluyen:

- Enfermedades maternas como anemia, hipertensión y problemas cardíacos
- Baja presión sanguínea en la madre
- Insuficiencia, degeneración o separación prematura de la placenta
- Compresión del cordón umbilical
- Actividad uterina muy prolongada
- Infección fetal

Cuando existe sufrimiento fetal, generalmente la madre nota disminución o ausencia total del movimiento del bebé y el médico identifica cambios en el ritmo cardíaco del feto escuchando con un estetoscopio o usando un monitor especial. De acuerdo al caso, el médico decidirá si es necesario practicar una cesárea de emergencia o hacer otra intervención.

Ruptura uterina

Es una complicación poco común pero peligrosa. Generalmente se presenta en mujeres que han tenido cesáreas previas o cirugías para remover fibromas del útero en donde se ha cortado la matriz. Las mujeres que han tenido cuatro o cinco hijos son más propensas a tener esta complicación, debido a que tienen un útero más distendido. Es una emergencia médica.

Los síntomas de ruptura uterina pueden incluir dolor abdominal severo, desmayo, pulso acelerado, respiración jadeante y agitación. No necesariamente tiene que haber sangrado vaginal.

Problems during delivery

Uterine lacerations

Laceration of the cervix occurs occasionally during birth, and when it does, the doctor becomes aware of it immediately. A characteristic symptom of this is excessive bleeding. Once the damage extends beyond two centimeters, the laceration is sutured. The doctor applies an anesthetic before putting in the stitches, if he has not already done so at the beginning of the birth process.

Fetal distress

This complication arises when the fetus does not receive enough oxygen. Causes include:

- Maternal illnesses such as anemia, hypertension, and heart trouble
- Low blood pressure of the mother
- Insufficiency, degeneration, or premature detachment of the placenta
- Compression of the umbilical cord
- Prolonged uterine activity
- Fetal infection

Generally speaking, when there is fetal distress, the mother notices a decrease or total absence of the baby's movement, and the doctor notices changes in the fetus's heartbeat, by listening with a stethoscope or using a special monitor. In each case, the doctor will decide if it is necessary to perform an emergency cesarean section or to perform some other kind of intervention.

Uterine rupture

This complication is rare but dangerous. It generally arises in women who have had incisions in their wombs due to prior cesarean sections, or operations for the removal of uterine fibromas. Women who have had four or five children are more prone to suffering this complication, due to the fact that their uterus is more distended. This is a medical emergency.

The symptoms of uterine rupture may include severe abdominal pain, fainting, fast pulse rate, gasping for air, and agitation. Vaginal bleeding does not necessarily have to occur.

Cuando se identifica una ruptura uterina, es necesario llevar a la madre a la sala de operaciones de inmediato y sacar al bebé. En los casos en donde la ruptura es pequeña, a veces se puede reparar la herida con suturas. En casos severos, es necesarió quitar el útero. El riesgo de complicaciones e incluso muerte para el bebé y la mamá pueden ser altos.

Tercera etapa del parto

Salida de la placenta

Sigue al nacimiento del bebé y generalmente ocurre entre cinco y treinta minutos después de desprenderse del útero. Si el desprendimiento no es total, el médico se encarga de removerla para evitar sangrados e infecciones posteriores.

Problemas después del parto

Aunque notará algunas molestias en los primeros días después del parto (ver el Capítulo 12)—como dolor en el área de la episiotomía y en la parte baja del vientre debido a las contracciones del útero, molestias debido a hemorroides, estreñimiento y a la distensión de los pechos—esto es normal. Sin embargo, hay ciertos síntomas que deben alertarla a llamar a su médico:

- Sangrado abundante que requiere que use más de una toalla sanitaria cada hora por varias horas, o si es más que una regla normal, especialmente después del tercer o cuarto día en adelante

- Fiebre mayor de 100.4 grados Farenheit (ó 38 grados Centígrados) después de vienticuatro horas de haber dado a luz

- Náusea y/o vómito

- Ardor o urgencia para orinar

- Dolor o hinchazón en una o ambas piernas, o dolor en una o ambas pantorrillas al flexionar el pie hacia arriba

- Dolor en su pecho, tos o falta de aire

- Enrojecimiento o dolor localizado en uno o ambos senos

- Persistencia o aumento del dolor en el área de la vagina y/o del ano

Once uterine rupture is identified, it is necessary to take the mother to the operating room immediately and remove the baby. In cases where the rupture is small, the wound can sometimes be repaired with sutures. In severe cases, it is necessary to remove the uterus. There is a high risk of complications, including death, for both mother and baby.

Third stage of the delivery

Delivery of the placenta

This follows the baby's delivery, and usually occurs between five and thirty minutes after detaching from the uterus. If it does not detach completely, the doctor will remove it to avoid subsequent bleeding or infections.

Postpartum problems

Even though you may notice certain discomfort in the days following the delivery (see Chapter 12)—such as pain in the area where the episiotomy was performed; pain in the lower part of the abdomen due to uterine contractions; discomfort due to hemorrhoids, constipation, and distended breasts—this is normal. However, you should call your doctor if you experience any of the following symptoms:

- Excessive bleeding that requires the use of more than one sanitary pad every hour over several hours, or if the amount exceeds that of a regular menstrual period, especially after the third or fourth day

- Fever above 100.4 degrees Fahrenheit (or 38 degrees Centigrade), twenty-four hours after giving birth

- Nausea and vomiting

- Burning or an urgent desire to urinate

- Pain or swelling in either or both legs, or pain in one or both calves upon flexing the feet upward

- Pain in your chest, coughing, or shortness of breath

- Reddening or pain confined to one or both breasts

- Persistence or increase in pain in the vagina or anus

- Flujo vaginal que aumenta en cantidad y tiene mal olor

- Dolor en la parte baja del vientre que aumenta al pasar los días y/o secreción de la herida de la cesárea

- Depresión que le impide lidiar con el cuidado del bebé o las actividades de la vida diaria

Hemorragia del postparto

Puede ser una complicación seria, y se presenta con relativa frecuencia. Sus causas principales incluyen:

- Un útero que está demasiado relajado y no puede contraerse debido a un trabajo de parto muy prolongado

- Un parto traumático

- Un útero muy distendido porque se han tenido muchos hijos

- Un feto demasiado grande o un exceso de líquido amniótico

- Una placenta mal formada o que se desprendió de forma prematura

- Una ruptura del útero

- Fibromas o tumores que obstaculizan las contracciones uterinas

- Una deficiencia de vitamina K en la madre

- Un problema de coagulación en la madre—con baja de plaquetas por ejemplo

Un sangrado excesivo inmediatamente después del parto puede ocurrir también debido a laceraciones del útero o de la vagina que no se han reparado. Si se presenta alrededor de una semana después puede deberse a que se han quedado fragmentos de la placenta en el útero. En este último caso la madre sufre también dolores en la parte baja del vientre.

Dependiendo de la causa del sangrado, el médico seleccionará el tratamiento, el cual puede consistir en:

- Masajes o medicamentos como la oxitocina y la prostaglandina para estimular la contracción del útero

- Buscar y reparar las laceraciones

- Remover los fragmentos de placenta que hayan quedado en la cavidad uterina

- Increase in the amount of vaginal discharge, accompanied by a foul odor

- Pain in the lower part of the abdomen that increases as the days go on and/or secretion from the scar from a cesarean section

- Depression that prevents you from taking care of the baby or coping with daily activities

Postpartum hemorrhage

This could be a serious complication, and it occurs with relative frequency. The main causes include:

- Uterus that is too relaxed and can't contract due to a prolonged labor

- A traumatic delivery

- A very distended uterus due to having had many children

- An exceptionally large fetus or excessive amniotic fluid

- A malformed placenta or a placenta that separated prematurely

- A rupture in the uterus

- Fibromas or tumors that block uterine contractions

- A deficiency of vitamin K in the mother

- A problem with coagulation in the mother—a low platelet count, for example

Excessive bleeding immediately following the delivery may also occur due to lacerations of the uterus or the vagina that haven't healed. If these occur around a week later, they might be caused by fragments of the placenta that remain in the uterus. In this last case, the mother also suffers pain in the lower part of the abdomen.

The doctor will determine the treatment depending on the cause of the bleeding, which may consist of:

- Massages or medicines like oxytocin and prostaglandin to stimulate contraction of the uterus

- Locating and repairing lacerations

- Removing the fragments of the placenta that remain inside the uterine cavity

Normalmente, después de uno de estos tratamientos, la madre se recobra con relativa facilidad.

Los primeros minutos con su bebé

Es muy posible que, aún antes de que el médico haya cortado el cordón umbilical, usted quiera tener contacto con el cuerpecito de su bebé. Esto es posible si se lo colocan sobre el abdomen, bien tapadito para que no se enfríe. La diferencia de temperatura entre el "medio ambiente frío" de la sala de parto comparado con el "cálido interior del cuerpo de su mamá", donde se ha formado durante nueve meses, es significativo.

Cuado el médico vaya a cortar el cordón umbilical que conecta al bebé con la placenta, le pedirá que respire lenta y profundamente. En ese momento usted le estará brindando a su bebé, por última vez, el oxígeno que necesita para vivir. Una vez separado del cordón umbilical, su bebé pasará por una rutina que realiza el personal médico del hospital con todos los recién nacidos:

- Se le aplicará un antibiótico en los ojos para prevenir cualquier infección que pudiera haber adquirido al pasar por el canal del parto

- Se le retirarán los residuos de líquido amniótico de las vías respiratorias

- Se le tomará el pulso y la presión sanguínea

- Se le examinarán los pulmones para saber si está bien su respiración

- Se le inyectará vitamina K para facilitar la coagulación

Se le hará un análisis de sangre para conocer su grupo sanguíneo y ver si tiene anemia o un bajo nivel de azúcar en la sangre—algo muy común en los bebés bajos de peso.

Se evaluará la condición del recién nacido usando la escala de Apgar. La escala mide cinco caracteristicas: el ritmo cardíaco, la respiración, el tono muscular, la reacción ante ciertos reflejos (de dos tipos) y su coloración en la piel. La puntuación se hace en una escala de 0 a 10, el 10 es perfecto. Si alcanza una puntuación de 7 o más, es que ha nacido en buenas condiciones fisicas.

Si usted padece de diabetes o si se sospecha algún problema derivado del parto o del examen del bebé, se harán otros estudios.

Si usted ha pensado en darle pecho a su bebé, puede aprovechar el momento posterior al parto para hacerlo por primera vez. Verá cómo su hijo, acercará sus labios al pezón y comenzará a succionar de una manera totalmente instintiva y natural. Este proceso estimula a que el útero regrese a su tamaño normal y a que todos sus órganos vuelvan a ocupar el lugar que ocupaban antes del embarazo. Su período de recuperación después del parto se acortará entre más temprano le empiece a dar pecho a

Normally, following one of these treatments, the mother will recover with relative ease.

The first moments with your baby

It's quite possible that, even before the doctor has cut the umbilical cord, you may want to have contact with your baby's little body. This is possible if the baby is placed on your abdomen, well covered so that he or she doesn't get cold. The difference in temperature between the "cold" environment of the delivery room and the "cozy inside of mom's body" environment where he or she has been growing for nine months is significant.

When the doctor is about to sever the umbilical cord that connects the baby to the placenta, he will ask you to breathe deeply and slowly. At that moment, for the last time, you will be giving your baby the oxygen needed to live. Once separated from the umbilical cord, your baby will undergo a routine performed on all newborns by the hospital medical personnel:

- They apply an antibiotic to his eyes to prevent any infection he might have acquired in the birth canal

- They remove all traces of amniotic fluid from the respiratory tract

- They take his pulse and blood pressure

- They examine his lungs to find out if his breathing is okay

- They inject vitamin K to facilitate coagulation

- They do a blood test to determine his blood type and see if he's anemic or has low blood sugar—something which is quite common in babies who are underweight

Your newborn's condition will be evaluated during the Apgar index. The Apgar measures five characteristics: heartbeat, respiration, muscle tone, reflexes (two kinds), and skin color. Scoring is on a scale from 0 to 10, with 10 being perfect. If your baby gets a rating of 7 or higher, he has been born in good physical shape.

If you suffer from diabetes, or if a problem is suspected arising from the delivery or the examination of the baby, other tests will be done.

If you had planned on breast-feeding your baby, you can take advantage of the moments following the birth to do this for the first time. You will see that your baby will put his lips up to your nipple and will start to suck in an instinctive and natural way. This process stimulates the uterus to return to its normal size and all the organs to move back to the positions they occupied before the pregnancy. Your postpartum recovery period

su bebé, eso también ayudará a que aumente la producción de leche en sus senos.

No dude ni por un momento en abrazar y mimar a su bebé tan pronto lo tenga en sus brazos. Recuerde que él la conoce no sólo por los latidos del corazón, sino también por la voz. No se sorprenda si la sigue con atención desde el momento de nacer. Notará que en cualquier posición en que lo cargue, él unirá los brazos y las piernas al cuerpo y adoptará una posición similar a la que tenía en el útero. Este primer contacto del bebé con su madre es muy importante para la relación que tendrán ambos en el futuro.

Después del parto, además de la emoción, seguramente se sentirá agotada, pero no se preocupe, porque la naturaleza también ha pensado en esto. Pronto notará que su bebé pasa la mayor parte del tiempo durmiendo y sólo despertará cuando sienta necesidad de alimentarse. Y mientras el bebé duerme, usted podrá descansar . . . por primera vez, de verdad, en nueve meses. ¡Muchísimas felicidades por su hijo o hija!

Stephanie Salas . . .

actriz y cantante de rock

✿

Tuve a Michelle—que, como todos saben, es hija de Luis Miguel—a la edad de diecinueve años. Contra lo que pudiera pensarse, la noticia de que estaba embarazada la tomé, además de con mucha tranquilidad, con gran ilusión. Esto, porque el tener consciencia de que ya era responsable de mis actos, provocó el que no me afectara demasiado el qué diría mi familia, la gente o la prensa. El que mi madre, Silvia Pasquel, me dijera que me apoyaría cualquiera que fuera mi decisión, me llevó a pasármela muy tranquila durante el embarazo.

Descubrí que estaba embarazada luego de que a causa de unos mareos y náuseas—según yo, provocados por las lombrices—pensé acudir al médico para que me desparasitara. "Pero,¡y si resulta que estoy embarazada", pensaba yo. "No, mejor voy al ginecólogo", me dije, "y así me quedo más tranquila". Y efectivamente, ¡estaba embarazada!

El secreto para haber llevado un embarazo sin demasiados contratiempos estuvo en que me cuidé muchísimo, que me alimenté adecuadamente, además de haber evitado el consumo del alcohol y el cigarrillo. Con todo y que los postres son mi peor debilidad, traté de no abusar de ellos. Si sentía que me había excedido, eliminaba el pan y las tortillas de mis comidas y procuraba cenar ligero. A las embarazadas les recomiendo que nunca dejen de hacer ejercicios. Durante los nueve meses, hice sentadillas y caminé mucho.

Como es muy común que cuado una se embaraza muy joven le salga acné o granitos en la cara, le dí solución a esto acudiendo a una cosmetóloga, que me recomendó usar una crema. Ya luego, más por la vanidad de lucir una piel sana y estupenda, me pongo mis mascarillas de barro o de baba de nopal.

will be shortened the earlier you start to breast-feed your baby; it will also help to increase the production of milk in your breasts.

Don't hesitate to hug and caress your baby as soon as you have him or her in your arms. Remember that the baby not only knows you by your heartbeat, but also by your voice. Don't be surprised if he or she follows you attentively from the moment of birth. You will notice that, no matter in which position you hold him or her, the baby will fold his or her arms and legs and adopt a position similar to the one maintained in the womb. This initial contact between you and your baby is crucial to your future relationship.

Following the delivery, in addition to the excitement, you will probably feel exhausted. But don't worry, because nature has already thought of this. Soon you will notice that your baby spends most of his or her time sleeping and wakes up only to eat. And while the baby sleeps, you can really rest . . . for the first time in nine months. Congratulations on your new son or daughter!

Stephanie Salas

. . . actress and rock singer

I had Michelle—who, as everyone knows, is Luis Miguel's daughter—when I was nineteen. Contrary to what many may think, I took the news that I was pregnant, not only very calmly, but with great expectations. This, due to the fact that I understood I was responsible for my actions, allowed me not to be very affected by what my family, people generally, or the press would say. The fact that my mother, Silvia Pasquel, said she would support whatever I decided, made me feel very calm during my pregnancy.

I discovered I was pregnant after I went to the doctor to deal with what I thought were parasites which were causing me dizziness and nausea. "What if," I thought to myself, "it turns out that I'm pregnant? No, I'd better go to a gynecologist," I said to myself, "that way I'll feel safer." And sure enough, I was pregnant!

The secret for having had a relatively uncomplicated pregnancy is that I took very good care of myself, I ate very well, and also avoided consuming alcohol, and smoking. All that plus the fact that desserts are my weakest point, I tried not to indulge. If I felt I had passed the limit, I would eliminate bread and tortillas from my meals and have a light dinner. I recommend that pregnant women never stop exercising. During the whole nine months, I did sit-ups and walked a lot.

Since it is common that when you're very young and get pregnant you will develop acne or pimples on your face, I solved the problem by seeing a cosmetologist who recommend using a cream. Now, more because of my desire to have a healthy and beautiful complexion, I apply mud or nopal juice masks.

Capítulo 12

ઉત્

Consideraciones finales

La apariencia de su nuevo bebé

- No se asuste si la cabeza del bebé le parece demasiado grande en relación al resto del cuerpo (al nacer, su cabeza es un cuarto del tamaño de su cuerpo). Esto es natural y con los días le parecerá más normal. Los bebés que nacen por vía vaginal presentan ocasionalmente la cabeza ligeramente puntiaguda, o pueden tener un poquito de inflamación y una coloración violácea en la cabecita que es temporal. Si el bebito nació sentado de nalgas, la inflamación y la coloración violácea estará en esa área y también es temporal

- A veces las orejas del recién nacido lucen grandes y/o demasiado salientes. Seguramente después de unos meses ese aspecto se hace más natural. Por cierto que cuando acueste a su bebé de lado, asegúrese de que no le quede la orejita doblada

- Aunque su bebé nazca con más cabellos que Gloria Trevi, esa melena se le caerá durante los primeros seis meses y será sustituida por una cabellera que puede ser totalmente diferente en textura y color

Chapter 12

Final Considerations

What your new baby looks like

- Don't be scared if your baby's head seems too large in relation to the rest of his or her body (at birth, the head is one-quarter the size of the body). This is natural and, in time, it will look more normal. Babies delivered vaginally occasionally have a slightly "pointed" head, or they might have a slight inflammation and a violet coloring on their heads, but this is temporary. If it was a breech birth, there will be a slight inflammation and violet coloring on the buttocks, but it is also temporary

- Sometimes the newborn's ears seem large and/or stick out too far. After a few months, they too will look more normal. Naturally, when you lay your baby on his side, make sure that the ear isn't folded over

- Even though your baby is born with more hair than Gloria Trevi, that mane will fall out during the first six months and will be followed by hair that might be totally different in terms of texture and color

- Si nota vello cubriendo partes de la cara y el cuerpo en el recién nacido, despreocúpese, porque se caerá en poco tiempo

- En los pequeñines, especialmente los que nacen después de las cuarenta semanas, las uñas pueden estar un poquitín largas y, aunque no es necesario que le haga manicure, si se recomienda que se las corte para que no se vaya a raspar con ellas accidentalmente

- La irritación evidente en los ojos de los recién nacidos (producto de las gotas que le echaron al nacer) desaparecerá en menos de tres días, así como también cierta inflamación. Si nota secreción de sus ojitos, especialmente después de setenta y dos horas de nacido, consulte a su médico

- Los ojos de los pequeñines también dan la impresión de que están bizcos, pero esto se debe a los dobleces profundos en la base de los ojos y desaparecerá con el tiempo. En estos primeros días y semanas los músculos de los ojos del bebé—todavía no son muy fuertes—y tienden a lucir extraviados o cruzados cuando miran; esto es perfectamente normal en un recién nacido, pero si a los seis meses esta condición persiste, es necesario que vea al médico

- No se imagine que porque usted cree que el bebé se parece a usted al nacer, va a ser su vivo retrato. Los recién nacidos cambian mucho en los primeros meses ¡y puede que al cabo del año acabe pareciéndose más al abuelo de su esposo!

La figura después del parto

❦

Una investigación de la Universidad de Alabama mostró que las mujeres que dan a luz son más propensas a tener más peso y una cintura más ancha que aquéllas que no tienen hijos. Sin embargo, el estudio—que demoró cinco años y que involucró a unas 1,200 mujeres entre los dieciocho y los treinta años de edad—también indicó que el no tener hijos no es una garantía para mantener una figura esbelta.

Según los resultados, las mujeres de la raza negra que no tienen hijos tienen más posibilidades de aumentar su peso al doble que las blancas sin hijos. Las mujeres blancas que tuvieron su primer hijo durante el estudio aumentaron un promedio de diez libras, pero sólo aumentaron siete libras, después del segundo parto. Las mujeres de la raza negra que tuvieron hijos durante el estudio, aumentaron unas veinte libras en el primer embarazo y once libras en el segundo.

Lo bueno es que a los hombres hispanos les tienden a gustar sus mujeres "más llenitas".

- You will notice hair covering parts of the newborn's face and body. Don't worry, this will fall out in due course

- Infants, especially those born after forty weeks, can have extra long nails; even though it isn't necessary to give them a manicure, you should trim them so that they won't scratch themselves by accident

- The obvious irritation in newborns' eyes (a product of the drops they placed in them when they were born) will disappear in less than three days, as will the accompanying inflammation. If you notice a secretion from the eyes, especially seventy-two hours or more after birth, notify your doctor

- Infants' eyes also seem to be squinting, but this is due to the deep creases at the base of the eyes—which will disappear in time. During these first few days or weeks, the baby's eyes—not having very strong muscles yet—tend to look crossed. This is perfectly normal in the newborn, but if this condition persists by the time he or she is six months old, you should see a doctor

- Don't think that because the baby looks like you when born, that he or she is going to become your spitting image. Newborns change a lot during the first few months and, by New Year's, he could end up looking a lot more like his grandfather than his father!

Your figure following delivery

A study conducted by the University of Alabama showed that women who give birth are more prone to being overweight and to having a wider waistline than those who don't have children. However, the study—which took five years and involved some 1,200 women between the ages of eighteen and thirty—also showed that not having children was no guarantee for maintaining a slender figure.

Results showed that African-American women who didn't have children have a greater chance of gaining twice as much weight as childless white women. White women who had their first child during the study retained around ten extra pounds, but they retained only seven pounds after the second birth. African-American women who had children during the study retained some twenty pounds after the first pregnancy, and eleven after the second.

The good news is that Hispanic men tend to like us "a little on the plump side."

Los trastornos del postparto

Físicos

Hay ciertos transtornos físicos que se pueden presentar durante los días posteriores al parto. Entre los más comunes están los siguientes:

Dolores del cuerpo

Debidos a todo el esfuerzo durante el trabajo de parto. Es como si hubiera corrido un maratón.

Dolores en el vientre

Los retortijones que sentirá en el abdomen—especialmente cuando le esté dando el pecho al bebé—y que durarán varios días significan que su útero está regresando a su tamaño normal, pues ha quedado distendido después del parto. No se preocupe, esto es normal Si le es muy incómodo, su médico puede recomendarle un analgésico (una medicina para el dolor, que no afecte al bebé aunque le esté dando pecho). Si le hicieron una cesárea, seguramente tendrá dolor en el lugar de la cortada en lo que sana, e incluso podría tener un poco de distensión debida a gases. El caminar y el tomar muchos líquidos le puede ayudar al movimiento intestinal y a desalojar los gases.

Dolor en los puntos

En el caso del parto vaginal, la mayoría de los puntos internos se disuelve en cuestión de una semana, y los externos se caerán por sí solos; hasta que ocurra (que significa que su herida ya ha sanado) es posible que le resulten molestos. Usted puede acelerar la curación de sus heridas haciendo ejercicios pélvicos en el piso—como los que hacía antes del parto—tan pronto como se sienta bien.

También es importante que estas áreas se mantengan siempre limpias. Sumérjase en una bañera de agua tibia y séquese bien las áreas sin restregar. Si le duelen demasiado, colóquese una bolsa de hielo envuelta en una toalla.

En el caso de los puntos externos o grapas en una cesárea, generalmente su médico se los quitará en siete días más o menos.

Micción excesiva

Es normal que orine frecuentemente en los primeros días después del parto, ya que su cuerpo está eliminando el exceso de líquidos. Al principio el orinar puede ser un poco

Postpartum discomforts

Physical

There are several physical discomforts that can arise during the days following the delivery. The following are the most common:

Body aches

These are due to all the effort required during labor and delivery. It's as if you'd just run a marathon.

Abdominal (belly) pain

The cramps you feel in your abdomen—especially when you're breast-feeding the baby—which last several days, indicate that your uterus is going back to its normal size, since it was distended at the time of delivery. Don't worry, this is normal. If you find it very uncomfortable, your doctor can recommend an analgesic (a pain medicine that will not affect the baby even though you're breast-feeding). If you had a cesarean section, pain is probably localized in the incision that is healing, and there may also be a slight swelling due to gas. Walking and drinking lots of fluids can help move the bowels and get rid of the gas.

Pain at the stitches

With vaginal birth, the majority of internal stitches dissolve within a week, and the external ones will fall out of their own accord; until that occurs, indicating that your wound has healed, they may be uncomfortable. You can speed up the healing process by doing pelvic exercises on the floor—like the ones you did prior to the birth—as soon as you feel better.

It's also important to keep these areas clean at all times. Take a warm bath and dry the area well without pulling on them. If the stitches hurt a lot, place a bag of ice, wrapped in a towel, over them.

In the case of external stitches or clamps used in cesarean sections, they will be removed by your doctor in about seven days.

Excessive urination

It is normal to urinate frequently during the first days following the birth, since your body is eliminating excess fluid. Upon urinating, you might feel slight discomfort; that

molesto; esa área está bastante sensible. Sin embargo, si toma muchos líquidos la orina estará menos concentrada y molestrará menos.

Sangrados vaginales

Es normal que tenga sangrado vaginal de dos a seis semanas después del parto. A las mujeres que dan el pecho el sangrado se les detiene más rápidamente. Al principio, el sangrado es de un rojo intenso, pero al cabo de tres o cuatro días se hace marrón.
Es posible que estos sangrados le duren hasta que le llegue su primer período menstrual postparto. En esta época se recomienda que use toallas sanitarias en vez de tampons (estos últimos pueden aumentar el riesgo de infección).

Estreñimiento

El estreñimiento es muy común de veinticuatro a cuarenta y ocho horas después del parto. El caminar estimula el movimiento de los intestinos así como el beber bastante agua y jugos y el comer alimentos altos en fibra (como frutas, verduras, cereales, etc.). Procure no esforzarse demasiado. Si tiene puntos, sería muy poco probable que se abrieran con el esfuerzo de ir a eliminar, sin embargo, si se siente más cómoda, puede apretar levemente el área que tiene las suturas usando una toalla sanitaria limpia cuando vaya a eliminar.

Sudoración excesiva

Si nota sudoración excesiva durante la semana posterior al parto, especialmente por las noches, no se preocupe. Puede deberse a los cambios hormonales y a la eliminación de los líquidos retenidos durante el embarazo. Si cree que tiene calentura, mídase la temperatura. Si su termómetro muestra 100.4 Fahrenheit (38C) o más después de 24 horas, llame a su médico.

Hemorroides

Algunas mujeres tienen molestias debidas a hemorroides después del parto. Son venas que se distendieron debido al aumento en la presión del área de la pelvis al pujar durante el parto. Las que surgen por causa del trabajo de parto suelen desaparecer a los dos o tres días.

Desgraciadamente si las hemorroides se presentaron en el transcurso del embarazo pueden molestarle por varios meses. Las compresas con hielo que mencioné para los puntos, y los banõs de asiento, tibios, además de algunas cremas y supositorios locales (que su médico le puede recomendar) le ayudarán. Hasta donde le sea posible, evite el estreñimiento.

area is extremely sensitive right now. Nevertheless, if you drink lots of fluids, your urine will be less concentrated and will cause you less discomfort.

Vaginal bleeding

It's normal to experience vaginal bleeding for two to six weeks after the delivery. Women who breast-feed stop bleeding faster. In the beginning, the blood is a deep red, but after three or four days, it turns brown.

It's possible for this bleeding to last until your first postpartum menstrual period. During this time, you should use sanitary pads instead of tampons (the latter can increase the risk of infection).

Constipation

Constipation is very common for twenty-four to forty-eight hours after the delivery. Walking stimulates bowel movement, as does drinking lots of water and juices and eating high-fiber foods (such as fruit, vegetables, cereals, etc.). Try not to force it too much. If you have stitches, it would be highly unlikely that they would rupture with the effort of having a bowel movement. However, if you feel more comfortable, you can press lightly on the area with the stitches, using a clean sanitary pad, when you want to have a bowel movement.

Excessive perspiration

If you notice excessive perspiration during the week following the delivery, especially at night, don't worry. This could be due to hormonal changes and the elimination of fluids retained during the pregnancy. If you think you have a fever, take your temperature. If your thermometer registers 100.4 Fahrenheit (38 Celsius) or more after twenty-four hours, call your doctor.

Hemorrhoids

Some women experience discomfort due to postpartum hemorrhoids. These are veins that swelled as a result of the increased pressure in the pelvic area when you were pushing during the delivery. The ones that swell up as a result of the birthing effort disappear two or three days later.

Unfortunately, if the hemorrhoids appeared during the course of the pregnancy, they could bother you for several months. The ice packs I mentioned for the stitches, warm sitz baths, and several creams and locally applied suppositories (your doctor can recommend some) will help. Avoid constipation as much as possible.

Senos distendidos

La apariencia de los senos no mucha cambia en los primeros tres días después del parto, excepto por la presencia de calostro, el líquido amarillento que anuncia la próxima llegada de la leche. Sin embargo, del tercer al cuarto día los senos se inflaman, se ponen calientes y surcados de venas, provocando un dolor bastante acentuado que puede llegar a las axilas y la espalda.

Esta sensación dolorosa no desaparecerá hasta que el bebé establezca su ciclo de alimentación, si es que usted decide darle pecho. Si por el contrario, decide alimentarlo con biberón, encontrará alivio usando un sostén apretado, compresas de hielo y analgésicos (medicinas para el dolor) hasta que le haga efecto la medicina que su doctor le recetará para que deje de producir leche. En este caso no se extraiga la leche por ningún motivo, pues esto estimularía sus glándulas mamarias y traería por consecuencia que los senos se le volvieran a llenar.

Pérdida de cabello

Hay circunstancias en la vida que pueden acelerar la caída del cabello, como son los períodos de mucha tensión nerviosa y las dietas relámpago. Pero la caída más sorprendente suele producirse después del parto. Durante el embarazo y tras el parto, una serie de factores afectan el cuerpo y el cabello. El aumento de ciertas hormonas durante el embarazo hace que, en muchos casos, el cabello se mantenga en su estado normal o incluso mejore. Pero en el postparto, la baja de las hormonas junto con la disminución de ciertos minerales, puede hacer que se pierda mucho cabello en los siguientes tres a seis meses (a veces no se nota hasta después de dejar de dar pecho). ¡No compre una peluca todavía! Ese pelo le volverá a salir. Se recomienda que lleve una dieta balanceada y que continúe tomando sus suplementos de vitaminas y minerales por un par de meses. Una vez finalizado el período de la lactancia y cuando sus ciclos menstruales vuelvan a su normalidad, notará una recuperación progresiva y su cabello volverá a crecer igual que antes.

No son sólo nueve meses. . . .

Una encuesta llevada acabo por investigadores de la Universidad de Minnesota demostró que los tradicionales conceptos de que una mujer sólo requiere seis semanas para recuperarse de un parto vaginal y ocho semanas de una cesárea podrían estar equivocados. Según la encuesta, un mes después del parto, muchas mujeres todavía se quejaban de problemas en sus senos, de falta de apetito, fatiga y

Swollen breasts

Your breasts will not show much change in the first three days following the delivery, except for the presence of colostrum, the yellowish liquid that is a precursor to breast milk. However, they will become swollen on the third or fourth day, and will feel warm and become engorged with veins, causing a sharp pain that could reach from your armpits to your back.

This painful sensation won't go away until your baby establishes his or her feeding cycle, if, indeed, you have decided to breast-feed. If, on the other hand, you decide to bottle feed, you will find relief by wearing a tight brassiere, and by using ice packs and analgesics (pain medicines), until the medicine that the doctor gave you to stop milk production takes effect. In this case, do not, under any circumstances, extract milk. This would stimulate your mammary glands and cause your breasts to get full again.

Hair loss

There are times in your life that could cause you to lose your hair, such as periods of severe nervous tension or crash diets. But perhaps the most surprising hair loss occurs following birth. During the pregnancy, and right through the birth, a series of factors affect the female body and the hair. The increase of certain hormones during the pregnancy, in many cases, makes the hair maintain its normal state, or even improve.

But, in the postpartum period, the decrease in hormones—along with the decrease of certain minerals—might make you lose a lot of hair during the next three-to six-month period (sometimes you don't notice this until you stop breast-feeding). Don't buy a wig yet! The hair will grow back. Just maintain a balanced diet and keep taking your vitamin and mineral supplements for a couple of months. Once the breast-feeding period is over, and your menstrual cycles have resumed their normal rhythm, you'll notice continued recovery and your hair will grow back the same as before.

It's not only nine months. . . .

🌿

A study undertaken by researchers at the University of Minnesota proved that traditional ideas that a woman only needs six weeks to recover from a vaginal birth—and eight weeks to recover from a cesarean section—may be mistaken. According to the study, one month after the birth many women were still complaining of discomfort in their breasts, lack of appetite, fatigue, and hot flashes.

ataques de calor. Tres meses después del parto, muchos de estos problemas persisten, e inclusive un 40 por ciento de las nuevas mamás se quejaban de sentir dolor durante las relaciones sexuales. A los nueve meses de haber dado a luz, muchas de ellas seguían experimentando malestares vaginales y estreñimiento. En este estudio cerca de un 20 por ciento de las nuevas mamás aún padecían de molestias durante las relaciones sexuales un año después de dar a luz. Si tiene molestias, consulte a su médico.

Problemas emocionales

Depresión postparto

Usted acaba de llegar del hospital a casa con su hijo en brazos. Finalmente, después de nueve meses de cuidados y ansiedades, tiene consigo a ese ser al que ama más que a nada y nadie en el mundo. El cuarto del niño tiene todo lo necesario para su comodidad. Su esposo o compañero parece el hombre más feliz de la tierra, y no sabe qué hacer para complacerla y ayudarla a cambiar pañales, asear al niño, etc. ¿Qué más le puede pedir a la vida?

Sin embargo . . . usted siente una sensación de vacío insoportable, que a menudo la hace llorar sin motivo. Usted no está enferma. Está pasando por un fenómeno que—aunque no se sabe a ciencia cierta por qué sucede—se sabe que le ocurre a una gran cantidad de las mujeres después de dar a luz. Se conoce como: depresión o tristeza del postparto.

Existen varias teorías en cuanto a su causa. Algunos expertos opinan que se debe a que, cuando la mujer da a luz, se separa físicamente del bebé que por muchos meses llevó dentro de sí. Ya el bebé deja de ser completamente dependiente de ella para la alimentación y el oxígeno. Ahora es otro ser, al que la madre tiene que aprender a conocer y acostumbrarse.

Por otro lado, las atenciones que la familia volcaba en la embarazada antes del nacimiento, comienzan a dedicarse al niño. A esto se agregan las nuevas responsabilidades, a las que la recién parida tiene que habituarse: a atender al bebé de día y de noche, sin dejar de cumplir con sus obligaciones en el hogar.

Además, el cansancio y los cambios hormonales que experimenta el cuerpo de la nueva mamá la hacen sentirse sumamente sensible, sobrereaccionando en algunos momentos y provocando un estado melancólico y triste que puede prolongarse varias semanas después del nacimiento del bebé.

Many of these problems persisted three months after the delivery, and 40 percent of the new mothers complained of pain during sex. Nine months after giving birth, many of them continued to have vaginal discomfort and constipation. Twenty percent of the new mothers in this study suffered from discomfort during sex a full year after giving birth. If you experience continuing discomfort, talk to your doctor.

Emotional problems

Postpartum depression

You just came home from the hospital with your baby in your arms. Finally, after nine months of concern and anxiety, you have with you this being whom you love more than anything or anyone in the world. The baby's room has everything that's needed to be comfortable. Your husband or partner seems to be the happiest man on earth, and he can't do enough to please you and to help you change diapers, take care of the baby, etc. What more can you ask from life?

However . . . you feel a sense of unbearable emptiness, which often makes you cry for no reason. You're not sick. You're experiencing a phenomenon that—even though science is not exactly sure why—we know occurs to a lot of women after giving birth. It is known as postpartum depression, or postpartum "blues."

There are several theories regarding its cause. Some experts think it is due to the fact that, when the mother gives birth, she is physically separated from the baby she carried inside herself for so many months. Now the baby ceases to be totally dependent on her for food and oxygen. Now he or she is a person, whom the mother has to grow to love, and to get used to.

On the other hand, the attention that the family gave the pregnant woman before the birth now drifts toward the child. These considerations are coupled with new responsibilities that the new mother has to get used to: taking care of the baby day and night, without neglecting her household duties.

In addition, the fatigue and the hormonal changes the body of the new mother undergoes make her feel extremely sensitive, overreacting at certain moments and causing her to be melancholic and sad. This can last for several weeks following the birth of the baby.

La depresión viene desde antes

En dos de cada tres mujeres que sufren depresiones postparto, los síntomas comienzan en los dos últimos meses del embarazo. Según un estudio presentado en un simposio celebrado en Ginebra, la soledad es el principal síntoma de la depresión preparto, que suele acompañarse de ansiedad, de problemas físicos y de insomnio. Según los investigadores, la psicoterapia debe comenzar con los primeros síntomas, antes del parto, para lograr resultados más satisfactorios.

Cómo superarla

Para luchar contra ese estado, usted debe aceptar que no es "la mujer maravilla" y debe de permitir que otros la ayuden con la atención del bebé y los quehaceres del hogar, especialmente al principio, hasta que se vaya adaptando al ritmo de su nueva vida.

El aspecto personal juega un papel muy importante en cómo se siente la nueva mamá. Olvídese de esas libras de más, que ya irá perdiendo poco a poco, y recupere su coquetería femenina. Tome una ducha, perfúmese y vístase bonita para esperar a su esposo. El que haya acabado de parir no significa que esté enferma, así es que evite el usar ropa de dormir y la bata de casa todo el día. Lo único que hacen es que usted se sienta peor.

Visite y comparta con otras mujeres que hayan pasado por la misma experiencia que usted y trate de aprender de ellas. Y de vez en cuando, después de haber alimentado a su bebé, déjelo a cargo de algún familiar cercano y salga con su esposo a caminar o a merendar en algún sitio que les guste a ambos. Esto le ayudará a dejar de sentirse una máquina de cambiar pañales, y le demostrará que sigue siendo tan atractiva como antes para su marido.

Existen casos muy severos en que la depresión le impide a la mujer hacer las mínimas actividades de la vida diaria—aún el cuidar al bebe—o situaciones que se prolongan por más de un par de semanas. En estos casos, consulte a su médico. Es importante. Existen tratamientos que le pueden ayudar. Esta situación no representa debilidad de carácter. Independientemente de lo que le diga la gente a su alrededor, si tiene dudas, consulte a su médico.

The depression starts earlier

In two out of three women who suffer from postpartum depression, the symptoms start during the last months of pregnancy. According to a study presented at a symposium in Geneva, loneliness is the chief cause of prepartum depression, which is usually accompanied by anxiety, physical problems, and insomnia. According to the researchers, psychotherapy should begin with the first symptoms, before the delivery, in order to achieve the most satisfactory results.

How to overcome it

In order to combat this state, you have to accept the fact that you're not "superwoman" and you should allow others to help you to take care of the baby and the housework, especially at the beginning, until you start adjusting to your new routine.

Personal appearance plays an important role in how new mothers feel. Forget about those extra pounds, which you will lose little by little, and recover your feminine charm. Take a shower, put on perfume, and look pretty when your husband comes home. Having just given birth doesn't mean you are ill, so stop wearing nightgowns and robes all day—they only make you feel worse.

Visit and share with other women who've gone through the same experience, and try to learn from them. And sometimes, after feeding your baby, leave him with someone you trust and go out for a walk with your husband, or go out to eat at a place you both like. That will help you feel less like a diaper-changing machine and you will prove to yourself that you are still as attractive to your husband as before.

There are severe cases in which depression prevents a woman from carrying out the most mundane everyday tasks—even taking care of the baby—or situations that persist for more than a couple of weeks. In these cases, notify your doctor. This is important. There are treatments that can help you. This situation does not indicate weakness of character. No matter what everyone around you says, if you have any doubts, talk to your doctor.

El regreso de la lactancia materna

Después de años de haberse estado usando la leche de fórmula para los bebés, los médicos dicen que la lactancia materna está regresando. Un estudio efectuado en 1994 mostró que un 56 por ciento de las nuevas mamás le están dando el pecho a sus criaturas, y que un 19 por ciento todavía sigue dando el pecho después de los seis meses del parto. Los estudios han demostrado que los bebés que toman leche de pecho padecen menos de infecciones en los oídos, alergias y problemas de diarreas, y que sus madres están más protegidas contra el cáncer del seno.

Ventajas de la lactancia

Biológicamente, excepto por ciertos casos (las mujeres con ciertas enfermedades) toda mujer está preparada para darle el pecho a su bebé. Desafortunadamente no todas pueden hacerlo. A veces por cuestiones prácticas—por ejemplo, algunas tienen que regresar al trabajo después de seis u ocho semanas, están fuera la mayor parte del día y no pueden lidiar con extractores de leche. Otras prefieren no hacerlo porque consideran más cómoda la alimentación con biberón. Una minoría eligen no hacerlo por cuestiones estéticas, piensan que la lactancia puede deformar la belleza de sus senos. Esta decisión siempre es algo muy personal de cada mujer. Si tiene dudas acerca de dar pecho o cree que tiene una condición que le impide hacerlo, no deje de hacer todas las preguntas necesarias para resolverlas. Aún las mujeres que tienen los pezones invertidos pueden hacerlo.

Mi recomendación es que le dé pecho a su bebé si puede. No existe ninguna fórmula artificial que supere los beneficios de la leche materna. Entre otras cosas, la leche materna va cambiando su composición de acuerdo al desarrollo y las necesidades del pequeñín. Pero es mejor, no sólo por su contenido nutritivo, sino porque la naturaleza es tan sabia, que permite que ciertos anticuerpos de la madre pasen a través de la leche para proteger al bebé de ciertas infecciones, cuando él aún no está listo para hacerlo.

En cuanto a los cambios en la composición, el calostro—que viene a ser como la secreción inicial de los pechos inmediatamente después del parto—está constituido de agua, proteínas y minerales, los elementos que necesita el recién nacido para alimentarse y poder expulsar el meconio (la materia fecal que ha ido acumulándose en sus intestinos durante el embarazo).

En el transcurso de los siguientes días, la leche materna tiene un contenido mayor de proteínas, grasas y otras substancias, que son necesarias para el desarrollo normal del bebé.

La producción de leche en los primeros días puede no ser muy abundante, lo que

The return of breast-feeding

After years of using formula for babies, doctors report that breast-feeding is on the rise again. A study performed in 1994 showed that 56 percent of new mothers are breast-feeding their babies, and 19 percent are still breast-feeding six months after the birth. Studies have shown that babies who breast-feed have fewer ear infections, fewer allergies, and less problems with diarrhea; and that their mothers have less chance of contracting breast cancer.

Advantages of breast-feeding

Biologically speaking, with certain exceptions (women with certain diseases), every woman is prepared to breast-feed her baby. Unfortunately, not everyone can. Sometimes there are practical considerations—for example, some women have to go back to work after six or eight weeks, they're gone for the better part of the day, and they can't deal with breast pumps. Others prefer not to breast-feed because they feel more comfortable with bottle feeding. A small number of women decide not to breast-feed for aesthetic reasons. They think it will change the shape of their breasts. The decision to breast-feed is a very personal one, which every woman must make. If you have doubts about breast-feeding, or think you have a condition that would prevent breast-feeding, don't hesitate to ask all the necessary questions in order to get the answers. Even women who have inverted nipples can breast-feed.

I suggest that if you can, you breast-feed your baby. There is no artificial formula that surpasses the benefits of mother's milk. Among other things, mothers' milk changes composition according to the development and needs of the infant. It's better, not just because of its nutritive content, but because nature wisely allows certain antibodies from the mother to get into the milk to protect the baby from specific infections, while he or she is unable to do so himself or herself.

As to its composition, colostrum—which is the initial secretion from the breasts immediately following the birth—is made up of water, proteins, and minerals, the elements the newborn needs for nourishment and to be able to expel the meconium (the fecal matter that has been accumulating in his intestines during pregnancy).

Throughout the next several days, the breast milk contains larger amounts of proteins, fats, and other substances, which are necessary for the normal development of your baby.

The amount of milk produced during the first few days may be rather little which will cause the baby to cry and require constant feeding. Don't despair and give up—the

hace que el bebé llore y requiera de alimentación frecuente. No se desespere ni se dé por vencida—mientras más succione su bebito, más aumenta la secreción de prolactina. La prolactina es la hormona que estimula la producción de leche en su cuerpo. En un par de días, el bebito le pedirá alimento cada tres o cuatro horas y quedará satisfecho. Sabrá que está satisfecho porque está tranquilo y aumenta de peso como se espera.

Existen numerosos estudios que indican que los bebés amamantados crecen más saludables que los que se han alimentado con biberón. La leche materna contiene, además de los anticuerpos que mencioné que protegen contra ciertas infecciones—substancias que los protegen de alergias y enzimas que facilitan la digestión.

Otros beneficios de la lactancia son:

- Dar pecho ayuda al proceso de contracción del útero y recogimiento de los órganos que durante el embarazo se desplazan de su lugar

- Establece una relación más íntima entre el bebé y su madre, que ayudará al bebé a sentirse protegido y seguro

- No es necesario preocuparse de esterilizar biberones, regular la temperatura de la leche ni medir la cantidad. No hace falta refrigeración porque nunca se echa a perder. Además, no hay que estar sujeta a horarios y se ahorra el costo de la leche de fórmula

Cómo dar pecho

Aunque el amamantar a su bebé es un proceso natural, lo cierto es que tiene que aprenderse, como casi todo en la vida. Las siguientes son algunas de las recomendaciones que hacen que el dar pecho sea más sencillo y eficaz:

- Lave los pezones con agua únicamente. No use jabón, alcohol, toallitas premedicadas ni ningún desinfectante. Esto y el mantenerlos secos evita irritaciones

- Procure sentarse en un asiento cómodo, de preferencia que le permita apoyar el brazo con el que sostiene al bebé. Puede usar una almohada para acomodar el brazo si lo desea. Relaje sus hombros para que no se canse muy rápido

- Sostenga al bebé con la cabeza más alta que el estómago, para que no se llene de gases. Con la mano desocupada utilice los dedos índice (abajo) y pulgar (arriba) para tomar el pecho y hacer que sobresalga el pezón, o tome el pezón como si fuera un cigarrillo. Deje lugar para que el bebé pueda tomar la areola también. Si únicamente toma el pezón, no comprimirá las glándulas que

more the baby sucks, the more prolactin will be secreted. Prolactin is a hormone that stimulates the production of milk in your body. In a couple of days, the baby will ask to be fed every three or four hours and will be quite satisfied. You will know that the baby is full because he or she will be calm and will gain weight as expected.

There are numerous studies that indicate that babies who have been breast-fed grow up to be much healthier than those who were bottle fed. Mother's milk contains— in addition to the antibodies I mentioned, which protect him or her from contracting certain infections—substances that protect him or her from allergies, as well as enzymes that aid in digestion.

Other benefits of breast-feeding include:

- Assisting the uterus to contract and, therefore, allowing other organs to return to the place they occupied prior to your pregnancy

- Establishing a more intimate bond between you and your child, which will help your child to feel protected and safe

- Not having to worry about sterilizing bottles, regulating the temperature of the milk, or measuring the amount. No refrigeration is needed because it never goes bad. Besides, you don't have to stick to a schedule, and you will save money on the cost of baby formula

Learning to breast-feed

Even though breast-feeding your baby is a natural process, you definitely have to learn how, as with everything else in life. Following are some suggestions that will make it easier and more efficient:

- Wash your nipples with water only. Don't use soap, alcohol, premedicated towelettes, or any disinfectant. Careful cleansing, and keeping them dry, will prevent irritation

- Try to sit in a comfortable position, preferably one that allows you to support the arm that is holding the baby. You can use a pillow for this if you wish. Relax your shoulders so that you won't get tired as quickly

- Hold the baby with head higher than stomach, so that he or she won't fill up with gas. With your free hand, use the index fingers and your thumb to hold the breast and make the nipple emerge, or hold the nipple like a cigarette. Leave some room so that the baby can suck on the areola as well. If he or she grabs hold of only the nipple, this will not put pressure on the glands that contain the milk and might cause the nipple to crack and/or hurt. The first few

contienen la leche y puede causar que el pezón se agriete y/o que duela. Probablemente las primeras veces el bebé se cansará enseguida y se quedará dormido. Pero puede estimularlo con palmaditas en la mejilla para que siga succionando. Sabrá que está succionando si ve un movimiento rítmico de su mejilla

- A veces el bebé deja de succionar porque su seno está tapando su naricita y no puede respirar bien. Si es así, presione su seno ligeramente en la parte de arriba para descubrir su nariz

- Si dejó de comer pero aún tiene tomado el pezón en su boca, deslice su dedo sobre el seno y suavemente métalo entre sus labios por la esquina de la boquita del bebé. Esto permitirá la entrada de aire y evitará que se lastime el pezón al desprenderlo de un jalón

- Al terminar, coloque al bebé en su hombro o bocabajo sobre sus muslos, y golpee suavemente su espalda para que expulse los gases

- Nunca le dé pecho de un lado solamente. Comience por cinco minutos de cada lado y poco a poco vaya aumentando el tiempo hasta que llegue a diez minutos de cada lado. Esto es lo que generalmente necesita el bebé para vaciar cada pecho por completo

- Si al principio el bebé no puede vaciar sus senos, procure extraerse la leche restante usted misma, para evitar obstrucciones en sus pechos. Las obstrucciones se deben a la presencia de residuos de leche en los conductos mamarios; causan hinchazón y endurecimiento del seno incluyendo el pezón—que el niño no puede ablandar para succionar—y resulta muy doloroso. En casos severos puede infectarse. Si se siente acalenturada y/o nota una área del seno enrojecida, dolorosa y caliente, consulte a su médico

- Si necesita o desea salir sin el bebé, o está muy cansada, no se angustie. Usted puede extraerse la leche con un extractor de los que venden en cualquier farmacia, pasarla a un biberón esterilizado y conservarla en refrigeración hasta que llegue la hora de alimentarlo

La dieta durante la lactancia

Básicamente usted deberá continuar la misma dieta balanceada que llevaba durante el embarazo, y si está por debajo de su peso ideal, aumente la cantidad por un mínimo de 500 calorías adicionales. Además, no suspenda las vitaminas y minerales prenatales y el suplemento de calcio que le recetó el médico. Y asegúrese de tomar ocho vasos de líquidos al día (o más si hace calor).

times, the baby will probably get tired right away and go to sleep. But you can wake up the baby by patting him or her gently on the cheeks so that he or she continues to suck. You will know he or she is sucking if you see rhythmic movement of the cheeks

- Sometimes the baby will stop sucking because your breast is covering the nose and the baby can't breathe well. If this is the case, push your breast lightly in the area just above her or his face so that you uncover the nose

- If the baby stops feeding but still has the nipple in his or her mouth, slide your finger over the breast and gently insert it between his or her lips at the corner of the mouth. This will allow air to enter and prevent the nipple from being hurt by being let go all at once

- Upon finishing, place the baby on your shoulder, or facedown on your thighs, and pat the back gently so as to stimulate a burp to expel any gas

- Never breast-feed from just one side. Start with five minutes on each side and, little by little, increase the time until you reach ten minutes on each side. This is what the baby usually needs to empty each breast completely

- If at the beginning the baby can't empty the breasts, try to extract the remaining milk yourself, in order to prevent obstructions in your breasts. Obstructions occur when there is milk residue in the breast ducts; they cause swelling and hardening of the breast—which prevents your baby from latching on in order to suck—and are very painful. In severe cases, infection can occur. If you feel feverish and/or you notice an area of the breast turning red, painful, and hot, call your doctor

- If you need or want to go out without the baby, or you're very tired, don't worry. You can extract milk with a pump, which is sold at any pharmacy, transfer it into a sterilized bottle, and keep it in the refrigerator until feeding time

Diet during breast-feeding

Basically, you should continue the same balanced diet you maintained during your pregnancy and, if you are below your ideal weight, increase your intake by at least another 500 calories. In addition, don't stop taking the prenatal vitamins and minerals and the calcium supplement that the doctor prescribed for you. And make sure to drink eight glasses of liquids a day (or more, if it's hot).

It is generally recommended that you avoid caffeine, tobacco, alcohol, and drugs, since you can pass these on to the baby through your milk. Remember that certain foods

En general se recomienda que evite la cafeína, el tabaco, el alcohol y las drogas, ya que se pasan a su hijo a través de la leche. Tenga en mente que ciertos alimentos que le producen trastornos digestivos a usted, podrían afectar al bebé también y que platillos con mucha cebolla y ajo o a base de col podrían cambiar el sabor de la leche y disgustar al bebé. Si ve que hay relación entre ciertos alimentos y que el bebé come menos y/o que tiene más cólicos o gases, evítelos.

Aunque usted esté impaciente por recuperar la figura que tenía antes del embarazo, debe ir bajando de peso poco a poco. Las dietas de reducción durante la lactancia serían perjudiciales para su bebé, así que tenga paciencia y piense que vale la pena estar gordita (dentro de ciertos límites) unos meses más si ése es el precio de tener un hijo sano. Su médico o una dietista calificada la pueden asesorar.

Es importante que sepa que aunque esté dando pecho y aunque no haya tenido su regla, podría embarazarse. Si no quiere sorpresas, debe de protegerse. Es preferible que use preservativos, un diafragma, etc. Pero si prefiere las pastillas anticonceptivas, las pastillas de dosis baja que contienen sólo progesterona serían las mejores. Aunque son menos efectivas que las pastillas combinadas (estrógeno y progesterona), el riesgo de reducir la producción de leche también disminuye. Consulte a su médico.

Su ropa durante el período de la lactancia

Seleccione blusas y vestidos con botones al frente, éstos le facilitarán alimentar a su bebé con comodidad. Es posible que tenga que cambiar de talla de sostén porque su busto aumente considerablemente. Asegúrese de que le queden cómodos, ni muy apretados ni muy sueltos; y compre los que son especiales para dar pecho; le serán de gran utilidad ya que no tendrá que desvestirse cada vez.

A medida que el bebé vaya espaciando el tiempo entre comida y comida, notará que los senos le gotearán cuando se acerque la hora en que le dé hambre. Para evitar manchar la ropa, use protectores en el sostén, sobre todo cuando salga a la calle.

El uso del biberón

Existe una gran variedad de leches de fórmula en el mercado, su médico le recomendará cuál debe darle a su bebé. Por lo general se aconseja usar las que tienen la composición más parecida a la de la leche materna. La leche de fórmula se vende de dos formas: líquida o en polvo, esta última se prepara mezclándola con agua hervida.

A diferencia de la leche materna, que no requiere gran preparación y que protege al bebé de varios tipos de infecciones, la de fórmula requiere de una serie de pasos y gran higiene en su preparación:

that produce digestive upsets in you might also affect your baby. These might include foods with a lot of onion and garlic, or foods that are cabbage-based. They could also change the taste of your milk, prompting the baby to reject it. If you see that there is a relationship between your consumption of certain foods and your baby eating less and/or having colic or gas, then avoid those foods.

Even though you are eager to regain the figure that you had before the pregnancy, you should lose weight little by little. Weight-loss diets can be harmful to your baby when you're breast-feeding, so be patient and remember that it's worth being a little plump (within limits) for a few more months if this is the price you have to pay to have a healthy baby. Your doctor or a qualified nutritionist can help you determine this.

It's important for you to know that, even though you're breast-feeding and you haven't had your period, you could become pregnant again. If you don't want any surprises, you should take precautions. It's better to use condoms, a diaphragm, etc. But if birth control pills are your choice, the low-dose pills containing only progestins would be best. Although they are less effective than the combined (estrogen or progesterone) pills, their risk of reducing milk output is also decreased. Ask your doctor.

Your wardrobe during breast-feeding

Choose blouses and dresses that button in front. These will facilitate nursing your baby in comfort. You may have to buy larger brassieres, because your bust size will increase considerably. Make sure they fit comfortably, neither too tight nor too loose; bras that open in the front will be very convenient as you will not have to undress each time you nurse.

In time, your baby will go for longer periods between feedings and you will notice that your breasts will leak when it's time for the baby to get hungry. To avoid soiling your clothing, use protective pads in your brassiere, especially when you go out.

Bottle feeding

There are a great many kinds of formulas on the market, and your doctor will recommend which one to give your baby. In general, it is advisable to use the kind that is most similar to mother's milk. Formula is sold in two forms: liquid or powder, the latter is prepared by mixing with boiling water.

As opposed to maternal milk, which requires no special preparation and protects the baby against various types of infections, formulas require a series of steps and a great deal of hygiene in their preparation:

- Los biberones y recipientes que se utilicen para mezclarla deben ser cuidadosamente esterilizados antes de usarlos

- El polvo debe guardarse bien tapado en su frasco original y la que viene en líquido debe estar refrigerada

- La leche restante que el bebé no tome debe desecharse, para que no se contamine con gérmenes que podrían producir una gastroenteritis (una infección en el aparato digestivo)

Al preparar la fórmula, siga al pie de la letra las instrucciones, y nunca aumente o disminuya la cantidad que da a su bebé sin la autorización del médico. Él o ella son los únicos que saben si la cantidad es la adecuada para su tamaño y su peso. En el caso de que su bebé desarrolle alergia a la fórmula, su médico le recomendará otra fórmula basada en leche de soya en vez de leche de vaca.

Idealmente se recomienda que el biberón con la fórmula esté tibio cuando se alimenta al bebé. Siempre revise la temperatura despositando unas gotas en el reverso de su mano antes de dárselo a su hijo. Cuando le esté dando el biberón al recién nacido manténgalo en sus brazos. No le dé el biberón al bebé mientras esté acostado en su camita, y asegúrese de que está tragando leche y no aire. El aire le puede provocar gases y cólicos. Si desde el primer momento usted comienza a alimentar a su bebé con un horario regular, cada tres o cuatro horas, pronto él se acostumbrará y beberá hasta que se llene en cada toma, quedándose tranquilo hasta que le toque la próxima.

Esto, que dicho así parece tan sencillo, en algunos bebés no lo es. Debe tener paciencia y pensar que no todos los bebés son iguales, y que a algunos les cuesta más trabajo la adaptación a un horario de alimentación. Se sorprenderá al descubrir que algunos no toman leche de noche a las pocas semanas de nacidos, mientras que otros se despiertan como un reloj cada tres o cuatro horas hasta que pasan varios meses.

La primera consulta del bebé

A las dos semanas de nacido, deberá llevar a su bebé a la consulta con un pediatra. El médico lo pesará, pero no se preocupe si no se nota un aumento de peso acentuado, pues generalmente el bebé baja algo de peso durante la primera semana. También lo medirá y tomará la medida de la circunferencia de su cabeza y del torso.

Durante esta primera visita el médico la orientará acerca de los horarios en la alimentación y las horas de sueño, los cólicos, el cambio de pañales, etc. Aproveche para consultarle cualquier duda que tenga, por simple que pueda parecer.

Infórmese sobre la frecuencia con la que debe llevar al bebé a consulta y el régimen

- Bottles and containers that are used to mix the formula must be carefully sterilized before using

- The powder should be stored and covered tightly in its original container, and the liquid formula should be refrigerated

- The remaining milk not drunk by the baby should be thrown out, so that germs that could cause a gastroenteritis (an infection in the digestive tract) don't get inside it

When preparing the formula, follow the instructions to the letter and never increase or decrease the amount you give your baby without the doctor's orders. He or she is the only one who knows whether the amount is adequate for your baby's size and weight. In case your baby develops an allergy to the formula, your doctor will recommend another formula with a soy milk base, instead of cow's milk.

Ideally, it is advisable that the bottle containing the formula be warm when given to the baby. Always check the temperature by putting a few drops on the back of your hand before giving it to your infant. When you are giving a bottle to a newborn, hold him or her in your arms. Don't give the baby a bottle while he or she is lying down in the crib, and make sure the baby is swallowing milk, not air. Air can cause gas and colic.

If you feed your baby on a regular schedule from the beginning, every three or four hours, he or she will soon get used to it and will drink until full at each feeding, remaining calm until it's time for the next one.

Even though this sounds simple, with certain babies it isn't. You have to be patient and remember that not all babies are the same, and that some take longer to adapt to a feeding schedule. You will be surprised to learn that some don't feed at night for the first few weeks of life, while others wake up like clockwork every three or four hours for several months.

Baby's first visit to the doctor

You should take your baby to the pediatrician when he or she is two weeks old. The doctor will weigh him or her, but don't be worried if there isn't a marked weight gain. Babies usually lose some weight during the first week. The doctor will also measure the length of the baby and measure the circumference of his or her head and torso.

During this first visit to the doctor, he or she will advise you as to feeding schedules, hours of sleep, colic, changing diapers, etc. Take advantage of this visit to address any questions you have, no matter how silly they may seem.

Find out how often you should take the baby to the doctor, as well as the vaccina-

de vacunación. Habitualmente las primeras vacunas contra la polio, difteria, tosferina y tétanos se inician a los dos meses.

Su proceso de recuperación

El período de las tres a cuatro semanas posteriores al parto se conoce como puerperio. En esta etapa su organismo pasa por una serie de cambios para regresar al estado que tenía antes de la gestación. El cambio más evidente se manifiesta a través de las contracciones del útero, algunas veces dolorosas, que se conocen con el nombre de entuertos. Si la molestia es muy persistente, le puede pedir al doctor que le recete algún analgésico (medicina para el dolor).

Una buena higiene personal siempre es importante, pero aún más mientras tenga los sangrados vaginales llamados loquios, que en promedio duran alrededor de veinte días.

Si está amamantando a su hijo, es posible que su primera menstruación demore en llegar. Si no está dando pecho, lo más probable es que le llegue a los dos meses del parto. En ambos casos, si desea evitar un nuevo embarazo se recomienda el uso de un preservativo o un diafragma. Después de la primera menstruación se puede usar el dispositivo intrauterino (la espiral que coloca su médico dentro del útero). También las pastillas anticonceptivas son una opción que debe discutir con su médico. Por cierto mientras tanto, se pueden reinicia las relaciones sexuales aproximadamente seis semanas después de dar a luz. Esto depende de cómo se siente, si dió a luz por vía vaginal o por cesárea y si ha parado la loquia. Para mayor seguridad, consulte a su médico.

Para recuperar el tono muscular que tenía antes del embarazo, continúe los ejercicios recomendados durante el embarazo, principalmente los abdominales y los de la pelvis. El médico le dirá cuándo será el mejor momento para reanudar su rutina normal de ejercicios, pero eso dependerá de su estilo de vida hasta ese momento y de qué tan rápido se haya recuperado después del parto, especialmente si ha tenido una cesárea.

La recuperación después de una cesárea será más rápida si se levanta de la cama lo antes posible y camina para incrementar la circulación sanguínea.

Lo ideal sería que usted pasara al menos cuatro meses junto a su hijo antes de volver a trabajar, para que tengan tiempo suficiente de conocerse bien y establecer una rutina diaria. Si por alguna razón tiene que regresar antes al trabajo, procure pasar el mayor tiempo posible con su bebé, sobre todo en los primeros meses.

Es probable que se sienta decepcionada en estas primeras semanas porque todavía tiene varias libras de más comparado con el peso que tenía antes de embarazarse. Pero el hacer dieta de inmediato podría ser contraproducente. Necesitará de muchas energías para recuperarse del parto y afrontar sus nuevas tareas, especialmente si le está dando pecho a su bebé. Con una alimentación balanceada y un régimen de ejercicios físicos verá cómo vuelve a usar la misma talla de antes en unos pocos meses.

tion program to follow. Usually, the first vaccinations against polio, diphtheria, whooping cough, and tetanus occur at two months.

Your recovery process

The three or four weeks following the birth is known as puerperium. In this stage, your body goes through a series of changes in order to return to its prepregnancy state. The most striking change manifests itself by means of uterine contractions, sometimes painful, which are known as "after pains." If the discomfort is very persistent, you can ask the doctor to prescribe an analgesic (pain medicine).

Good personal hygiene is always important, but even more so while you are experiencing the vaginal bleeding known as *lochia*, which usually lasts around twenty days.

If you are breast-feeding your baby, it's possible that your first menstruation will take some time to return. If you are not breast-feeding, it's very likely that it will return two months after the birth. In both cases, if you want to avoid another pregnancy, it is advisable to use a condom or a diaphragm. Following the first menstruation, an intrauterine device (IUD), a device your doctor places inside the uterus, can be used. Birth control pills are also an option that you should discuss with your doctor. Naturally, in the meantime, you can resume sexual intercourse approximately six weeks after giving birth. This depends on how you feel, whether you had a vaginal delivery or a cesarean, and if the lochia has stopped. To be really sure, check with your doctor.

In order to recover the muscle tone you had before you became pregnant, continue the recommended exercises you did while pregnant, mainly the abdominal and pelvic ones. The doctor will tell you when the best time is to resume your normal exercise routine, but that depends on your lifestyle up until this time, and how fast you have recovered following the delivery—especially if you have had a cesarean.

Recovery following a cesarean will be much faster if you get out of bed as soon as possible and walk around, in order to increase blood flow.

Ideally, you should spend around four months with your baby, before going back to work, so that you have enough time to get to know one another and establish a daily routine. If, for any reason, you have to go back to work before this, try to spend as much time as possible with your baby, especially during those first few months.

You will probably feel upset during these first few weeks because you still weigh several pounds more than before the pregnancy. But going on a diet right away could be counterproductive. You will need lots of energy to recover from the delivery and face your new tasks, especially if you are nursing your baby. You will see that, by eating a balanced diet and engaging in a regular exercise program, you will return to your previous size in just a few months.

Si me siento bien después de dar a luz, ¿es necesario que vaya a ver al doctor ya que me dieron de alta del hospital?

Sí. Se recomienda una visita entre dos y seis semanas después de dar a luz. Esto es para asegurarse de que si hubo alguna laceración o si se pusieron puntos todo ha sanado y para asegurarse de que el útero haya vuelto a su tamaño normal después del parto (Esto sucede generalmente a las seis semanas).

> **Lo primero que se usó hace siglos como diafragma anticonceptivo fue una cáscara de naranja.**

Un próximo embarazo

Desde el punto de vista de su salud, lo ideal es esperar al menos uno o dos años entre los embarazos. Cuando llegue el momento de comenzar a planear el nacimiento de su próximo hijo, el primer paso que deben dar usted y su esposo o compañero es hacerse un examen médico para descartar cualquier problema médico; y si se identifica alguno corregirlo o controlarlo. Debe visitar a su dentista y, además de que le hagan su limpieza dental anual, que le tomen radiografías (si se necesitan) y que le tapen las caries si las tiene. Las radiografías no se recomiendan cuando se está embarazada.

Si no lo ha hecho aún, seleccione al obstetra que quiere que la siga. Las mujeres que tienen ciclos menstruales regulares cada vientiocho días, saben que el período más fértil es a la mitad del ciclo. Si procuran tener relaciones sexuales en esos días las posibilidades de concebir rápidamente son muy altas. Para las mujeres con ciclos irregulares, es más difícil determinar la fecha exacta de la ovulación. Hay ciertas cosas que pueden ayudar. Por ejemplo, el medir la temperatura diariamente. Cuando ocurre la ovulación, hay una pequeña elevación de la temperatura (sin que haya fiebre naturalmente). También existen unos paquetes en las farmacias que se venden sin necesidad de receta médica que, con una muestra de orina, pueden ayudar a determinar si la mujer está ovulando.

Obviamente si éste es el segundo, puede tener un poco de mayor tranquilidad en cuanto a que sabe que ya logró un embarazo a término. Si ha tenido abortos previos o si hay problemas hereditarios o malformaciones congénitas en la familia o con su primer bebé, su obstetra podría darle algunas recomendaciones específicas, hacer ciertas pruebas o referirla a un especialista en genética si lo considera necesario.

Mientras esté tratando de quedar embarazada debe evitar exponerse a agentes

If I feel fine after giving birth, do I have to see the doctor after I'm released from the hospital?

Yes. A doctor's visit is recommended between two to six weeks after delivery. This is to make sure that, if there were any lacerations or if stitches were used, everything has healed. Also, he or she can make sure that the uterus returned to its normal size following the birth. (This generally occurs at six weeks.)

> An orange peel was the first thing used, centuries ago, as a contraceptive diaphragm.

Planning your next pregnancy

From a health standpoint, it is ideal to wait at least one or two years between pregnancies. When the time comes to plan the birth of your next child, the first thing you and your husband or partner should do is have a medical exam to rule out any medical problems. Then, correct or control any that are detected. You should see your dentist and, besides getting your annual cleaning, have him or her take X rays (if needed) and fill any cavities you may have. Remember that X rays are not recommended during pregnancy.

If you still haven't done so, choose an obstetrician whom you want as your doctor. Women who have regular menstrual cycles every twenty-eight days know that their most fertile period is in the middle of the cycle. If they have sexual intercourse during those days, their probability of conceiving is very high. For women with irregular cycles, it's harder to determine the exact day of ovulation. There are several things that can help. For example, taking your temperature on a daily basis. When ovulation occurs, there is a slight rise in temperature (without causing a fever, naturally). There are also some kits that are sold over-the-counter in pharmacies, which—based on a urine sample—can help to determine whether or not you are ovulating.

Obviously, if this is your second child you can be a little more relaxed, knowing that you've already carried a pregnancy to term. If you've had previous abortions or if there are hereditary diseases or congenital malformations in the family or in your first child, your obstetrician could give you some specific recommendations, perform certain tests, or refer you to a geneticist, should that be necessary.

While you are trying to get pregnant, you should avoid exposure to chemical agents and radiation, and—of course—avoid smoking, alcohol, and drugs. Staying away from these will increase your chances of conceiving a healthy baby.

químicos y radiaciones y por supuesto evitar el cigarrillo, el alcohol y las drogas. El no usarlos aumenta las probabilidades de concebir un hijo sano.

Si su primer hijo ya está en edad preescolar, considere que es un momento oportuno para que comience a asistir a la guardería o al kindergarten. Como es muy probable que se sienta celoso cuando nazca su hermanito o hermanita, el comenzar a relacionarse con otros niños ahora le servirá de entretenimiento y evitará que se sienta relegado, lo cual podría ocurrir si no se le envía a la escuela hasta después de que llegue "el intruso" a casa.

> Solamente alrededor de un 27 por ciento de los bebés que nacen cada año no han sido planeados por sus padres.

If your first child is preschool age, consider starting him or her in nursery school. It is very likely that he or she will start to feel jealous once his little brother or sister is born. Starting to relate to other children at an early stage will help entertain your first child, and prevent him or her from feeling that he or she has been given up, which could occur should you send him or her to school after the "intruder" arrives at home.

Only around 27 percent of the babies born each year were not planned by their parents.

Delia Fiallo . . .

escritora de *Morelia, Cristal, Marielena, Topacio* y
otras telenovelas famosas

✺

Cada uno de mis cinco embarazos y partos fue diferente. El primero fue muy normal: la fuente se rompió a las doce y a las seis ya estaba dando a luz. En el segundo parto, recuerdo que ingresé sin dolores y que el médico me dijo: "Duérmete, que esto demora". Pero cuando me volteé para domirme, ¡sentí de repente que la niña ya estaba saliendo! Resulta que ya estaba teniendo contracciones y no me había dado cuenta. No hubo tiempo más que para decirme, "¡Cierra las piernas!" y para llevarme corriendo al salón de partos. . . .

El día que tuve a mi cuarta hija, me había pasado ese día limpiando un librero enorme y haciendo mucho ejercicio, pues estaba poniendo en orden la casa nueva a donde nos habíamos mudado hacía poco. Con el desorden típico de una mudada, cuando me fui a bañar esa noche, resultó que no había agua ni jabón, ¡ni luz! Acabé bañándome a la luz de una vela, con agua casi helada de una fuente y detergente de lavar platos. . . . No sé si sería por eso, pero esa misma noche se presentó el parto. Fue mi único parto con cierta complicación, pues la bebé se presentó de frente; pero el médico logró enderezarla a la posición normal y no tuvo que hacer cesárea.

Después del cuarto, yo había decidido no tener más hijos. Ya tenía cuarenta años y estaba evitando salir embarazada. Pero yo soy hija única y siempre había dicho que tendría los hijos que Dios me mandara. Además, siempre he sido enemiga acérrima del aborto. Así que cuando se me presentó un nuevo embarazo, ni por un momento pensé en interrumpirlo. Eso sí, le pedí al médico que me hiciera cesárea y que me ligara las trompas. Me habían puesto la anestesia epidural y, estando ya en la mesa, a los dos o tres minutos escucho un llanto de bebé. Yo pensé que era el de alguna otra mujer que había acabado de dar a luz en el mismo salón, cuando oigo que mi médico me dice "¡Macho, varón, masculino!" ¡Acababa de tener mi primer hijo varón y ni me había dado cuenta! Todo eso me parece que pasó ayer . . . y sin embargo, ya todos mis hijos son padres y yo soy una abuela con doce nietos.

La embarazada de mis novelas que más recuerdo es Milagros, de *Una muchacha llamada Milagros*. La actriz, Rebeca González, salió en estado en medio de la novela y yo tuve que embarazar también a su personaje. ¡Tuve que seguir ese embarazo, capítulo a capítulo, como si fuera mío! Luego hasta el bebé salió en la novela recién nacido, en el hospital.

Delia Fiallo . . .

writer of *Morelia, Cristal, Maria Elena, Topacio* and
other well-known "telenovelas"

Each of my five pregnancies and deliveries was different. The first was very normal: The water broke at twelve, and at six I was delivering. The second delivery, I went in without any pain. The doctor said, "Sleep, this will take a while." But when I turned over to go to sleep, I suddenly felt the girl coming out! It turned out that I was already having contractions, but hadn't realized. They barely had time to say, "Keep your legs closed!" and run me to the delivery room. . . .

The day my fourth daughter was born, I had spent the whole day cleaning a huge bookshelf and doing a lot of exercise. I was still fixing up the new house we had just moved into. Typical of the mess involved in moving, when I went to take a bath that night there was no water, no soap, and no electricity! I took my bath by candlelight, with freezing water from a fountain and dishwashing detergent . . . I don't know if that did it, but that same night I went into labor. It was my only delivery with some complications, because the baby presented itself face forward. However, the doctor managed to straighten her out to a normal position and there was no need for a cesarean section.

After the fourth, I had decided not to have any more children. I was already forty and was avoiding becoming pregnant. But I am an only child and had always said I would have as many children as God sent me. Also, I have always been a staunch enemy of abortion. So, when I became pregnant once more, I never once gave thought to terminating it. I did, though, ask the doctor for a cesarean section and a tubal ligation. I had already been given an epidural (anesthesia) and was on the table when, within two or three minutes, I heard a baby crying. I thought it must belong to another woman who had just given birth in the same delivery room, when I heard my doctor saying to me, "Male, a boy, masculine!" I had just given birth to my first boy and hadn't even realized it! All this seems to have happened yesterday . . . and yet, all my children are already parents, and I'm a grandmother with twelve grandchildren.

The pregnant woman I most remember from my novelas is Milagros from *A Girl Named Milagros.* The actress, Rebeca Gonzalez, became pregnant halfway through the romance, and I had to make the character also become pregnant. I had to follow that pregnancy, chapter by chapter, as though it were mine! Later, even the baby appeared in the story, in the hospital where it was born.

Servicios de ayuda
a la futura mamá

Teléfonos, direcciones útiles, y sitios en la Internet

American Academy of Husband-Coached Childbirth, (800) 423-2397. Le contestan sus preguntas sobre los métodos de nacimiento natural (es decir, en casa y con la ayuda del padre de la criatura), le envían un directorio con expertos en este método en todo el país y un catálogo de videos sobre nacimientos naturales. Puede escribirles a: P.O. Box 5224, Sherman Oaks, CA 91413.

American College of Nurse-Midwives, (202) 728-9860. Para encontrar a una comadrona profesional en su área. Website: www.acnm.org.

AIM Program/Servicios Médicos Durante el Embarazo, (800) 433-2611. Hablan español.

A.S.P.O./Lamaze, (800) 368-4404. Se dedica a orientar y dar clases sobre el parto con el método de Lamaze. En su teléfono gratuito le pueden orientar acerca del grupo de Lamaze más cercano a su área. Tiene además la *Revista Lamaze para Padres*, una publicación en español con información útil sobre el famoso método. Puede solicitarla llamando al teléfono gratuito o escribiendo a: A.S.P.O./Lamaze, 2025 M St. NW, Suite 800, Washington, D.C. 20036. www.lamaze-childbirth.com.

Association of Birth Defect Children, (407) 895-0802. Brindan apoyo a familias cuyos bebés han nacido con defectos supuestamente producidos por la exposición de la madre a las drogas, la radiación, los productos químicos o los insecticidas. Dirección: 930 Woodcock, Suite 225, Orlando, FL 32803.

A.O.E.C (Association of Occupational and Environmental Clinics), (202) 347-4976. Evalúan la exposición de la embarazada a riesgos potenciales en el trabajo. Tienen una red de 60 clínicas en los Estados Unidos y, si usted les llama, le pueden informar sobre las clínicas en su área donde la pueden ayudar. Dirección: 1010 Vermont Ave. NW, Suite 513, Washington, D.C. 20005. www.aoec.org.

Breastfeeding.cim, Inc, www.breastfeeding.com. Información y apoyo sobre las ventajas de dar pecho.

Cesarean Prevention Movement, (800) 695-4276. Ayuda e información para las mujeres que han sido sometidas a cesáreas y para aquellas que quieren tener un parto vaginal después de haber sido sometidas a cesáreas. Dirección: P.O. Box 152, Syracuse, NY 13210.

Cesarean Support Education & Concern, (508) 877-8266. Da apoyo e información a las mujeres que han tenido o van a tener partos por cesárea. En el teléfono tienen siempre una grabación, así que si desea infor-

Services That Assist
the Expectant Mother

Useful telephone numbers, addresses, and websites

American Academy of Husband-Coached Childbirth, (800) 423-2397. (English/Spanish). Will answer your questions on natural childbirth (in other words, at home and with the baby's father's help). They will send you a directory listing experts in these methods across the country and a catalog of videos on natural childbirth. You may write to: P.O. Box 5224, Sherman Oaks, CA 91413.

American College of Nurse-Midwives, (202) 728-9860. They will locate a professional midwife in your area. Website: www.acnm.org.

AIM Program/Medical services during pregnancy, (800) 433-2611 (English/Spanish).

A.O.E.C. (Association of Occupational and Environmental Clinics), (202) 347-4976. Evaluation of the pregnant mother's exposure to potential risks at work. They have a network of more than 60 clinics within the United States and, if you call them, they can provide information on the clinics in your area where you can seek help. Address: 1010 Vermont Ave. NW, Suite 513, Washington, D.C. 20005. Website: www.aoec.org.

A.S.P.O./Lamaze, (800) 368-4404 (English/Spanish). Specialize in guidance and offering courses on the Lamaze method. At their toll-free number, they will guide you as to the Lamaze group closest to your area. They also offer the *Lamaze Magazine for Parents*, an English/Spanish publication with useful information on the famous method. You may request it by calling the toll-free number or writing to: 2025 M St. NW, Suite 800, Washington, D.C. 20036. www.lamaze-childbirth.com.

Association of Birth Defect Children, (407)895-0802. Support for families whose babies have been born with defects supposedly produced by the mothers' exposure to drugs, radiation, chemicals, or pesticides. Address: 930 Woodcock Road, Suite 225, Orlando, FL 32803

Breastfeeding.cim, Inc, www.breastfeeding.com. Information and support about the benefits of breast-feeding.

Cesarean Prevention Movement, (800) 695-4276. Help and information for women who had cesarean sections and for those who wish to have a vaginal delivery after having undergone a cesarean section. Address: P.O. Box 152, Syracuse, NY 13210.

Cesarean Support, Education & Concern, (508) 877-8266. Offers support and information to women who have had or will have a cesarean section delivery. A recording always answers their number, so the

mación sobre parto por cesárea, lo mejor es que les escriba (incluyendo un sobre con su propia dirección y un sello de $0.34) a: 22 Forest Rd., Framingham, MA 01701. O les piede dejar su número en la grabación para que le llamen por cobrar.

Departamento de Nacional de Salud y Servicios Humanos de los Estados Unidos, (800) 336-4797. En este número telefónico gratuito le proporcionan información sobre cuidados prenatales y otros servicios sociales. Para solicitar un folleto, puede llamar directamente al (202) 619-0257. O puede solicitar un folleto gratuito titulado "Prenatal Care" (OHDS 73-30017) que le ofrece a la madre información básica sobre el embarazo y las necesidades del recién nacido. Solicítelo, mencionando el título y el número, a: Department of Health and Human Services, Office of Human Development Services, LSDS, Department 76, Washington, D.C. 20401

Depression After Delivery, (800) 944-4743. Brinda apoyo e información a las mujeres que sufren de la depresión posterior al parto. Tienen un folleto y 55 grupos nacionales. Si deja su nombre y dirección en la grabadora, le enviarán información. Dirección: 91 East Somerset St., Raikan, NJ 08869. www.depression afterdelivery.com

Embarazo de adolescentes, (202) 245-0142. Le dan información sobre programas y ayuda para embarazadas adolescentes, información para prevenir el embarazo juvenil y los servicios de salud para estas mujeres. Este teléfono es del Departamento Nacional de Salud y Servicios Humanos.

Embarazo Hoy, www.embarazohoy.com. Revista en español con artículos.

I Am Your Child Foundation. Proporciona información acerca de la importancia del desarrollo del cerebro del niño desde la concepción hasta los primeros años de su vida. E incluye folletos, y videos con celebridades que ayudan a los padres con consejos prácticos no sólo de cómo cuidar y proteger a su hijo, sino de como prepararlo mejor para la escuela y para la vida. Disponible en Inglés y en español. En California, puede llamar al (800) 50NINOS y solicitar gratuitamente el "Paquete de Recursos para Nuevos Padres." www.iamy ourchild.org.

Infant formulas by Abbot Laboratories. Fórmula para bebé, Similac y otras. www.welcomeaddition.com.

INFOLINE-MEDICAL, (800) 339-6993. Proporciona información y servicios de asistencia para los diferentes programas del Departamento de Servicios Sociales que incluyen: Medical, Welfare, y otros. En inglés y en español.

International Childbirth Education Association, Inc., (800) 624-4934. Orienta sobre el cuidado materno y las diversas alternativas de parto a través de listas de organizaciones donde ofrecen clases de parto en la diferentes áreas (E). www.icea.org.

Internet Government Pregnancy Resources, www.healthfinder.gov. Servicios de asistencia del gobierno sobre el embarazo, en inglés y en español.

Internet Pregnancy Resources. www.babyplace.com/pregnancyresources.htm. Lista de servicios de asistencia, principalmente en inglés.

La Leche League, (800) LA LECHE o (800) 525-3243. Dan apoyo, educación e información a las mamás que les dan el pecho a sus bebés. Esta organización internacional, fundada en 1956, ofrece un folleto, horario de reuniones en varias ciudades y una línea telefónica de ayuda (E). Dirección: P.O. Box 1209, Franklin Park, IL 60131. www.lalecheleague.org; www.lalecheleague.org/LangEspanol/.

March of Dimes. (800) MODIMES o (888) 663-4637. Información sobre el embarazo y la prevención de malformaciones congénitas. Hablan español. www.nacersano.org.

MEDLINE plus: Temas sobre embarazo y reproducción. Términos médicos, bibliotecas, y publicaciones en inglés. www.nlm.nih.gov/medlineplus/pregnancyandreproduction.html

Minnesota Early Learning Design (MELD), (612) 332-7563. Ofrecen información a las mamás acerca del período que va desde el último trimestre hasta el tercer año de vida del bebé. Hay programas para madres adolescentes, padres con problemas de audición, familias hispanas, y padres de niños inválidos. Si llama o escribe, le informarán de centros en su área donde se imparten estos programas. También tienen libros sencillos en español sobre el cuidado del bebé (*Familia Nueva, Este Libro es Para Ti*), un diario del bebé (*Aventuras Nuevas*) y carteles con tablas que permiten seguir paso a paso el desarrollo del bebé; solicite el catálogo de libros llamando por teléfono o escribiendo a: 219 North 2nd St., Suite 200, MN 55401. www.nal.usda.gov.

best thing is to write to them (and include a self-addressed stamped envelope) at: C.S.E.C., 22 Forest Rd., Framingham, MA 01701. Or you may leave your number after the message and they will call you back collect.

The National Department of Health and Human Services of the United States, (800) 336-4797. Referral number where you can get information on prenatal care and other social services. To get a brochure you may call directly (202) 619-0257. Or you may request a free brochure called "Prenatal Care" (OHDS 73-30017), which offers mothers basic information about pregnancy and caring for the newborn baby. Request it by mentioning the above title and number and writing to: DEPARTMENT OF HEALTH AND HUMAN SERVICES Office of Human Development Services, LSDS, Department 76, Washington, D.C. 20401.

Depression After Delivery, Inc., (800) 944-4743. Offer support and information to women who suffer "post-partum blues." They have a brochure and 55 groups across the country. If you leave your name and address on their answering service, they will mail you the information. Address: 91 East Somerset St., Raikan, NJ 08869. Website: www.depressionafterdelivery.com.

Teenage Pregnancies, (202) 245-0142. This number belongs to the national Department of Health and Welfare and they can give you information on programs and help for pregnant teenagers, information to prevent teenage pregnancies, and health services for these women.

Pregnancy Today, www.pregnancytoday.com. English journal with articles (in Spanish, *Embarazo Hoy*).

I Am Your Child Foundation. Information on the importance of the child's brain development from conception to the first years of life. It includes brochures and videos with celebrities that provide parents with insightful tips on how to better care for and protect their child, as well as how to prepare him or her for school and for life. Available in English and in Spanish. Website: www.iamyourchild.org. In California you may request the new parents kit free of charge, at (800) KIDS025.

Infant formulas by Abbot Laboratories. Similac and others. Website: www.welcomeaddition.com. English.

INFOLINE-MEDICAL (800) 339-6993 (English/Spanish). Provides general information and referral to different programs of the Department of Public Social Services, including Medical, Welfare, and many others.

International Childbirth Education Association, Inc., (800) 624-4934. This group is devoted to guiding mothers on their health and the different alternatives for delivery by providing lists of organizations that offer pregnancy classes in different areas. Website: www.icea.org.

Internet Government Pregnancy Resources. Website: www.healthfinder.gov. English and Spanish.

Internet Pregnancy Resources. Website: www.babyplace.com/pregnancyresources.htm. List of resources (primarily in English).

La Leche League, (800) LALECHE or (800) 525-3243. This international organization, started in 1956, supports, educates, and informs mothers who breastfeed their babies. They offer a brochure, schedules for meetings in several cities, and a telephone help line. Write to: P.O. Box 1209, Franklin Park, IL 60131. Website: www.lalecheleague.org. Spanish materials.

March of Dimes, (800) MODIMES or (888) 663-4637. Information on pregnancy and the prevention of birth defects. English/Spanish. Website: www.modimes.org.

MEDLINE plus. Pregnancy and reproduction topics. Medical terms, libraries, publications. Website: www.nlm.nih.gov/medlineplus/pregnancyandreproduction.html. English.

Minnesota Early Learning Design (MELD), (612) 332-7563. Offer mothers information covering the final three months of pregnancy through the third year of the baby's life. There are programs for adolescent mothers, parents with hearing problems, Hispanic families, and parents of invalid children. If you write, they will inform you of centers in your area where these programs are offered. They also have simple books in Spanish about infant care (*New Family, This Book is for You*), a baby's diary (*New Adventures*), and posters with tables that allow you to follow the baby's development step-by-step. Request their book catalog by calling or writing to: 219 North 2nd St., Suite 200, MN 55401. Website: www.nal.usda.gov.

Mother and Infant Care, www.childbirth.org. Embarazo, parto, y cuidado infantil.

NAPSAC (National Association of Parents & Professionals for Safe Alternatives in Childbirth), (573) 238-2010. Ofrece información y apoyo relacionados a los partos en el hogar, el cuidado materno familiar y los servicios de las comadronas. Por un costo de $5.00 (cheque o giro) ofrecen un directorio nacional de personas que practican métodos alternativos de partos (E). Este precio incluye el envío y entrega. Dirección: Route 4, Box 646, Marble Hill, MO 63764.

National AIDS Hotline, (800) 342-2437 (Hablan español) o (800) 826-7653. Información sobre el SIDA.

National Center for Education in Maternal & Child Health, (703) 524-7802. Ofrece información sobre el embarazo, la maternidad y sobre los trastornos genéticos hereditarios que pueden afectar a familias enteras. Dirección: 2000 15th St. North, Suite 701, Arlington, VA 22201-2617. www.ncemch.org.

National Child Support Enforcement Association, (202) 624-8180 teléfono, (202) 624-8828 fax. Organización no lucrativa con membresía que representa a la comunidad de "child support", con más de 60,000 trabajadores. Su misión es la de promover el bienestar de los niños a través del desarrollo profesional de abogacía de sus miembros y creando consciencia pública. Dirección: 444 North Capitol St. Suite 414, Washington, D.C. 20001-1512. www.ncsea.org.

National Maternal & Child Health Clearing House, (888) 434-4MCH. Ofrece un libro gratis llamado *Health Diary*, con información útil para la futura mamá. El libro está disponible en español. También tiene listas con títulos de libros y artículos relativos al embarazo y al cuidado del bebé (E). www.nmchc.org.

National Organization of Mothers of Twins Club, (505) 275-0955. Agrupa más de 300 clubs formados por madres que han tenido partos múltiples. Ofrecen información y consejo (E). Dirección: P.O. Box 438, Thompsons Station, TN 37179-0438. www.nomotc.org.

National Organization of Single Mothers, Inc. (NOSM), (704) 888-KIDS. Proporciona información y comunicación entre grupos de apoyo para madres solteras. Ayuda a establecer grupos de apoyo y publica una revista dos veces al mes. Dirección: SingleMOTHER, P.O. Box 68, Midland, NC 28107. www.solo mother@aol.com.

National Organization of Working Women, (800) 522-0925. Brinda orientación sobre sus derechos laborales a las embarazadas y a las nuevas mamás que trabajan. Los folletos informativos gratis que ofrecen están disponibles en español. Funciona de 9 AM a 5 PM (E). Dirección: 1430 W. Peachtree St. # 610, Atlanta, GA 30309. www.9to5.org.

National Parent Info Network, (800) 583-4135. Red nacional de información para padres.

National Resource Center for Parents with Disablities, (800) 644-2666 or (510) 848-1112. Centro nacional de información para padres con incapacidades. www.lookingglass.org.

National Women's Health Organization, (202) 347-1140. Proporciona información sobre salud femenina y orientación para casos de litigio relacionado con ese asunto (E). Dirección: 514 10th St. NW, Suite 400, Washington, D.C. 20005

Newborn Hearing Screening Program, (877) 388-5301. Exámenes de Audición para recién nacidos.

Nutrition Action Group, (415) 752-7934. Orienta a las embarazadas acerca de la nutrición adecuada durante la espera del bebé.

Pacific Post-Partum Support Society, dirección: 104-1416 Commercial Dr., Vancouver, BC V5L 3X9.

Planned Parenthood. Información acerca de la planificación familiar. www.plannedparenthood.org/ ESPANOL.

Pregnancy and Parental Leave Resource Kit. Es un folleto que explica en detalle los derechos de retiro médico a la familia. El costo es de $5. Dirección: The NOW Legal Defense and Education Fund, 99 Hudson St., New York, NY 10013.

Pregnancy Hotline, (800) 522-5006. Ofrece información para las adolescentes embarazadas acerca de a dónde pueden ir para obtener atención médica. www.pregnancycenters.org.

Pregnancy Risk Line, (801) 328-2229. Ofrece folletos gratis (con fondos estatales) a las personas de los estados de Utah y Montana, y también información a personas de otros estados sobre dónde encontrar organizaciones similares en sus áreas. Proveen básicamente información sobre los riesgos de los productos quími-

Mother and Infant Care, www.childbirth.org. Pregnancy, delivery, and child care.

NAPSAC (National Association of Parents & Professionals for Safe Alternatives in Childbirth), (573) 238-2010. Offer information and support related to delivery at home, the family's care of the mother, and midwife services. At a cost of $5 (check or money order) they offer a national directory of people who practice alternative delivery methods. This price includes shipping. Address: Route 4, Box 646, Marble Hill, MO 63764.

National AIDS Hotline, (800) 826-7653 or (800) 342-2437 (Spanish). AIDS information.

National Center for Education in Maternal & Child Health, (703) 524-7802. Offer information on pregnancy, maternity, and genetic inherited disorders that may affect the whole family. Address: 2000 15th St. North, Suite 701, Arlington, VA 22201-2617. Website: www.ncemch.org.

National Child Support Enforcement Association, tel. (202) 624-8180, fax (202) 624-8828. Nonprofit membership organization representing the child support community, a workforce of over 60,000. Their mission is to promote the well-being of children through professional development of its membership advocacy and public awareness. Address: 444 North Capitol St. Suite 414, Washington, D.C. 20001-1512. Website: www.ncsea.org.

National Maternal & Child Health Clearing House, (888) 434-4MCH. Offers a free *Health Diary*, with useful information for the expectant mother. The book is available in English and Spanish. They also have lists of books and articles related to pregnancy and child care. Website: www.nmchc.org.

National Organization of Mothers of Twins Club, (505) 275-0955. Encompasses more than 300 clubs created by mothers who have had multiple births. They offer information and advice. Address: P.O. Box 438, Thompsons Station, TN 37179-0438. Website: www.nomotc.org.

National Organization of Single Mothers, Inc (NOSM), (704) 888-KIDS. Clearinghouse of information and network of support to single mothers. Helps establish support groups and publishes a bimonthly newsletter. Address: SingleMOTHER, P.O. Box 68, Midland, NC 28107. Website: www.solomother@aol.com.

National Organization of Working Women, (800) 522-0925. Open from 9 AM to 5 PM, they offer guidance on labor rights for pregnant mothers and new mothers on the job. Free informational brochures are available in Spanish. Address: 1430 W. Peachtree St. # 610, Atlanta, GA 30309. Website: www.9to5.org.

National Parent Info Network, (800) 583-4135. National information network for parents.

National Resource Center for Parents with Disabilities, (800) 644-2666 or (510) 848-1112. Website: www.lookingglass.org.

National Women's Health Organization, (202) 347-1140. Provides information on women's health and guidance in the event of litigation related to the subject. Address: 514 10th St. NW, Suite 400, Washington, D.C. 20005.

Newborn Hearing Screening Program, (877) 388-5301. Hearing tests for newborns.

Nutrition Action Group, (415) 752-7934. Offers guidance for pregnant women on proper nutrition during pregnancy.

Pacific Post-Partum Support Society. Address: 104-1416 Commercial Dr., Vancouver, BC V5L3X9.

Planned Parenthood, www.plannedparenthood.org/ESPANOL.

Pregnancy and Parental Leave Resource Kit. A booklet that explains the Family and Medical Leave Act in greater detail. The cost is $5. Address: The NOW Legal Defense and Education Fund, 99 Hudson St., New York, NY 10013

Pregnancy Hotline, (800) 522-5006. Information for pregnant teenagers on where they can receive medical and social services. Website: www.pregnancycenters.org.

Pregnancy Risk Line, (801) 328-2229. Offers free brochures to persons in Utah and Montana (state funds), as well as information to persons in other states regarding similar organizations in their area. They provide

cos, las drogas, los medicamentos y las infecciones tóxicas durante el embarazo. Tienen un servicio de traducción que ofrece la información en treinta y siete idiomas, entre ellos el español.

Post Partum Education for Parents (PEP), (805) 564-3888. Ofrece apoyo emocional a las madres por medio de madres voluntarias y educación básica sobre el cuidado infantil y el papel de los nuevos padres. Tienen varias publicaciones (E/S). Dirección: P.O. Box 6154, Santa Barbara, CA 93110. www.sbpep.org.

Revista *Ser Padres*, (800) 982-1564. Ofrece información actualizada sobre el embarazo, la educación, la salud del bebé, y la nutrición familiar. Seis ejemplares al año por $6. Hay que llamar para suscribirse.

Resolve, (617) 623-0744. La Asociación Nacional de Infertilidad. Ofrece apoyo emocional y referencia médica para las parejas que no han podido tener hijos. Dirección: 1310 Broadway, Somerville, MA 02144. www.resolve.org.

Single Mothers By Choice, (212) 988-0993. Red de apoyo para las mujeres que están esperando un hijo y que no tienen una relación permamente con un hombre (E). Dirección: P.O. Box 1642, Gracie Sq. Station, New York, NY 10028. www.singlemother.org.

The Confinement Line, (703) 941-7183. Una línea telefónica que ofrece apoyo y estímulo a aquellas mujeres que se ven obligadas a guardar cama debido a embarazos peligrosos. Puede escribirles a: P.O. Box 1609, Springfield, VA 22151.

The Mother's Center Development Center, (800) 645-3828. Un sistema de apoyo e investigación, con ochenta grupos nacionales, para ayudar a las mujeres embarazadas y a las mamás en general (E). El teléfono en Nueva York es (516)520-2929.

Triplet Connection, (209) 474-3073. Da apoyo y consejo a las mamás que tienen trillizos o más, así como información para evitar un parto antes de término (E). Dirección: P.O. Box 99571, Stockton, CA 95209. www.tripletconnection.org.

TWINS magazine. La revista para padres de gemelos en el internet, con otras conexiones a servicios de asistencia para padres de trillizos y más niños. Inglés. www.twinsmagazine.com.

U.S. government, internet HHS Directory of Health and Human Services Data Resources. Introducción al directorio de datos sobre servicios de asistencia del gobierno; Sistemas de Investigación sobre Nutrición Pediátrica. www.aspe.os.dhhs.gov. Inglés.

Women's Bureau Publications. Ofrece un resumen de las leyes de su estado acerca de la licencia materna durante la maternidad. Dirección: U.S. Department of Labor, Box EX, 200 Constitution Avenue NW, Washington, D.C. 20210.

WIC (Women, Infants and Children; Mujeres, Bebés y Niños), (800) 201-7320, (800) 437-0937, or (888) 942-9675. Ofrecen asistencia a mujeres embarazadas y a niños de bajos recursos. Esta organización protege la salud de las mujeres, los bebés y los niños de hasta 5 años de edad que están en riesgo debido a una nutrición deficiente. Les dan alimentos nutritivos de acuerdo a su estado de salud y sus necesidades. También les proporcionan información acerca de los buenos hábitos alimenticios y recomendaciones para cuidados de salud. www.fns.usda.gov/wic/.

Zero to Three, www.zerotothree.org. Desarrollo infantil temprano para padres y profesionales.

Sitios en la Internet
relacionados con la familia

Family Planet	www.family.starware.com/
Family.com	www.family.com/
Parent Soup	www.parentsoup.com/
ParentTime	pathfinder.com/ParentTime/
Family Education Network	www.families.com/

information on the risks caused by chemical products, drugs, medication, and toxic infections during pregnancy. They offer translation services in 37 languages, including Spanish.

Post-Partum Education for Parents (PEP), (805) 564-3888. Offers emotional support to mothers, administered by volunteer mothers, as well as basic education on infant care and the role of new parents. They have several publications in English and Spanish. Address: P.O. Box 6154, Santa Barbara, CA 93110. Website: www.sbpep.org.

Ser Padres **magazine,** (800) 982-1564 (for subscriptions). A Spanish-language version of *Parents'* magazine. The most up-to-date information on pregnancy, education, baby health, and family nutrition. Six issues a year for $6.

Resolve, (617) 623-0744. The National Infertility Association. Emotional support and medical references for couples who have been unable to conceive. Address: 1310 Broadway, Somerville, MA 02144. Website: www.resolve.org.

Single Mothers By Choice, (212) 988-0993. Support network for mothers who are expecting a child and do not maintain a permanent relationship with a man. Address: P.O. Box 1642, Gracie Sq. Station, New York, NY 10028. Website: www.singlemother.org.

The Confinement Line, (703) 941-7183. Offers support and encouragement to those women who are forced to stay in bed due to dangerous pregnancies. You may write to: P.O. Box 1609, Springfield, VA 22151.

The Mother's Development Center, (800) 645-3828; in New York (516) 529-2929. A support and research system, encompassing 80 national groups, to assist pregnant women and mothers in general.

Triplet Connection, (209) 474-3073. Offers support and advice to mothers with triplets or more, as well as information on how to avoid premature delivery. Address: P.O. Box 99571, Stockton, CA 95209. Website: www.tripletconnection.org.

TWINS **magazine,** www.twinsmagazine.com. The Internet magazine for parents of twins, with additional links to other resources for parents of multiples. English.

U.S. Directory of Health and Human Services Data Resources, www.aspe.os.dhhs.gov. English.

Women's Bureau Publications. Request a summary of the laws in your state regarding maternity leave. Address: U.S. Department of Labor, Box EX, 200 Constitution Avenue NW, Washington, D.C. 20210.

WIC (Women, Infants and Children), (800) 201-7320 or (800) 437-0937. This organization safeguards the health of low-income women, infants, and children up to age five who are at risk due to poor nutrition. They provide nutritious foods and dietary supplements according to their health status and their needs. They also provide information on healthy eating and referrals to health care. Website: www.fns.usda.gov/wic/.

Zero to Three, www.zerotothree.org. Early child development website for parents and professionals.

Web sites for family-related issues

Family Planet	www.family.starware.com/
Family.com	www.family.com/
Parent Soup	www.parentsoup.com/
ParentTime	www.pathfinder.com/ParentTime/
Family Education Network	www.families.com/

Glosario
Pequeño diccionario para la futura mamá

A

Acido fólico: Una de las vitaminas del complejo B. Es muy importante para el crecimiento de las células, especialmente durante el embarazo. La dosis diaria recomendada para las mujeres embarazadas es de un miligramo. Disminuye el riesgo de defectos en el sistema nervioso del bebé.

Aborto: Terminación del embarazo antes de las 20 semanas de gestación. Puede ser espontáneo o inducido.

Acupuntura: Procedimiento que consiste en clavar agujas en la piel en ciertos lugares del cuerpo humano para aliviar el dolor, y ayudar a combatir ciertas adicciones (fumar, por ejemplo).

Aditivos: Sustancias que se incluyen en la mayoría de los alimentos procesados, algunas de las cuales pueden ser dañinas. Las más comunes son colorantes, edulcorantes y sabores artificiales, cafeína y glutamato monosódico.

Adrenalina: Hormona que segregan las glándulas suprarrenales. La adrenalina acelera el ritmo cardíaco, aumenta la presión arterial, dilata los bronquios e influye en la digestión.

Alfa-fetoproteína: Sustancia producida por el feto que se encuentra en el líquido amniótico y en la sangre de la madre. Los niveles elevados sugieren la posibilidad de defectos en el tubo neural (sistema nervioso) del feto.

Alquitrán: Sustancia resinosa de color oscuro, que se obtiene de la destilación de la hulla (carbón suave) o de la leña del pino. Está presente en el papel que se utiliza para la fabricación de cigarrillos.

Glossary
A brief dictionary for the expectant mother

&

A

Abortion: Termination of a pregnancy before the end of the twentieth week. It can be spontaneous or induced.

Acupuncture: Procedure that consists of placing needles under the skin in specific areas of the human body, to relieve pain and help combat certain addictions (smoking, for example).

Additives: Substances included in most processed foods, some of which may be harmful. The most common are food coloring, sweeteners, artificial flavors, caffeine, and monosodium glutamate.

Adrenaline: Hormone secreted by the adrenal glands. Adrenaline accelerates heart rate, increases blood pressure, dilates the bronchi, and affects digestion.

AIDS: A deficiency of the immune (defense) system due to infection with the human immunodeficiency virus (HIV). AIDS (acquired immune deficiency syndrome) can remain quiet, without causing symptoms, for long periods of time, or it can cause symptoms because of the inability of the infected person's body to fight infections and cancer. It is diagnosed from a blood test for antibodies that the body produces to fight it. The virus is spread most often by sexual contact but may be spread by contaminated blood or needles. The mother can infect the fetus during pregnancy.

Alpha-fetoprotein: Substance produced by the fetus and found in the amniotic fluid and the blood of the mother. Elevated levels suggest the possibility of defects in the spinal cord (nervous system) of the fetus.

Aminoácidos: Sustancias que funcionan como material de construcción de las proteinas.

Aminoácidos esenciales: Ocho aminoácidos que el cuerpo no puede fabricar y tienen que ser suministrados a través de los alimentos.

Amnioscentesis: La extracción de líquido amniótico para análisis.

Anemia: Cuenta baja de glóbulos rojos en la sangre.

Anencefalia: Carencia de cerebro, de la parte superior del cráneo y de la médula espinal al nacimiento. Puede detectarse a través del análisis que mide el nivel de alfa-fetoproteína en el líquido amniótico o en la sangre de la madre.

B

Bebé postmaduro: Un embarazo de más de cuarenta y dos semanas.

Biopsia: Pedazo de tejido que se obtiene para un examen microscópico con el fin de establecer un diagnóstico.

C

Caloría: Unidad de medida nutritiva: El valor energético o poder nutritivo de los alimentos se determina en calorías. Si una embarazada tiene una actividad física ligera, debe multiplicar su peso ideal por doce; por quince, si desempeña una actividad moderada y por veinte, si es muy activa. Al número obtenido le debe añadir de 300 a 500 y el resultado será su consumo diario de calorías durante el embarazo.

Calostro: Primera leche que secreta la mujer al final del embarazo. Es un líquido amarillento aguado que cambia de composición después del parto.

Carbohidratos: Sustancias nutritivas que proporcionan energía. Se dividen en almidones y azúcares. Los carbohidratos complejos se encuentran en los granos integrales, las verduras y las frutas. Los carbohidratos sencillos o azúcares son una fuente de energía rápida que no aporta nada al crecimiento del bebé, por lo que es preferible sustituirlos por frutas que también aportan vitaminas, minerales y fibra.

Circunsición: Operación menor que consiste en un corte circular de una porción del prepucio (piel móvil que cubre el glande o cabeza del miembro masculino). Generalmente se practica a los bebés varones a los pocos días de nacidos para prevenir infecciones, pero éstas se previenen también bañándolos regularmente y deslizando el prepucio hacia atras para evitar la acumulación de suciedad y residuos de jabón.

Cistitis: Inflamación de la vejiga, frecuentemente debida a una infección.

Clamidia: Enfermedad transmitida por contacto sexual que puede infectar la uretra, el ano o los órganos femeninos, causando inflamación en el área de la pelvis. Cuando los síntomas se presentan, pueden incluir el coito doloroso, micción frecuente con sensación de irritación y dolor abdominal. La eritromicina es el medicamento más recetado por los doctores a la mujer embarazada que padece clamidia para curar la infección y evitar la transmisión al bebé durante el parto.

Amino acids: Substances that serve as building blocks for protein.

Amniocentesis: The extraction of amniotic fluid for analysis.

Anemia: Low red blood cell count.

Anencephaly: Absence at birth of the brain, top of the skull, and spinal cord. It may be detected by a test that measures the level of alpha-fetoprotein in the amniotic fluid or the mother's blood.

B

Biopsy: Microscopic examination of animal tissue for diagnostic purposes.

Blood types: There are four blood types: O, A, B, and AB. When someone receives a blood transfusion, it must be of the same type so that the antibodies in the donated blood don't react against the recipient's blood.

Braxton-Hicks contractions: Irregular contractions of the uterus that occur during pregnancy.

C

Calorie: Unit of nutrition measurement: The energy value or nutritional power of foods is determined by calories. If a pregnant woman's physical activity is light, she must multiply her ideal weight by twelve; by fifteen if her activity is moderate, and by twenty if she is very active. She should then add 300 to 500 to the number obtained; and the result is her daily requirement of calories during pregnancy.

Carbohydrates: Nutritional substances that provide energy. Divided into starches and sugars. The complex carbohydrates are found in whole-grain cereals, vegetables, and fruits. The simple carbohydrates and sugars are a quick source of energy that do not contribute to the baby's growth, so should preferably be substituted by fruits that also provide vitamins, minerals, and fiber.

Chorionic membrane: Placenta tissue. Analyzing it during pregnancy allows evaluation of the condition of the fetus.

Chlamydia: Sexually transmitted disease that may infect the urethra, anus, or female organs, causing inflammation of the pelvis. When symptoms are present, they may include painful intercourse, frequent urination with a burning sensation, and stomach pain. Erythromycin is the most frequently prescribed medication for pregnant women suffering from chlamydia, to avoid infecting the baby during delivery.

Chorionic tissue test: Diagnostic study that analyzes placental tissue in the early stages of pregnancy to evaluate certain fetal abnormalities.

Chromosome: Element of the nucleus of the cells. The number of chromosomes is always constant in each and every cell of an individual, and in all individuals of the same species.

Circumcision: Minor surgery consisting of a circular incision on the foreskin (loose skin that covers the head of the male genital). Generally practiced on baby boys a few days

Conjuntivitis: Inflamación de la membrana interior de los párpados y parte anterior del ojo.

Contracciones de Braxton-Hicks: Contracciones (espasmos) uterinas (de la matriz) irregulares que se presentan durante el embarazo.

Cordón umbilical: El cordón (tubo) que que conecta al feto de su ombligo a la placenta (el órgano dentro de la matriz de la madre). Permite el transporte de las sustancias nutritivas y el oxígeno de la madre la feto y la eliminación de productos de desecho y bióxido de carbono del feto a la madre a través de la placenta.

Cromosoma: Elemento del núcleo de las células. El número de cromosomas es siempre constante en todas las células de un mismo individuo y en todos los individuos de una misma especie.

D

Diabetes: Niveles elevados de glucosa (azúcar) en la sangre. Cuando se desarrolla durante el embarazo se le conoce como diabetes gestacional.

Disnea: Falta de aire.

Distrofia muscular: Una enfenmedad genética de los músculos de origen desconocido, en la cual hay una degeneración lenta y progresiva de las fibras de los músculos.

E

Eclampsia o toxemia del embarazo: Convulsiones y estado de coma en una paciente con preeclampsia (vea preeclampsia).

Embarazo de alto riesgo: Un embarazo con problemas y complicaciones que en ocasiones requiere de un especialista.

Embarazo ectópico: Un embarazo que ocurre por fuera de la cavidad uterina, por ejemplo, en uno de los tubos de Falopio (que conectan al ovario con el útero).

Endometriosis: Proliferación del tejido que recubre el interior de la matriz (endometrio) fuera de la cavidad uterina.

Episiotomía: Incisión quirúrgica en la abertura de la vagina durante el parto para prevenir laceraciones o rasgaduras en esta área.

Espina bífida: Espina dorsal abierta, defecto congénito del tubo neural en que parte de una (o más) vértebra no se desarrolla completamente, dejando una sección de la médula espinal expuesta. Se puede detectar con la prueba de alfa-fetoproteína.

Estrógeno: Hormona femenina producida por los ovarios durante la etapa fértil de la mujer.

Examen del tejido coriónico: Estudio diagnóstico que analiza el tejido de la placenta en etapas tempranas del embarazo para evaluar ciertas anormalidades en el feto.

F

Farmacopea: Las sustancias medicinales y sus combinaciones.

Feto: El bebé durante el embarazo entre las 10 semanas de gestación hasta el parto. Antes de 10 semanas se le llama embrión.

after birth to prevent infections, which may also be prevented by bathing them regularly and pulling the foreskin back to avoid accumulation of dirt or soap residue.

Cleft lip: Congenital vertical split in the upper lip. It may be partial or extend all the way to the base of the nose, and it may be on one or both sides of the nose.

Cleft palate: Congenital gap along the roof of the mouth. It runs the length of the middle of the palate, extending from behind the teeth to the cavity of the nose. Sometimes it is an extension of a cleft lip.

Colostrum: First milk that the mother secretes at the end of her pregnancy. It is a yellowish, watery fluid that changes in composition after delivery.

Conjunctivitis: Inflammation of the inner membrane of the eyelids and front of the eye.

Cystitis: Infection of the bladder, frequently due to an infection.

D

Diabetes: Elevated blood sugar (glucose) levels. When it develops during pregnancy, it is known as gestational diabetes.

Dyspnea: Difficulty breathing.

E

Eclampsia or toxemia: Convulsions and coma in patient with preeclampsia (see preeclampsia).

Ectopic pregnancy: Pregnancy that occurs outside the uterine cavity, for example, in one of the fallopian tubes (that connect the ovaries to the uterus).

Endometriosis: Proliferation of the tissue that covers the womb (endometrium) outside the uterine cavity.

Episiotomy: Surgical incision at the opening of the vagina made during delivery to avoid lacerations and tearing in that area.

Essential amino acids: Eight amino acids that the body cannot produce and must be retrieved from foods.

Estrogen: Female hormone produced by the ovaries during the woman's reproductive age.

F

Fallopian tubes: Parts of the female reproductive system that carry the ovum to the uterus.

Fetal suffering: Problems in the fetus that occur before birth or during labor and require an immediate delivery.

Fibroma: Benign fibrous tumor in the uterus.

Fibroma: Tumor fibroso benigno en el útero.

Fisura palatina: Fisura congénita en el paladar, (parte superior de la boca). Corre a lo largo del centro del paladar extiendiéndose desde detrás de los dientes hasta la cavidad nasal. A veces puede ser una extensión del labio leporino.

G

Gen: Cada uno de los elementos que están dispuestos en serie lineal y fija a lo largo de los cromosomas y que determinan las características hereditarias.

Gestación: Embarazo.

Ginecología: Estudio de las enfermedades propias de la mujer.

Gingivitis: Inflamación de las encías.

Glucosuria: Glucosa (azúcar) en la orina.

Gonorrea: Enfermedad transmitida por contacto sexual, causada por una bacteria llamada gonococo. Se cura con antibióticos. Si una mujer padece de gonorrea durante el parto, su bebé puede quedar ciego al nacer.

Grupos sanguíneos: Hay cuatro tipos de sangre: O, A, B y AB. Cuando una persona recibe una transfusión de sangre, debe ser de su mismo grupo para que los anticuerpos de la nueva sangre no reaccionen contra la sangre del recipiente.

H

Hemofilia: Enfermedad hereditaria caracterizada por dificultad de coagulación de la sangre con sangrados recurrentes. La causa es una deficienca de una proteína especifica en la sangre.

Herpes genital: Enfermedad de transmisión sexual causada por un virus; caracterizada por la presencia de llagas (ampollas) dolorosas en los genitales. Si la mujer tiene una infección activa en el momento del parto, el médico hará una cesárea para evitar el contagio al bebé.

Hiperglicemia: Glucosa (azúcar) alta en la sangre.

Hipertensión: Presión arterial elevada.

Hipotensión: Presión arterial baja.

Hypermesis gravidarum: Náusea y vómito severos durante el embarazo que pueden causar deshidratación e incluso requerir hospitalización para su tratamiento. Generalmente en el primer trimestre del embarazo.

I

Inmune: Protegido contra ciertas enfermedades. Una mamá con el factor Rh negativo cuyo bebé es Rh positivo, requiere de la vacuna con la inmunoglobulina de su tipo de Rh para evitar problemas en embarazos subsequentes.

IUD: Siglas en inglés del dispositivo intrauterino (DIU). Se coloca en el interior del útero, es uno de los métodos utilizados para la anticoncepción es decir, para evitar el embarazo, impidendo la implatación del óvulo en la pared del útero.

Folic acid: One of the B-complex vitamins. Very important to the growth of cells, especially during pregnancy. Daily recommended dosage for pregnant women is one milligram. Reduces the risk of defects in the baby's nervous system.

G

Gene: Each of the elements that are arranged in linear and fixed manner the length of the chromosomes and that determine hereditary characteristics.

Genital herpes: Sexually transmitted disease produced by a virus that provokes painful blisters in the genital area. When present during delivery, a cesarean section may be indicated to prevent transmission to the baby.

Gestation: Pregnancy.

Gingivitis: Inflammation of the gums.

Globulin: Blood component involved in coagulation.

Gonorrhea: Sexually transmitted disease caused by a bacteria known as gonococcus. Can be treated with antibiotics. If the woman is suffering from gonorrhea during delivery, her baby may be blinded at birth.

Gynecology: Study of female-related diseases.

H

Hemophilia: An inherited bleeding disorder characterized by recurrent bleeding. It is caused by a deficiency of a specific blood protein.

High-risk pregnancy: Problems and complications during pregnancy that may signal the need to see a specialist.

Hyperglycemia: Elevated blood sugar (glucose).

Hypermesis gravidarum: Severe nausea and vomiting during pregnancy that can cause dehydration and may require hospitalization for treatment. Generally in the first trimester.

Hypertension: High blood pressure.

Hypotension: Abnormally low blood pressure.

I

Immune: Not susceptible to certain diseases. A mother who has Rh-negative factor and whose child is Rh positive is vaccinated with immune globulin of her Rh type, to avoid harm to future pregnancies.

IUD: Intrauterine device. Placed inside the uterus, it functions as a contraceptive; in other words, it prevents unwanted pregnancies by avoiding implantation of the egg in the uterine wall.

L

Labio leporino: Fisura congénita vertical del labio superior. Puede ser parcial o puede extenderse hasta la base de la nariz, y puede ser de uno o ambos lados de la nariz.

Laparoscopía: Operación que permite examinar el interior del abdomen utilizando un laparoscopio. Un instrumento que penetra la pared abdominal a través de pequeños cortes que hace el cirujano.

Líquidos orgánicos: Líquidos del cuerpo.

Loquios: Los desechos vaginales que se presentan en las semanas posteriores al parto. Pueden llegar a durar hasta seis semanas.

M

Malestar matutino: Las náuseas y vómitos que se presentan especialmente en el primer trimestre del embarazo.

Meconio: Las primeras heces (materias fecales) del feto.

Membrana coriónica: Tejido de la placenta. Su análisis durante el embarazo permite evaluar el estado del feto.

N

Nacimiento natural: El trabajo de parto y el parto sin recibir ningún medicamento.

O

Obstetricia: Rama de la medicina que estudia la gestación, el parto y el puerperio.

Organos reproductivos: órganos encargados de la reproducción. En la mujer, son los ovarios; y en el hombre, los testículos.

Ovulación: Desprendimiento de un óvulo del ovario. En mujeres con períodos menstruales regulares, esto sucede en el tiempo comprendido entre los diez días posteriores a la menstruación anterior y los diez anteriores a la menstruación posterior; es decir, en un período de ocho días.

óvulo: Célula sexual femenina que, fecundada, dá origen al embrión.

Oxitocina: Hormona producida normalmente en el cuerpo durante el trabajo de parto, el parto y el puerperio. También se dá para inducir el trabajo de parto ya que estimula al útero para que se contraiga.

P

Parto prematuro: Parto antes de las 38 semanas de gestación.

Pelvis: Cavidad del cuerpo situada en la parte baja del abdomen. En la mujer, contiene los órganos reproductivos, los ovarios, las trompas y el útero.

Placenta: Es el único órgano que conecta al feto con la mamá a través del cordón umbilical. Se encuentra adherida al interior de la matriz. Su función es la de nutrir al feto durante todo el embarazo.

L

Labor: Rhythmic contractions that cause the cervix to dilate and allow the baby to emerge.

Laparoscopy: Surgery that allows examination of the abdomen using a laparoscope. This instrument goes through the abdominal wall by way of small perforations made by the surgeon.

Late-term baby: Pregnancy that lasts more than forty-two weeks.

Lochia: Vaginal discharge in the weeks following delivery. It can last up to six weeks.

M

Meconium: The first feces of the fetus.

Morning sickness: Nausea and vomiting that occur especially in the first trimester.

Muscular dystrophy: An inherited muscle disorder of unknown cause in which there is slow but progressive degeneration of muscle fibers.

N

Natural childbirth: Labor and delivery without pain killers.

O

Obstetrics: Branch of medicine that studies gestation, delivery, and puerperium.

Organic fluids: Liquids of the body.

Ovulation: Release of the ovum within the ovary. In women with regular menstrual periods, this happens during the time between the ten days following the previous menstruation and the ten days before the following menstruation. In other words, an eight-day time frame.

Ovum (plural: ova): Female sexual cell which, fertilized, originates the embryo.

Oxytocin: Hormone produced by the body during labor, delivery, and puerperium. Also given to induce labor since it causes the uterus to contract.

P

Pelvis: Body cavity located in the lower part of the abdomen. In it contains the reproductive organs, Fallopian tubes, and the uterus.

Pharmacopeia: Medicinal substances and their combinations.

Placenta: The only organ that connects the fetus to the mother by means of the umbilical cord. It is attached to the inside of the womb. Its function is to feed the fetus during pregnancy.

Preeclampsia: Desarrollo de presión alta, retención de líquidos con hinchazón, y proteína en la orina, hacia el final del embarazo.

Problemas somáticos: Problemas que conciernen al cuerpo.

Progesterona: Hormona sexual femenina segregada en grandes cantidades durante el período de gestación. Por eso se le conoce como "hormona del embarazo".

Proteínas: Sustancias que funcionan como material de contrucción de los tejidos del cuerpo. Las proteínas son vitales para el feto en desarrollo. Es recomendable que una mujer embarazada ingiera de 70 a 80 gramos de proteínas diariamente.

Puerperio: Período posterior al parto hasta que el útero regresa a su tamaño normal.

R

Ruptura de las membranas: También conocido como ruptura de la fuente. Es cuando el saco amniótico se rompe y permite la salida del líquido amniótico.

S

SIDA: Una deficiencia del sistema inmune (de defensa) debida a la infección con el virus de inmunodeficiencia humana (VIH). SIDA (síndrome de inmunodeficiencia adquirida). Puede permanecer silencioso, sin dar síntomas, por períodos largos de tiempo, o puede causar síntomas debido a que el cuerpo de la persona infectada no puede luchar contra las infecciones y contra el cáncer. Se diagnostica con una prueba de sangre que detecta la presencia de anticuerpos que el cuerpo produce para combatirlo. El virus se transmite más frecuentemente por contacto sexual pero también a través de la sangre o agujas contaminadas. La madre con VIH puede infectar al feto durante el embarazo.

Sufrimiento fetal: Problemas en el feto que ocurren antes del nacimiento o durante el trabajo de parto y que requieren de un parto inmediato.

Piorrea: Enfermedad de las encías que puede causar que se aflojen los dientes y hasta que se caigan.

T

Tapón: El tapón mucoso está formado por las secreciones del cérvix y sale frecuentemente al comenzar el trabajo del parto o durante el mismo.

Tipos sanguíneos: Hay cuatro tipos sanguíneos: O, A, B, y AB. Cuando alguien recibe una transfusión de sangre, debe de ser del mismo tipo sanguíneo para que los anticuerpos en la sangre donada no reaccionen en contra la sangre del receptor.

Tiroides: Glándula, situada delante de la tráquea, que produce una hormona, la tiroxina, que interviene en el crecimiento y el metabolismo.

Trabajo de parto: Contracciones rítmicas que dilatan el cuello de la matriz (cérvix) y permiten la salida del bebé.

Trompas de Falopio: Partes del sistema reproductor femenino (tubos) que sirven de conductos al óvulo para llegar al útero.

Preeclampsia: Development of high blood pressure, fluid retention, swelling, and protein in the urine, toward the end of pregnancy.

Premature delivery: Delivery before week thirty-eight of pregnancy.

Progesterone: Female sexual hormone secreted in large quantities during the gestation period. For this reason it is known as the "pregnancy hormone."

Proteins: Substances that function as the building material for the tissues of the body. Proteins are vital to the developing fetus. It is recommended that a pregnant woman ingest 70 to 80 grams of protein daily.

Puerperium: Period following delivery until the uterus returns to normal size.

Pyorrhea: Gum disease that can cause the loosening and eventual loss of teeth.

R

Reproductive organs: Organs in charge of reproduction. In the female, her ovaries; in the male, his testicles.

Rupture of the amniotic membranes: Also called breaking of the water. The amniotic sac breaks releasing the amniotic fluid.

S

Somatic problems: Problems concerning the body.

Spina bifida: Open spine, a congenital defect of the spinal cord in which part of one (or more) vertebra fails to develop completely, leaving a section of the spinal cord exposed. It may be detected by means of the alpha-fetoprotein test.

T

Tar: Dark, resinous substance obtained by distilling coal or pine wood. Present in the paper used in producing cigarettes.

Thyroid: Gland, located in front of the trachea, which produces a hormone, thyroxin, which is involved in growth and metabolism.

U

Umbilical cord: Cord that connects the fetus at its navel to the placenta (the organ inside the mother's uterus). It permits the transport of nutritive elements and oxygen from the mother to the fetus and the elimination of waste and carbon dioxide from the fetus to the mother through the placenta.

Uterus: Womb.

V

Vaginal plug: Mucous plug formed from secretions of the cervix; it comes out close to the time of delivery or during labor.

U

Útero: Matriz.

V

Vaginitis: Inflamación de la vagina generalmente debida a una infección.

Venéreo: Que se transmite por contacto sexual.

Vitaminas: Sustancias que existen en los alimentos y que son necesarias para el equilibrio de todas las funciones del organismo.

Vitamina A: Necesaria para el crecimiento y la reparación de las membranas celulares, ayuda a mantener la salud de la parte externa de la piel y también del recubrimiento interior del estómago, los intestinos, el sistema repiratorio y el hígado. También es importante para la salud de los ojos.

Vitaminas B: Necesarias durante el embarazo para el crecimiento del feto. Su deficiencia se relaciona con enfermedades de la sangre y el retraso mental.

Vitamina C: Se necesita para que la pared celular y los vasos sanguíneos sean fuertes; también ayuda a controlar algunos de los trastornos del embarazo, como el ablandamiento de las encías y las hemorragias nasales.

Vitamina D: Regula la absorción de calcio.

Vitamina E: Necesaria para el crecimiento normal del feto.

Vitamina K: Imprescindible para la coagulación de la sangre.

Vaginitis: Inflammation of the vagina, usually due to an infection.

Venereal: That which is transmitted by sexual contact.

Vitamins: Substances that exist in foods and that are necessary to the balance of all the functions of the body.

> *Vitamin A:* Necessary for growth and repair of cellular membranes, it helps maintain the health of the external part of the skin as well as the lining of the stomach, the intestines, the respiratory system, and the liver. Also related to eye health.

> *B vitamins:* Necessary during pregnancy for the growth of the fetus. Their deficiency is related to blood disorders and mental retardation.

> *Vitamin C:* Needed so the cell wall and the blood vessels are strong; also helps control some pregnancy discomforts such as softening of the gums and nosebleeds.

> *Vitamin D:* Regulates the absorption of calcium.

> *Vitamin E:* Helps normal growth of the fetus.

> *Vitamin K:* Indispensable for blood coagulation.

Tabla de materias

Index

ALIZA A. LIFSHITZ, M.D., is well known to the Hispanic community and has been its primary source of trusted health information, appearing as a health reporter for the Univision TV Network since 1988. She currently reports on *Primer Impacto,* Spanish-language television's highest rated news magazine, and the health columnist for *La Opinión,* the largest Spanish-language daily in the United States. She also answers listeners' health questions on Spanish-language Network Radio Unica. She is four-time president of the California Hispanic-American Medical Association, and was selected by the American Medical Association to launch its 1992 Medical Ethics Consumer Information Campaign.

ALIZA A. LIFSHITZ, M.D., es muy conocida en la comunidad hispana y ha sido la fuente primordial de información sobre temas de salud desde 1988 en la cadena de televisión Univisión. Actualmente se desempeña como reportera en el programa de *Primer Impacto,* el informativo de mayor audiencia en la cadena hispana Univisión y tiene a su cargo la sección de salud en el periodico *La Opinión,* el mas leido en los Estados Unidos. Ella tambien contesta preguntas medicas para los oyentes de la cadena Radio Unica. Ha sido cuatro veces presidente de la Asociación Medica Hispano-Americana de California y en 1992 fue selecciónada por la Asociación Medica Americana para lanzar la campaña sobre informacion ética-médica para el consumidor.